中文翻译版

RNA Vaccines
Methods and Protocols

RNA疫苗
方法与操作

原　著　Thomas Kramps　Knut Elbers
主　译　王升启

科学出版社
北京

图字：01-2020-0812 号

内 容 简 介

本书包括五个部分，RNA 疫苗的简介、自复制 RNA 载体、非复制 mRNA 载体、RNA 疫苗的佐剂与递送、RNA 疫苗临床前和临床药物开发，详细介绍了 RNA 疫苗研究过程中涉及的实验方法和操作技术，是一本 RNA 疫苗研究方面的百科全书，能够为医学科研院所生物技术从业人员、相关专业生物检测应用人员提供较全面的参考。

图书在版编目（CIP）数据

RNA 疫苗：方法与操作 /（德）托马斯·克拉姆斯（Thomas Kramps），（德）纳特·埃尔斯（Knut Elbers）著；王升启主译 . —北京：科学出版社，2020.4
书名原文：RNA Vaccines　Methods and Protocols
ISBN 978-7-03-064589-0

Ⅰ．① R⋯　Ⅱ．①托⋯ ②纳⋯ ③王⋯　Ⅲ．①核糖核酸－疫苗－研究　Ⅳ．① R979.9

中国版本图书馆 CIP 数据核字（2020）第 036893 号

责任编辑：程晓红 / 责任校对：郭瑞芝
责任印制：赵　博 / 封面设计：吴朝洪

First published in English under the title
RNA Vaccines: Methods and Protocols
edited by Thomas Kramps and Knut Elbers
Copyright © Springer Science+Business Media New York, 2017
This edition has been translated and published under licence from SPRINGER Science+Business Media, LLC, part of Springer Nature.

科学出版社 出版
北京东黄城根北街 16 号
邮政编码：100717
http://www.sciencep.com

北京建宏印刷有限公司 印刷
科学出版社发行　各地新华书店经销

*

2020 年 4 月第　一　版　开本：720×1000　1/16
2025 年 1 月第五次印刷　印张：17
字数：330 000

定价：138.00 元
（如有印装质量问题，我社负责调换）

译 者 名 单

主　译　王升启
副主译　杨　静　周　喆　王学军　王　毅
译　者　任　晋　李　蕾　李春华　黄慧媛　冯　冰
　　　　曹艺明　雷　恩　龚　莉　杜　雪　杨　扬
　　　　王煜鹏

译者前言

《RNA疫苗：方法与操作》（RNA Vaccines-Methods and Protocols）是由RNA疫苗领域的开拓者托马斯·克拉姆斯（Thomas Kramps）、纳特·埃尔斯（Knut Elbers）共同编写。Thomas Kramps目前供职于勃林格殷格翰（Boehringer-Ingelheim）公司，从2000年起，他和他的同事一直在从事RNA方面的研究，2012年至今，他们先后在 Nature Biotechnology、PLoS Neglected Tropical Diseases、The Journal of Immunology 等杂志上发表了关于流感病毒和狂犬病毒mRNA疫苗研究的文章。

本书包括五个部分，RNA疫苗简介、自复制RNA载体、非复制mRNA载体、RNA疫苗的佐剂与递送、RNA疫苗的临床前和临床药物开发，详细介绍了RNA疫苗研究过程中涉及的实验方法和操作技术，是一本RNA疫苗研究方面的百科全书，相信能够为以后的研究者提供较全面的参考。

最近出现的新型冠状病毒、埃博拉病毒、塞卡病毒以及中东呼吸综合征病毒感染等突发重大传染病疫情，都急需有效的疫苗。而普通疫苗研发周期较长，不能满足新突发传染病应急防控的需求，如2014年暴发的埃博拉疫情，到2019年底第一款由默沙东公司研制的疫苗才被批准使用，耗时5年之久。RNA疫苗是利用病毒的遗传编码，"欺骗"人体细胞产生与病原体表面相同的蛋白质，免疫系统学会识别这些蛋白质，以便在病毒进入人体时发现并攻击病毒，在快速应对新突发传染病疫情方面具有无可比拟的优势。

希望中文版《RNA疫苗：方法与操作》的出版，能够为国内RNA疫苗的教学、科研和产业化生产起到积极的推动作用。

由于我们知识和语言能力有限，书中难免出现翻译、书写疏漏，望各位读者批评指正，并遵循原著。另外，由于医学的不断进步，书中的部分知识可能会在若干年内不断更新，我们关注并期待着这样的生物医学进展。

感谢原著编者托马斯·克拉姆斯和纳特·埃尔斯及Humana出版社编写出版了这样一本极具参考价值的专著；感谢科学出版社，认同此书的学术与教学价值；感谢为此书的翻译出版付出辛苦和努力的朋友们，使得我们能及时地将此书中文版呈献给大家，相信它会获得同行们的喜爱。

王升启

军事科学院军事医学研究院研究员，博士生导师

2020年2月于北京

原 著 前 言

当今，疫苗不仅受到医学界和科学界人士越来越多的关注，甚至还受到了广大公众的关注。由于近年迅速增加的传染性疾病（主要由病毒引起）的巨大威胁和不断蔓延的抗药性细菌感染，疫苗对全球人类健康的重要性已然形成一种共识。最近出现的昆虫传播寨卡病毒病和埃博拉出血热就是人类社会面对传染病这一原始威胁的脆弱性的充分体现。在医学癌症免疫治疗领域，疫苗也是一种有希望的创新治疗模式。在未来，包括癌症疫苗在内的综合治疗方案可以使患者能够更好地恢复对肿瘤的免疫控制，从而取代或补充目前的免疫检查点抑制剂治疗。

本书的主题RNA疫苗涵盖了重组病毒、自复制mRNA和非复制mRNA载体的多方面内容。我们相信RNA技术最终将成为具有巨大医疗和商业潜力的技术平台。所有RNA疫苗都具有一些鲜明的特性，它们的共性总结如下：

- 和病毒类似，它们提供获得性免疫和天然免疫相结合的综合免疫刺激，即抗原原位表达和危险信号传递，如通过Toll样受体途径。
- 和活载体类似，它们也会产生"平衡"的免疫反应，包括体液免疫反应、细胞免疫反应及免疫记忆。
- 合成的RNA疫苗可以包含不同抗原的组合，但不增加疫苗组分的复杂性，从而有利于其快速生产。
- 由于"载体中性"（vector neutrality），没有或很少有直接针对载体的免疫反应，因此它们通常可被用于具有高度重复的疫苗接种方案，从而持续地发挥免疫增强作用。
- 具有热稳定性的RNA疫苗即使在没有冷链运输的情况下也易于运输和储存，这无疑有利于全球疾病控制计划的开展。

在任何情况下，RNA疫苗的上述特性均离不开技术上的持续优化和应用方面的合理选择。

因此，本书的目的是介绍该领域的发展概况，为学术界和工业界的疫苗研究人员提供实验指南。对于不同的RNA疫苗，需要在功效、反应原性和操作性方面综合考虑以体现这类疫苗具有的多功能性。选择最佳的研发路线必须对其所在地的监管系统有基本的了解，包括非临床安全评价和药品生产质量管理规范（GMP）。本书中所述的实验室指南在第一章中将进行更详细的阐述和讨论（包括一些科学背景及其参考资料）。这些试验方案包括与现行"最佳实践"相关的内容，并在每一章的说明部分给出了具体的提示。

最后，我们需清楚地认识到相关的知识结构正在迅速发展，不可能用一本书来阐述清楚。因此，我们真诚地希望该书能够增强学术界、政府和工业界基础科学家及应用科学家之间在RNA疫苗方面的合作，以有助于解决目前的问题并制订未来的解决方案。在任何技术领域，我们都需要从实践运用和交流讨论中制订可靠的研发路线，这样才能避免盲目乐观和悲观，安全地、正确地把握研究方向。我们希望本书内容能为相关研究提供有益的帮助。

托马斯·克拉姆斯
纳特·埃尔斯
德国莱茵河畔英格尔海姆

参 编 人 员

LUKASZ BIALKOWSKI · *Laboratory of Molecular and Cellular Therapy, Vrije Universiteit Brussel, Brussels, Belgium*

KARINE BRECKPOT · *Laboratory of Molecular and Cellular Therapy, Vrije Universiteit Brussel, Brussels, Belgium*

CEDRIK M.BRITTEN · *R&D Oncology, Glaxo Smith Kline, Stevenage, UK*

KATE E.BRODERICK · *Inovio Pharmaceuticals, Plymouth Meeting, PA, USA*

THOMAS DÉMOULINS · *Institute of Virology and Immunology (IVI), Mittelhäusern, Switzerland*

MUSTAFA DIKEN · *TRON-Translational Oncology at the University Medical Center, Johannes Gutenberg University, Mainz, Germany; Biopharmaceutical New Technologies (BioNTech) Corporation, Mainz, Germany*

JAN DÖRRIE · *Department of Dermatology, Universitätsklinikum Erlangen, Erlangen, Germany*

THOMAS EBENSEN · *Department of Vaccinology and Applied Microbiology, Helmholtz Centre for Infection Research, Braunschweig, Germany*

KNUT ELBERS · *Boehringer Ingelheim GmbH, Ingelheim am Rhein, Germany*

PAVLOS C.ENGLEZOU · *Institute of Virology and Immunology (IVI), Mittelhäusern, Switzerland*

BRUNO FLAMION · *URPhyM, NARILIS, University of Namur, Namur, Belgium*

KERSTIN F.GERER · *Department of Dermatology, Universitätsklinikum Erlangen, Erlangen, Germany*

ULRICH GRANZER · *Granzer, Regulatory Consulting & Services, Munich, Germany*

CHRISTIAN GRUNWITZ · *Biopharmaceutical New Technologies (BioNTech) Corporation, Mainz, Germany; Research Center for Immunotherapy (FZI), Mainz, Germany*

CARLOS A.GUZMÁN · *Department of Vaccinology and Applied Microbiology, Helmholtz Centre for Infection Research, Braunschweig, Germany*

GUNDEL HAGER · *Aurigon GmbH, Munich, Germany*

REGINA HEIDENREICH · *CureVac AG, Tübingen, Germany*

CARLO HEIRMAN · Laboratory of Molecular and Cellular Therapy, Vrije Universiteit Brussel, Brussels, Belgium

THOMAS HINZ · Section for Therapeutic Vaccines, Division for Immunology, Paul-Ehrlich-Institut, Langen, Germany

AXEL HOOS · Glaxo Smith Kline, Collegeville, PA, USA

STEFANIE HOYER · Department of Dermatology, Universitätsklinikum Erlangen, Erlangen, Germany

CHRISTOPH HUBER · Association for Cancer Immunotherapy, Mainz, Germany

LAURENT M.HUMEAU · Inovio Pharmaceuticals, Plymouth Meeting, PA, USA

ULRICH KALINKE · Twincore, Hannover, Germany

KAJO KALLEN · Kallen Consulting, Köln/Frechen, Germany

CHRISTOPHER M.KEARNEY · Institute of Biomedical Studies, Baylor University, Waco, TX, USA; Department of Biology, Baylor University, Waco, TX, USA

MARLEEN KEYAERTS · In Vivo Cellular and Molecular Imaging Laboratory, Vrije Universiteit Brussel, Brussels, Belgium

SAMIR KHLEIF · GHSU Cancer Center, Augusta, GA, USA

ALEKSANDRA KOWALCZYK · CureVac AG, Tübingen, Germany

THOMAS KRAMPS · Boehringer Ingelheim Pharma GmbH & Co.KG, Ingelheim am Rhein, Germany

SEBASTIAN KREITER · Association for Cancer Immunotherapy, Mainz, Germany; TRON-Translational Oncology at the University Medical Center, Johannes Gutenberg University, Mainz, Germany; Biopharmaceutical New Technologies(BioNTech) Corporation, Mainz, Germany

MIRKO KUMMER · Experimentelle Immuntherapie, Hautklinik, Universitätsklinikum Erlangen, Erlangen, Germany

JOHANNES LUTZ · CureVac AG, Tübingen, Germany

ALISON A.MCCORMICK · College of Pharmacy, Touro University California, Vallejo, CA, USA

KENNETH C.MCCULLOUGH · Institute of Virology and Immunology (IVI), Mittelhäusern, Switzerland

GREGOR MEYERS · Institut für Immunologie, Friedrich-Loeffler-Institut, Federal Research Institute for Animal Health, Greifswald-Insel Riems, Germany

PANAGIOTA MILONA · Institute of Virology and Immunology (IVI), Mittelhäusern, Switzerland

NORBERT PARDI · Department of Medicine, University of Pennsylvania, Philadelphia, PA, USA

STEVE PASCOLO · *Department of Dermatology, University Hospital of Zurich, Zurich, Switzerland*

CHANTAL PICHON · *Centre de Biophysique Moléculaire, CNRS UPR4301, Orléans, France*

HANS-GEORG RAMMENSEE · *Department of Immunology, Institute for Cell Biology, University of Tübingen, Tübingen, Germany; German Cancer Consortium, DKFZ Partner Site, Tübingen, Germany*

SUSANNE RAUCH · *CureVac AG, Tübingen, Germany*

DRIES RENMANS · *Laboratory of Molecular and Cellular Therapy, Vrije Universiteit Brussel, Brussels, Belgium*

NICOLAS RUGGLI · *Institute of Virology and Immunology (IVI), Mittelhäusern, Switzerland*

UGUR SAHIN · *TRON-Translational Oncology at the University Medical Center, Johannes Gutenberg University, Mainz, Germany; Biopharmaceutical New Technologies (BioNTech) Corporation, Mainz, Germany; Research Center for Immunotherapy (FZI), Mainz, Germany*

CÉDRIC SAPET · *OzBiosciences, Parc scientifique de Luminy, Marseille, France*

NIELS SCHAFT · *Department of Dermatology, Universitätsklinikum Erlangen, Erlangen, Germany*

SANDRA SCHEIBLHOFER · *Division of Allergy and Immunology, Department of Molecular Biology, University of Salzburg, Salzburg, Austria*

THOMAS SCHLAKE · *CureVac AG, Tübingen, Germany*

ANDREAS SCHMID · *University of Applied Sciences Albstadt-Sigmaringen, Sigmaringen, Germany*

BEATRICE SCHULER-THURNER · *Experimentelle Immuntherapie, Hautklinik, Universitätsklinikum Erlangen, Erlangen, Germany*

HARPREET SINGH-JASUJA · *Immatics Biotechnologies GmbH, Tübingen, Germany*

BIRKE ANDREA TEWS · *Institut für molekulare Virologie und Zellbiologie, Friedrich-Loeffler-Institut, Federal Research Institute for Animal Health, Greifswald-Insel Riems, Germany*

JOSEF THALHAMER · *Division of Allergy and Immunology, Department of Molecular Biology, University of Salzburg, Salzburg, Austria*

KRIS THIELEMANS · *Laboratory of Molecular and Cellular Therapy, Vrije Univer-*

siteit Brussel, Brussels, Belgium

NICOLA TIRELLI · *Centre of Regenerative Medicine, University of Manchester, Manchester, UK*

ÖZLEM TÜRECI · *Cluster for individualized Immune Intervention (CI3), Mainz, Germany; TRON-Translational Oncology at the University Medical Center, Johannes Gutenberg University, Mainz, Germany*

MARINA TUSUP · *Department of Dermatology, University Hospital of Zurich, Zurich, Switzerland*

KEVIN VAN DER JEUGHT · *Laboratory of Molecular and Cellular Therapy, Vrije Universiteit Brussel, Brussels, Belgium*

ALEXIA VAN WEIJNEN · *Laboratory of Molecular and Cellular Therapy, Vrije Universiteit Brussel, Brussels, Belgium*

MATHIAS VORMEHR · *Biopharmaceutical New Technologies (BioNTech) Corporation, Mainz, Germany; Research Center for Immunotherapy (FZI), Mainz, Germany*

RICHARD WEISS · *Division of Allergy and Immunology, Department of Molecular Biology, University of Salzburg, Salzburg, Austria*

DREW WEISSMAN · *Department of Medicine, University of Pennsylvania, Philadelphia, PA, USA*

YIYANG ZHOU · *Institute of Biomedical Studies, Baylor University, Waco, TX, USA*

目　　录

第一章　RNA疫苗简介 ……………………………………………………… 1
　一、前言 ……………………………………………………………………… 1
　二、mRNA和自扩增RNA（复制子）疫苗 ……………………………… 2
　三、本书的内容 ……………………………………………………………… 5
　四、结论 ……………………………………………………………………… 7

第一部分　自复制RNA载体 ………………………………………………… 13

第二章　自复制RNA ………………………………………………………… 15
　一、前言 ……………………………………………………………………… 15
　二、制备自复制RNA的方法 ……………………………………………… 16
　三、自复制RNA在疫苗制备中的应用 …………………………………… 22

第三章　自复制RNA疫苗递送到树突状细胞 ……………………………… 35
　一、前言 ……………………………………………………………………… 35
　二、细胞准备与培养 ………………………………………………………… 37
　三、复制子生成 ……………………………………………………………… 47
　四、合成RepRNA递送系统的应用 ……………………………………… 64
　五、总结 ……………………………………………………………………… 65
　六、备注 ……………………………………………………………………… 65

第四章　动物RNA复制子的跨衣壳包装病毒纳米疫苗的植物表达 ……… 71
　一、前言 ……………………………………………………………………… 71
　二、材料 ……………………………………………………………………… 73
　三、方法 ……………………………………………………………………… 74
　四、备注 ……………………………………………………………………… 76

第二部分　非复制mRNA载体 ……………………………………………… 81

第五章　RNActive®技术：稳定的和具免疫原性mRNA疫苗的生产与
　　　　测试 ………………………………………………………………… 83
　一、前言 ……………………………………………………………………… 83
　二、材料 ……………………………………………………………………… 85
　三、方法 ……………………………………………………………………… 86
　四、备注 ……………………………………………………………………… 98

第六章　核苷修饰的mRNA传染病疫苗 …………………………………… 101

一、前言 ……………………………………………………… 101
　　二、材料 ……………………………………………………… 102
　　三、方法 ……………………………………………………… 105
　　四、备注 ……………………………………………………… 110
第七章　抗过敏的预防性 mRNA 疫苗的生产和评价 ………… 113
　　一、前言 ……………………………………………………… 113
　　二、材料 ……………………………………………………… 114
　　三、方法 ……………………………………………………… 117
　　四、备注 ……………………………………………………… 126

第三部分　佐剂与递送 …………………………………………… 131
第八章　RNA 疫苗佐剂活性测定 ………………………………… 133
　　一、前言 ……………………………………………………… 133
　　二、材料 ……………………………………………………… 134
　　三、方法 ……………………………………………………… 136
　　四、备注 ……………………………………………………… 141
第九章　制备免疫刺激 130nm 鱼精蛋白 RNA 纳米粒子 ……… 143
　　一、前言 ……………………………………………………… 143
　　二、材料 ……………………………………………………… 144
　　三、方法 ……………………………………………………… 145
　　四、备注 ……………………………………………………… 148
第十章　mRNA 的电穿孔作为通用技术平台转染各种原代细胞与抗原和
　　　　功能性蛋白质 …………………………………………… 153
　　一、前言 ……………………………………………………… 153
　　二、材料 ……………………………………………………… 155
　　三、方法 ……………………………………………………… 157
　　四、备注 ……………………………………………………… 159
　　五、故障排除 ………………………………………………… 160
第十一章　佐剂增强型 mRNA 疫苗 ……………………………… 166
　　一、前言 ……………………………………………………… 166
　　二、材料 ……………………………………………………… 167
　　三、方法 ……………………………………………………… 169
　　四、备注 ……………………………………………………… 176
第十二章　电穿孔增强 DNA 或 RNA 疫苗的递送 ……………… 179
　　一、前言 ……………………………………………………… 179
　　二、材料 ……………………………………………………… 180

三、方法 ·· 181
　　四、备注 ·· 183
第四部分　临床前和临床药物开发 ··· 187
　第十三章　RNA疫苗欧洲监管环境 ·· 189
　　一、mRNA的医学应用 ··· 189
　　二、欧洲监管框架 ··· 192
　　三、mRNA疫苗的意义 ··· 197
　　四、结论和观点 ··· 200
　第十四章　癌症免疫治疗的新表位特异性T细胞反应的探索和分型：
　　　　　　寻找诱变剂 ··· 206
　　一、前言 ·· 206
　　二、材料 ·· 208
　　三、方法 ·· 210
　　四、备注 ·· 216
　第十五章　临床试验生产mRNA疫苗的考虑因素 ······································ 219
　　一、前言 ·· 219
　　二、试验用药品 ··· 220
　　三、原料药/IMP质量控制 ·· 223
　　四、备注 ·· 226
　第十六章　RNA疫苗的非临床安全性试验 ·· 231
　　一、前言 ·· 231
　　二、安全/毒性测试的一些基本要求 ·· 234
　　三、方法 ·· 241
　第十七章　葡萄膜黑素瘤的免疫治疗：抗肿瘤疫苗接种 ······························ 248
　　一、前言 ·· 248
　　二、树突状细胞疫苗接种 ··· 249
　　三、葡萄膜黑素瘤的Ⅲ期疫苗接种研究 ·· 250

第一章

RNA疫苗简介

Thomas Kramps, Knut Elbers

摘要

RNA疫苗具有亚单位疫苗和减毒活载体的特征，易于生产并能同时诱导体液免疫和细胞免疫，因此越来越受到人们的重视。虽然人用RNA疫苗的概念仍在不断被验证，但其作为RNA治疗的新兴领域已经吸引了包括企业、政府组织及知名私营投资企业提供的大量资金援助。最近，信使RNA（mRNA）作为一个新的治疗类别已经得到了世界卫生组织（WHO）的认可。本章将简要回顾RNA疫苗的关键进展，并概述本书的内容。

关键词：RNA疫苗，信使RNA，自扩增RNA，复制子，RNA病毒载体

一、前言

疫苗接种是一项重要的临床医疗创新。从本质上讲，疫苗刺激免疫系统，形成对特定疾病的预防或治疗反应，从而能够为临床医疗上尚未有治疗方案的疾病提供有效的治疗方法[1]。然而，真正使用疫苗时却面临巨大的挑战[2]。在大多数情况下，对免疫相关性和保护机制的理解不足是我们面临的主要障碍[3]。同时诱导潜在效能和长效记忆是非常困难的，如针对定位于黏膜或免疫隔离部位的病原体。在处理易变异微生物病原体方面，诱导有效的T细胞反应或者广谱中和抗体仍然是一项关键挑战[4,5]。最后，在个性化医疗方面，如在癌症精准免疫治疗中，还存在更复杂的难题[6]。

值得庆幸的是，最近疫苗学和组学的整合技术为解决这些难题提供了令人兴奋的前景[3]。例如，研究人员系统地揭示了免疫保护通路之间的关系[7]，并可更好地了解动态的宿主-病原体相互作用[8,9]。但与此同时，我们仍然缺乏经过验证的疫苗平台来完善分析能力并有效促进疫苗研发[10]。理想的疫苗技术应该能够进行保护性抗原的高通量筛选，同时可以快速合成并测试所选定的活性成分[11]。与传统疫苗研发途径相比，合成RNA载体由于其简单和多功能性在疫苗产品的快速筛选和开发中具有广阔的前景，其成本也将更低[12-17]。

二、mRNA和自扩增RNA（复制子）疫苗

（一）历史背景

合成RNA疫苗的概念已经提出了很长时间。在25年前发表的一篇开创性论文中，沃尔夫等第一次表明向小鼠体内注射未络合的信使RNA（mRNA）可实现蛋白质的表达[18]。类似于病毒感染，RNA疫苗携带有能够在接种者体内表达内源性蛋白，而不是蛋白质抗原的遗传信息。在最初发现的短时间内，这种方案的免疫原性功能在不同的实验体系中都得到了验证[12]，然而由于生产和处理合成RNA载体的成本太高和太过复杂，使其并不被看好。反之，大多数人都将目光聚焦在质粒DNA技术或重组病毒载体上[19]。

率先开发mRNA疫苗的研发团队在没有经过验证的标准的情况下对癌症免疫治疗方案进行了开创性的比较和优化[20-23]。一些研究人员倾向于直接注射裸mRNA研究[20, 24]，还有一些进行mRNA体外转染树突状细胞（DC）研究以增强免疫原性[25, 26]。基于这两种方法学术机构和初创企业建立了符合药品生产质量管理规范（GMP）标准的人mRNA疫苗生产平台，并提供了关于人体安全性和免疫原性的重要基础数据[13]。但直到最近预防性RNA疫苗的临床前研究验证才第一次在小型和大型动物中获得成功，研究还包括与上市药品进行的对照研究数据[27-29]。这些研究显示了基于mRNA的预防性疫苗开发原理的可行性，并推动了第一次人体临床试验（NCT02241135）的开展。这些研究促使企业和政府增加了基金投入并带来了创纪录的风险投资[30]。最近，WHO已认可mRNA是一种新的治疗方法类别，并拥有了自己的国际非专有命名的类后缀"-meran"（首先用于"nadorameran"，一种狂犬病特异性疫苗）[31, 32]。

（二）载体设计

RNA是由一组交替的核苷酸（通常是尿苷酸、腺苷酸、鸟苷酸和胞嘧啶）组成的，这些核苷酸也可以被化学修饰[33]。合成RNA疫苗载体包含一个编码目的抗原可读框（open reading frame，ORF）和经过优化的顺式作用侧翼结构：ORF两侧的5′和3′非翻译区，5′端7-甲基鸟苷帽结构（cap）和3′多腺苷酸尾［poly（A）尾］。最终，所有这些元件通过与调节蛋白、其他RNA和代谢物相互作用，最大限度地提高转化细胞内的翻译速率和（或）载体持久性，从而提高抗原产量。因此，5′cap、5′非翻译区、ORF、3′非翻译区和poly（A）尾相关结构均可用于mRNA载体的优化[22, 34]。在蛋白质合成的序列中，翻译起始是限速的，并且受到有序募集到特定RNA序列的反式作用因子的严格调控。因此，通过序列优化来提高翻译起始效率对于设计更好的mRNA载体也是非常重要的。我们相信通过不

断优化,将会进一步提高载体的承载能力,进一步增加效能,降低成本,从而促进多价产品的开发。

RNA复制子疫苗与非复制mRNA载体互补,并且是一种有效的替代方法[35]。这种替代方法巧妙地利用了能够启动mRNA自我扩增的辅助病毒元件[36]。这种方法的一个主要优势在于,由于载体在体内的自我扩增,采用现有的技术可以轻松提高蛋白质的表达水平和持久性。然而,一直存在的不足是,由于受到抗载体的免疫性所造成的干扰,这些大分子的产量和特异性仍然较低[35, 37]。

(三)疫苗生产

合成RNA疫苗的典型产品特征与传统的基于蛋白质或病原体的疫苗有很大不同:

- 对于合成RNA载体,只需要相关核酸序列的信息即可。因此,无须考虑处理传染物、环境风险或者疫苗全球配送等方面的风险[15]。
- 传统疫苗生产设施从设计到投产通常需要多年,花费数亿美元,但RNA疫苗生产是高度标准化的,仅需要针对不同产品的序列长度或组分的变化做相对较小的调整。这通常会缩短交货时间和降低生产成本[15]。
- 只要不暴露于有RNA酶的环境,RNA就是一种相对稳定的药物物质[38]。RNA可以冻干,在常温下长期储存,这极大地方便了配送和储存[27]。

通过酶促体外转录法制备大量RNA的工艺已经很成熟[38]。通过聚合酶链反应(PCR)等不同方案制备DNA模板的差异均可以影响到产品的设计、保真度和产量。它们已被用于抗原筛选[11],但仍然不太常见,在本书中也没有进一步讨论。在癌症疫苗的研究中,疫苗研制的关键是灵活的抗原筛选,也就是能够匹配特定癌症类型中最相关的抗原,或设计特定患者的专用抗原[9]。这种个性化的疫苗最近受到了广泛的关注,一些学术团体和公司开始努力在临床上验证编码患者特异性新抗原的RNA疫苗[39]。

(四)佐剂

RNA具有直接的免疫刺激作用[33, 40]。这种RNA介导的佐剂作用可通过组分和配方等因素进行调整,如合成RNA疫苗的粒径大小、电荷及影响RNA稳定的因素均会改变RNA在细胞或淋巴器官中的定位,从而对其佐剂活性产生影响[41-43]。

有关RNA介导的免疫系统刺激的信号通路在一些论文中有详细描述[44-46]。在检测到RNA佐剂的异常定位或异常结构特征后,专用模式识别受体(PRR)会诱导RNA的天然免疫反应[47]。RNA特异性PRR包括内体Toll样受体(TLR)3、7和8,细胞质受体视黄酸诱导基因Ⅰ(RIG-Ⅰ),黑素瘤分化相关抗原5

（MDA5），蛋白激酶R（PKR）等。它们在不同细胞和组织中表达差异很大，如TLR7在特异性免疫细胞如浆细胞样树突状细胞（pDC）和B细胞中表达微弱，而RIG-Ⅰ和PKR等几乎在所有的细胞组织中均有表达[48]。因此，这些分子和细胞类型的差异刺激将形成对给定RNA疫苗的特异免疫应答。在设计临床前试验方案时，最重要的是要记住RNA特异性PRR的表达模式和特异性可能在人类和选择的试验动物物种之间有所不同[48]。

除了化学成分带来的佐剂效应外，编码蛋白质的RNA载体自身也可以作为"基因佐剂"。在这里，抗原与免疫调节因子（如细胞因子）的共表达会增强抗原递呈细胞与免疫效应器的相互作用[49]。基因佐剂极大地扩展了设计空间，但也额外带来了疫苗递送和可能发生的安全性方面的问题。

目前大家探索的另一种方案是肿瘤内注射具有系统检查点阻断作用的疫苗，它能够在免疫驱动的肿瘤破坏部位增强效应T细胞的活性[6, 50, 51]。RNA载体疫苗已经被证明具有很强的免疫原性，这可能与它们在宿主中的瞬时扩增和扩散到次级淋巴组织（如各种淋巴结）的能力有关[52]。最近，RNA载体疫苗生物学正逐渐扩展到新出现的溶瘤RNA病毒概念中[53]。

（五）递送

除了所注射的抗原之外，疫苗还含有一种特有的佐剂，而给药方式通常是使用针头直接注射到骨骼肌中，用于调节疗效和安全性。针对一种疫苗，抗原和佐剂的剂量、药代动力学和空间分布等均会影响其免疫应答，如TH1/TH2-bias[54]。基因疫苗载体的一个关键优势是它们能够通过将疫苗抗原直接合成进入到主要组织相容性复合体Ⅰ类（MHCⅠ）处理通路中，从而产生有效的$CD8^+$T细胞免疫应答[1]。

原则上，即使是在有丝分裂后的细胞中，外源性RNA也只需要穿过一个脂质双层就可以启动细胞质蛋白的表达。研究表明，即使直接注射，裸mRNA也会被大范围的细胞类型自发吸收并在几分钟内表达[16]。然而很明显，在注射后只有很少量的裸mRNA能够保持完整并进入细胞质，因此蛋白质抗原的产量仍然很低[可能在纳克（ng）范围内]，改善向次级淋巴器官或特定、高表达细胞类型的定向递送仍是今后需要改进的一个重要研究领域[55]。为了应对这些挑战，研究人员使用了非病毒的方法体外转染DC[26]或淋巴结内注射以增加对专职抗原递呈细胞的递送，从而提高疫苗的效力[56]。虽然这样的方法在技术上要求苛刻，但有潜在的更简单的替代方法，包括能够增加RNA摄取的合成制剂配方，如本书中所述的脂质或聚合物或物理递送技术。一般而言，由于使用的简单性，侵入性较小的无针头给药途径可能在大规模接种中发挥重要作用[57, 58]。

(六)免疫监测

疫苗的活性原理是抗原特异性免疫,也就是说,发挥预防或治疗作用的不是抗原,而是抗原特异性免疫。因此,检测针对特定抗原的B细胞和T细胞活性对于确定保护性疫苗抗原和评估疫苗接种者的免疫原性具有重要意义。原则上,编码抗原的RNA可以作为一种特异性的免疫监测试剂,并且制定了相应的协议以避免其受传统方法的限制[59-61]。

(七)监管事宜

研究和开发RNA疫苗的最终目标是通过合规注册为有医疗需求的患者提供有效、安全的产品[62,63]。对于所有相关方来说,了解开发新型药物的基本规则和管理机制对于控制风险是非常重要的。临床前研究结果将为设计合适的临床研究方案提供关键线索,如首次受试人的剂量选择[64]。在开始I期临床试验之前,通常在体外细胞系统和(或)体内动物模型中研究临床前安全性,以鉴定任何潜在的剂量限制性毒性和靶器官。在这里,选择合适的评价系统必须以对相关机制的理解为指导,以便更好地平衡适用性和局限性。例如,我们可能需要考虑,与人类相比小鼠的TLR7和TLR8分子表现出结构和生物学上的差异[48]。

三、本书的内容

(一)概述

笔者相信,这本书可为学术界和工业界的疫苗专家提供RNA疫苗领域的相关概述及实践的入门知识:本章回顾了RNA疫苗的几个基本方面的情况,后面的章节将讲解关于合成和测试不同类型RNA疫苗的具体示例、实验方案和技巧。这本书分为四个部分,包括自复制RNA载体(第一部分,第二至第四章)、非复制型mRNA载体(第二部分,第五至第七章)、佐剂和递送(第三部分,第八至第十二章),以及临床前和临床开发(第四部分,第十三至第十七章)。虽然原则上大多数实验方案可以分为不同的部分,但笔者希望书中的方法有助于结构化的概述。感兴趣的读者可以学习一本关于合成mRNA治疗学的早期专著来进一步完善这本分子生物学方法中的实验方案[65]。

(二)第一部分:自复制RNA载体

在第二章中,Tews和Meyers总结了自复制RNA载体的分子生物学知识,以及从各种正链RNA病毒中获得合成复制子载体的各种方法。Démoulins等以典型的猪瘟病毒(CSFV)衍生的复制子疫苗为例,在第三章对此介绍性概述进行了更为详细的诠释。笔者描述了相关的体外生产工艺、测试系统及纳米颗粒配方。第四章中Zhou等介绍了另一种简捷的使用植物病毒外壳蛋白生产和包装动物复制子疫苗的方法，并对该实验方案进行了优化。这些方法对提高成本效益、大规模疫苗生产都有益处，同时有利于解决在体外合成大RNA分子时产率较低的难题。此外，由此产生的疫苗生产工艺具有很强的抵御环境压力的能力。

（三）第二部分：非复制型mRNA载体

从第五章开始是本书的第二部分，介绍非复制型mRNA疫苗载体。第五章由Rauch等编写，描述了鱼精蛋白络合（包裹）非复制型mRNA载体的生产工艺。目前，类似的疫苗正在进行临床试验，它采用注射器皮内注射给药途径。此章还详细介绍了通过编码荧光素酶（一种用于载体优化的技术）在体内检测蛋白质表达的方法。在第六章，Pardi等提供了一种改良的mRNA疫苗生产工艺，包括将核苷修饰的mRNA包装在脂质纳米粒中以增强递送。特别是在一种本身抑制翻译的促炎环境中，某些核苷修饰已被证明可以促进翻译，从而增加抗原表达产量。最后，在第七章Weiss等介绍了常规实验方案，并展现了一个如何利用商品化载体制备用于预防过敏的自复制mRNA的完整方案。此章介绍了自复制和非复制型RNA疫苗标准制备工艺实例，并举例说明了这些新技术的创新应用，这些技术甚至可以进一步扩展应用到临床治疗性蛋白质的生产中。

（四）第三部分：佐剂和递送

从第八章开始是本书的第三部分，主要介绍佐剂和递送。第八章由Pardi和Weissman编写，包含研究RNA疫苗佐剂作用的基本实验方案。潜在的应用分两个方面：一方面用于体外测试佐剂效果和改善疫苗的免疫原性；另一方面用来评估RNA疫苗纳米粒的可重复性配方工艺，因此也可以用于出厂检验（批放行）中的效价测定以便应用于临床。第九章由Tusup和Pascolo撰写，通过呈现RNA疫苗佐剂的关键物理特性，即粒径和电荷，很好地扩展了第八章中讨论的内容。这种方法开辟了合理优化RNA佐剂及更好地控制疫苗质量的新思路。

Gerer等在第十章中介绍了用电穿孔递送mRNA到原代细胞的实验方案。本方法也可用于疫苗接种的自适应传递或增强RNA疫苗的递送或用于检测抗原表达，如效价测定或免疫监测。在第十一章Bialkowski等概述了改善体内RNA疫苗免疫原性的各种方法，特别是结节内和肿瘤内注射等方案。笔者此前还开发了一种基因佐剂，通过共给予编码CD40L、组成性激活突变的Toll样受体4（caTLR4）组成型活性片段的mRNA和共刺激分子CD70，突出了RNA疫苗佐剂的多样性[49]。Broderick和Humeau在第十二章概述了通过体内电穿孔增强RNA疫苗递送和免疫原性的方法。这一物理方法最初是为了增强质粒DNA的递送而开发的，现已成功应用于RNA疫苗[66-68]。

(五)第四部分：临床前和临床药物开发

第四部分也是最后一部分，介绍了RNA疫苗临床试验的准备工作。Hinz等在第十三章首先全面介绍了欧洲RNA疫苗的监管框架。虽然至今还没有关于mRNA疫苗的研发申报指南，但重要的是要领会监管机构对RNA疫苗类型和用途的合规要求。RNA疫苗为一些特定患者的治疗带来了希望，尤其适用于以高度可变和异质性的肿瘤细胞群体为靶标的癌症免疫治疗方法[69]。Diken等在第十四章介绍了一种以识别肿瘤特异性新抗原作为个体化治疗基础的策略。试验产品的可重复生产是安全有效临床试验的核心。Andreas Schmid在第十五章罗列出了临床级体外转录RNA生产的基本考虑要素。在疫苗生产的可靠性和可重复性及初步的临床实验研究基础之上，临床前安全评价可以提上日程。毒理学研究应遵循一个既定框架来评价测试产品的可能毒理学性质和已证实的特性，Gundel Hager在第十六章中讲述了RNA疫苗临床前安全性研究的模块化方法，包括选择合适的动物模型和实验策略。虽然该领域处于快速发展的早期，但由Kummer和Schuler-Thurner编写的第十七章报道了一个特定的RNA疫苗生产方法已经取得进展，并且已经进入临床试验后期阶段。笔者描述了一个用mRNA转染DC治疗葡萄膜黑素瘤的实例。

四、结论

最近的技术进步有望促进在不同目标的疫苗的合理设计方面取得更大的进展。然而仍然存在的巨大挑战，包括更有效地应对高度可变或持续感染难以清除的病原体，开发可在全球范围内使用的更便宜和更具推广性的技术，以及增强个性化或应急生产的适应性和扩展性。为了显示更好的疗效和解决相关的医疗问题，未来疫苗应该诱导包括体液免疫和细胞免疫在内的更加平衡的免疫应答。

RNA疫苗可能成为一种重要的使能技术：它们可以模拟急性感染期的理想免疫原性特征，包括协同抗原暴露和佐剂刺激。重要的是，它们还提供了一种模块化的方案，通过一种高度具体和明确的方式增加或避免这类刺激，以实现疫苗的持续、逐步优化。笔者希望通过这些实验方法和观点的收集能够促进创新，并有助于充分挖掘RNA疫苗的潜力。

致谢

感谢该领域同事的反复讨论，也感谢Boehringer Ingelheim的Michel Pairet博士和Holger Gellermann博士的支持。

参 考 文 献

[1] Levine MM, Dougan G, Good MF, Liu MA, Nabel GJ, Nataro JP, Rappuoli R（eds）（2009）New generation vaccines, 4th edn. CRC Press, New York

[2] Hilleman MR（1998）A simplified vaccinologists' vaccinology and the pursuit of a vaccine against AIDS. Vaccine 16（8）: 778-793

[3] Nakaya HI, Pulendran B（2015）Vaccinology in the era of high-throughput biology. Phil Trans R Soc Lond B Biol Sci 370. pii: 20140146. doi: 10. 1098/rstb. 2014. 0146

[4] Sadanand S, Suscovich TJ, Alter G（2016）Broadly neutralizing antibodies against HIV: new insights to inform vaccine design. Annu Rev Med 67: 185-200. doi: 10. 1146/annurev-med-091014-090749

[5] Walker CM, Grakoui A（2015）Hepatitis C virus: why do we need a vaccine to prevent a curable persistent infection? Curr Opin Immunol 35: 137-143. doi: 10. 1016/j. coi. 2015. 06. 010

[6] van der Burg SH, Arens R, Ossendorp F et al（2016）Vaccines for established cancer: overcoming the challenges posed by immune evasion. Nat Rev Cancer 16: 219-233. doi: 10. 1038/nrc. 2016. 16

[7] Nakaya HI, Hagan T, Duraisingham SS et al（2015）Systems analysis of immunity to influenza vaccination across multiple years and in diverse populations reveals shared molecular signatures. Immunity 43: 1186-1198. doi: 10. 1016/j. immuni. 2015. 11. 012

[8] Stern-Ginossar N（2015）Decoding viral infection by ribosome profiling. J Virol 89: 6164-6166. doi: 10. 1128/JVI. 02528-14

[9] Schumacher TN, Schreiber RD（2015）Neoantigens in cancer immunotherapy. Science 348: 69-74. doi: 10. 1126/science. aaa4971

[10] Ulmer JB, Valley U, Rappuoli R（2006）Vaccine manufacturing: challenges and solutions. Nat Biotechnol 24（11）: 1377-1383

[11] Hondowicz BD, Schwedhelm KV, Kas A et al（2012）Discovery of T cell antigens by high-throughput screening of synthetic minigene libraries. PLoS One 7（1）: e29949

[12] Pascolo S（2004）Messenger RNA-based vaccines. Expert Opin Biol Ther 4: 1285-1294

[13] Pascolo S（2015）The messenger's great message for vaccination. Expert Rev Vaccines 14: 153-156. doi: 10. 1586/14760584. 2015. 1 000871

[14] Sahin U, Karikó K, Türeci Ö（2014）mRNA-based therapeutics--developing a new class of drugs. Nat Rev Drug Discov 13: 759-780. doi: 10. 1038/nrd4278

[15] Ulmer JB, Mansoura MK, Geall AJ（2015）Vaccines "on demand": science fiction or a future reality. Expert Opin Drug Discov 10: 101-106. doi: 10. 1517/17460441. 2015. 996128

[16] Kramps T, Probst J（2013）Messenger RNA-based vaccines: progress, challenges, applications. Wiley Interdiscip Rev RNA 4: 737-749. doi: 10. 1002/wrna. 1189

[17] Youn H, Chung J-K（2015）Modified mRNA as an alternative to plasmid DNA（pDNA）

for transcript replacement and vaccination therapy. Expert Opin Biol Ther 15: 1337-1348. doi: 10. 1517/14712598. 2015. 1057563

[18] Wolff JA, Malone RW, Williams P et al (1990) Direct gene transfer into mouse muscle in vivo. Science 247: 1465-1468

[19] Leitner WW, Ying H, Restifo NP (1999) DNA and RNA-based vaccines: principles, progress and prospects. Vaccine 18: 765-777. doi: 10. 1016/S0264-410X（99）00271-6

[20] Weide B, Carralot J-P, Reese A et al (2008) Results of the first phase I/II clinical vaccination trial with direct injection of mRNA. J Immunother 31（2）: 180-188

[21] Rittig SM, Haentschel M, Weimer KJ et al (2011) Intradermal vaccinations with RNA coding for TAA generate $CD8^+$ and $CD4^+$ immune responses and induce clinical benefit in vaccinated patients. Mol Ther 19（5）: 990-999

[22] Vallazza B, Petri S, Poleganov MA et al (2015) Recombinant messenger RNA technology and its application in cancer immunotherapy, transcript replacement therapies, pluripotent stem cell induction, and beyond: Recombinant mRNA technology and its application. Wiley Interdiscip Rev RNA. doi: 10. 1002/wrna. 1288

[23] Van Lint S, Heirman C, Thielemans K, Breckpot K (2013) mRNA: from a chemical blueprint for protein production to an off-the-shelf therapeutic. Hum Vaccin Immunother 9（2）: 265-274

[24] Granstein RD, Ding W, Ozawa H (2000) Induction of anti-tumor immunity with epidermal cells pulsed with tumor-derived RNA or intradermal administration of RNA. J Invest Dermatol 114（4）: 632-636

[25] Boczkowski D, Nair SK, Snyder D, Gilboa E (1996) Dendritic cells pulsed with RNA are potent antigen-presenting cells in vitro and in vivo. J Exp Med 184（2）: 465-472

[26] Boczkowski D, Nair S (2010) RNA as performance-enhancers for dendritic cells. Expert Opin Biol Ther 10: 563-574. doi: 10. 1517/14712591003614749

[27] Petsch B, Schnee M, Vogel AB et al (2012) Protective efficacy of in vitro synthesized, specific mRNA vaccines against influenza A virus infection. Nat Biotechnol 30（12）: 1210-1216

[28] Geall AJ, Verma A, Otten GR et al (2012) Nonviral delivery of self-amplifying RNA vaccines. Proc Natl Acad Sci USA 109（36）: 14604-14609

[29] Brito LA, Chan M, Shaw CA et al (2014) A cationic nanoemulsion for the delivery of next-generation RNA vaccines. Mol Ther. doi: 10. 1038/mt. 2014. 133

[30] Dolgin E (2015) Business: The billion-dollar biotech. Nature 522: 26-28. doi: 10. 1038/522026a

[31] Chambers M ChemIDplus-1613055-09-6-Nadorameran-Searchable synonyms, formulas, resource links, and other chemical information. http: //chem.sis.nlm.nih.gov/chemidplus/rn/1613055-09-6.Accessed 29 Mar 2016

[32] WHO Drug Information Vol. 29, No. 2, 2015-Proposed International Nonproprietary Names, List 113. http: //apps.who.int/medicinedocs/en/m/abstract/Js22000en/.Accessed 29 Mar 2016

[33] Karikó K, Weissman D (2007) Naturally occurring nucleoside modifications suppress the immunostimulatory activity of RNA: implication for therapeutic RNA development. Curr Opin Drug Discov Devel 10 (5): 523-532

[34] Schlake T, Thess A, Fotin-Mleczek M, Kallen K-J (2012) Developing mRNA-vaccine technologies. RNA Biol 9: 1319-1330. doi: 10. 4161/rna. 22269

[35] Brito LA, Kommareddy S, Maione D et al (2014) Self-amplifying mRNA vaccines. Adv Genet 89: 179-233

[36] Ulmer JB, Mason PW, Geall A, Mandl CW (2012) RNA-based vaccines. Vaccine 30 (30): 4414-4418

[37] Uematsu Y, Vajdy M, Lian Y et al (2012) Lack of interference with immunogenicity of a chimeric alphavirus replicon particle-based influenza vaccine by preexisting antivector immunity. Clin Vaccine Immunol 19: 991-998. doi: 10. 1128/CVI. 00031-12

[38] Nielsen H (2011) RNA. Humana Press, Totowa, NJ

[39] Boisguérin V, Castle JC, Loewer M et al (2014) Translation of genomics-guided RNA-based personalised cancer vaccines: towards the bedside. Br J Cancer 111: 1469-1475. doi: 10. 1038/bjc. 2013. 820

[40] Desmet CJ, Ishii KJ (2012) Nucleic acid sensing at the interface between innate and adaptive immunity in vaccination. Nat Rev Immunol 12 (7): 479-491

[41] Scheel B, Teufel R, Probst J et al (2005) Toll-like receptor-dependent activation of several human blood cell types by protamine-condensed mRNA. Eur J Immunol 35: 1557-1566. doi: 10. 1002/eji. 200425656

[42] Rettig L, Haen SP, Bittermann AG et al (2010) Particle size and activation threshold: a new dimension of danger signaling. Blood 115 (22): 4533-4541

[43] Fotin-Mleczek M, Duchardt KM, Lorenz C et al (2011) Messenger RNA-based vaccines with dual activity induce balanced TLR-7 dependent adaptive immune responses and provide antitumor activity. J Immunother 34 (1): 1-15

[44] Barbalat R, Ewald SE, Mouchess ML, Barton GM (2011) Nucleic acid recognition by the innate immune system. Annu Rev Immunol 29: 185-214

[45] Wu J, Chen ZJ (2014) Innate immune sensing and signaling of cytosolic nucleic acids. Annu Rev Immunol 32: 461-488. doi: 10. 1146/ annurev-immunol-032713-120156

[46] Kagan JC, Barton GM (2015) Emerging principles governing signal transduction by pattern-recognition receptors. Cold Spring Harb Perspect Biol 7: a016253. doi: 10. 1101/ cshperspect. a016253

[47] Brencicova E, Diebold SS (2013) Nucleic acids and endosomal pattern recognition: how to tell friend from foe? Front Cell Infect Microbiol 3: 37. doi: 10. 3389/ fcimb. 2013. 00037

[48] Barchet W, Wimmenauer V, Schlee M, Hartmann G (2008) Accessing the therapeutic potential of immunostimulatory nucleic acids. Curr Opin Immunol 20 (4): 389-395

[49] Van Lint S, Goyvaerts C, Maenhout S et al (2012) Preclinical evaluation of TriMix and antigen mRNA-based antitumor therapy. Cancer Res 72 (7): 1661-1671

[50] Hammerich L, Binder A, Brody JD (2015) In situ vaccination: cancer immunotherapy both

personalized and off-the-shelf. Mol Oncol 9: 1966-1981. doi: 10. 1016/j. molonc. 2015. 10. 016

[51] Schlom J, Hodge JW, Palena C et al (2014) Chapter two-therapeutic cancer vaccines. In: Tew KD, Fisher PB (eds) Advances in cancer research. Academic, New York, pp 67-124

[52] Mogler MA, Kamrud KI (2015) RNA-based viral vectors. Expert Rev Vaccines 14: 283-312. doi: 10. 1586/14760584. 2015. 979798

[53] Chiocca EA, Rabkin SD (2014) Oncolytic viruses and their application to cancer immunotherapy. Cancer Immunol Res 2: 295-300. doi: 10. 1158/2326-6066. CIR-14-0015

[54] Bachmann MF, Jennings GT (2010) Vaccine delivery: a matter of size, geometry, kinetics and molecular patterns. Nat Rev Immunol 10 (11): 787-796

[55] Phua KKL, Nair SK, Leong KW (2014) Messenger RNA (mRNA) nanoparticle tumour vaccination. Nanoscale 6: 7715-7729. doi: 10. 1039/c4nr01346h

[56] Kreiter S, Selmi A, Diken M et al (2010) Intranodal vaccination with naked antigen-encoding RNA elicits potent prophylactic and therapeutic antitumoral immunity. Cancer Res 70(22): 9031-9040

[57] Ravi AD, Sadhna D, Nagpaal D, Chawla L (2015) Needle free injection technology: a complete insight. Int J Pharm Investig 5: 192-199. doi: 10. 4103/2230-973X. 167662

[58] Foged C (2016) Thermostable subunit vaccines for pulmonary delivery: how close are we? Curr Pharm Des 22 (17): 2561-2576

[59] Etschel JK, Hückelhoven AG, Hofmann C et al (2012) HIV-1 mRNA electroporation of PBMC: a simple and efficient method to monitor T-cell responses against autologous HIV-1 in HIV-1-infected patients. J Immunol Methods 380: 40-55. doi: 10. 1016/j. jim. 2012. 03. 005

[60] Van Camp K, Cools N, Stein B et al (2010) Efficient mRNA electroporation of peripheral blood mononuclear cells to detect memory T cell responses for immunomonitoring purposes. J Immunol Methods 354: 1-10. doi: 10. 1016/j. jim. 2010. 01. 009

[61] Cools N, Van Camp K, Van Tendeloo V, Berneman Z (2013) mRNA electroporation as a tool for immunomonitoring. Methods Mol Biol 969: 293-303

[62] Scully IL, Swanson K, Green L et al (2015) Anti-infective vaccination in the 21st century — new horizons for personal and public health. Curr Opin Microbiol 27: 96-102. doi: 10. 1016/j. mib. 2015. 07. 006

[63] Lopalco PL, DeStefano F (2015) The complementary roles of Phase 3 trials and post-licensure surveillance in the evaluation of new vaccines. Vaccine 33: 1541-1548. doi: 10. 1016/j. vaccine. 2014. 10. 047

[64] Goetz KB, Pfleiderer M, Schneider CK (2010) First-in-human clinical trials with vaccines— what regulators want. Nat Biotechnol 28: 910-916. doi: 10. 1038/nbt0910-910

[65] Rabinovich PM (2013) Synthetic messenger RNA and cell metabolism modulation: methods and protocols, 2013th edn. Humana Press, New York

[66] Johansson DX, Ljungberg K, Kakoulidou M, Liljeström P (2012) Intradermal electropo-

ration of naked replicon RNA elicits strong immune responses. PLoS One 7: e29732. doi: 10. 1371/journal. pone. 0029732

[67] Cu Y, Broderick KE, Banerjee K et al (2013) Enhanced delivery and potency of self-amplifying mRNA vaccines by electroporation in situ. Vaccines 1: 367-383. doi: 10. 3390/vaccines1030367

[68] Broderick KE, Humeau LM (2015) Electroporation-enhanced delivery of nucleic acid vaccines. Expert Rev Vaccines 14 (2): 195-204. doi: 10. 1586/14760584. 2015. 990890

[69] Britten CM, Singh-Jasuja H, Flamion B et al (2013) The regulatory landscape for actively personalized cancer immunotherapies. Nat Biotechnol 31: 880-882. doi: 10. 1038/nbt. 2708

第一部分
自复制 RNA 载体

第二章

自复制RNA

Birke Andrea Tews，Gregor Meyers

摘要

基于正链RNA病毒基因组的自复制RNA是病毒分子生物学研究和新型安全有效疫苗研发的有力工具。本章概述了这些RNA的构建原理及在疫苗设计中的应用。由于在这类结构的疫苗设计中需要大量特殊的规避策略，因此这里没有描述实验的具体技术细节，必要时可以参考引用的文献。

关键词：自复制RNA，正链RNA病毒，甲病毒，黄病毒，瘟病毒，经典猪瘟病毒

一、前言

自复制RNA的故事始于20世纪五六十年代人们对某些病毒RNA传染特性的认识[1-7]。有研究表明，裸RNA导入细胞后可以启动包括传染性病毒颗粒释放在内的整个复制周期，这开启了RNA病毒分子生物学及其应用研究的新时代。由于技术上对RNA进行位点特异性操作存在困难，因此基于cDNA中间体的反向遗传学系统多应用于RNA病毒的研究[8,9]。首次成功发表的从克隆的cDNA中拯救复制病毒的方法是，通过转染含有病毒cDNA片段的质粒DNA获得正链RNA病毒[10]。随后，病毒基因组样RNA的体外转录和转染被陆续报道并应用于感染性子代病毒的拯救[11,12]。

正链RNA病毒由于简单的基因表达和复制特性，使其成为第一种可以直接遗传操作的RNA病毒[13]。病毒基因组RNA（vRNA）代表了一类mRNA，该mRNA能够控制病毒复制起始所需所有病毒蛋白的合成。病毒基因组RNA的第一轮翻译产物被组装成复制酶复合物，该复合物合成与基因组互补的负链RNA（cRNA）并作为合成额外mRNA分子的模板。因此，对于所有正链RNA病毒而言，复制酶复合物的组分必须从基因组RNA直接翻译。RNA复制非必需的多肽主要由结构蛋白组成，根据病毒的具体种类，它可以从基因组RNA中翻译出来，或从负链cRNA模板转录的一种或多种亚基因组mRNA翻译。使用前一种表达策略的病毒成员基因组中包含一个长的可读框（ORF）。该RNA翻译产物为一条多聚蛋白，它由病毒和宿主细胞蛋白酶共同翻译和翻译后修饰而来。细小RNA病毒科和黄病毒科的成员均属于这一组（图2-1）。第二组包括披膜病毒科、冠状病

科、动脉炎病毒科和杯状病毒科病毒。这些病毒的特征是部分基因是由亚基因组 RNA 表达而来的（图 2-1）。与第一组相比，这些病毒的复制酶基因位于结构基因上游的基因组 5′ 端。对于所有这些病毒，亚基因组 RNA 与基因组 RNA 具有相同的 3′ 端。

图 2-1　不同正链 RNA 病毒的基因组结构和基因表达

本图是在用特定病毒感染的细胞中发现的 RNA 种类的示意。黄病毒和细小 RNA 病毒仅产生基因组大小的 RNA。该 RNA 为正链 RNA（与基因组同向），并被翻译成一种多聚蛋白，随后被加工分解为多个病毒蛋白。披膜病毒和杯状病毒转录一种编码结构蛋白的亚基因组长度的 RNA。冠状病毒和动脉炎病毒使用多个亚基因组 mRNA 来表达结构蛋白和辅助蛋白。RNA 的编码方向（mRNA 方向）由黑色条表示，而灰色条则代表病毒基因组复制的负链中间产物。图中亦标出了病毒基因组中结构基因和非结构基因的位置

从克隆的 cDNA 序列中恢复自复制病毒 RNA 的可能性为 RNA 病毒复制机制的深入研究打开了一扇窗。此外，这一知识对于构建合理的减毒病毒及发展将表达外源基因的自复制 RNA 用于疫苗开发等目的的策略是至关重要的。本章介绍了制备自复制 RNA 的技术原理，并就其在疫苗开发中的应用列举了一些实例。

二、制备自复制 RNA 的方法

（一）历史回顾

由于（单链）RNA 比 DNA 更不稳定，相对于难以操作的直接 RNA 实验，

DNA操作更易实施，所以重组病毒系统也基于DNA构建，甚至在处理病毒RNA时也将其反转录成cDNA。基于正链RNA病毒基因组具有的传染特性，为了成功复制正链RNA和拯救病毒，建立反向遗传系统比将基因组样RNA直接递送到细胞内的方法更加容易。正链RNA病毒反向遗传系统的发展历史突出了在设计中可能遇到的问题，并给出了如何规避这些难题的解决方案。其中一些难题共同存在于不同正链RNA病毒家族的基因组结构区。病毒基因组5′端可以被带帽或与所谓的VPg蛋白连接或者裸露。3′端可形成环形结构或者像mRNA一样拥有一条poly（A）尾。根据病毒的不同，正确的5′和3′端非常重要，因为它们可能对病毒复制和（或）翻译或亚基因组RNA的产生至关重要（图2-1）。

真核病毒的第一个感染性cDNA克隆是一个脊髓灰质炎病毒的cDNA克隆[10]。这个克隆基于pBR322质粒，含有完整的病毒cDNA序列和由37个残基组成的poly（A）尾，该克隆转染哺乳动物细胞后可产生感染性病毒颗粒。虽然该克隆没有包含一个专门的启动子来确保病毒RNA的转录，但仍然产生了足够的RNA以利于病毒拯救。3年后，脊髓灰质炎病毒cDNA克隆的性能得到了显著的改善，这一改善主要基于SV40转录和复制信号的引入，这样将DNA质粒转染到表达SV40大T抗原的细胞后[14]，可导致DNA质粒在真核细胞中复制扩增，从而最终提高了病毒RNA产量并成功拯救病毒（图2-2）。对于其他细小RNA病毒，将病毒cDNA克隆到细菌质粒中不足以产生感染性病毒子代。事实上，14型鼻病毒第一个cDNA克隆就不能产生感染性病毒颗粒，但在cDNA上游添加SP6噬菌体启动子后，通过cDNA体外转录产生的RNA经转染细胞即可生成传染性子代病毒[12]。在用于雀麦草花叶病毒的反向遗传学系统中也使用了等同的方法，该系统由3个质粒组成，分别含有的3个病毒基因组cDNA，均位于λ-噬菌体启动子的下游并由λ-噬菌体启动子启动体外转录。3种体外转录RNA的联合转染在植物中产生了感染性病毒[11]。

在建立反向遗传系统过程中遇到的另一个问题是，一些含有病毒cDNA的质粒在大肠埃希菌中不稳定和（或）诱导细胞毒性。在多数情况下，使用低拷贝质粒可有效降低病毒cDNA的细胞毒性或不稳定性，如P15A复制起点限制质粒每个细胞拷贝数为1或极少（几个）。这种方法在所有第一批鼠疫病毒感染性克隆（ncpBVDV、cpBVDV和CSFV）构建实验中都很成功[15-18]，但在接下来的黄热病毒（YFV）实验中却失败了。为了解决这个问题，研究人员开发了使用两个或者更多质粒的策略，每个质粒含有病毒来源cDNA的不同部分。第一个YFV感染性cDNA克隆（17D疫苗株，第一个黄病毒感染性克隆）由两个分开的片段组成，分别对应基因组的5′和3′端部分。通过体外连接这两个片段，然后再体外转录即可产生感染性RNA[19]。

正确的病毒基因组5′端和3′端对于反向遗传系统的成功建立通常是非常重要

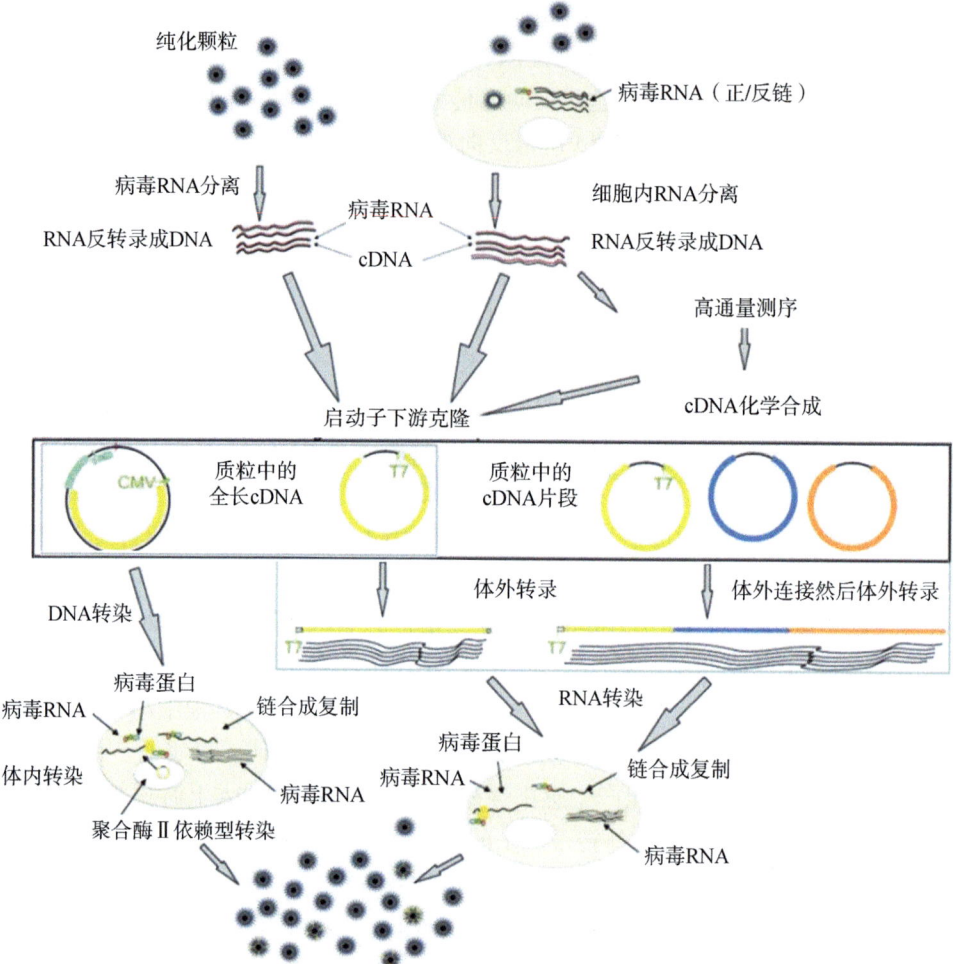

图2-2 正链RNA病毒生成反向遗传系统的不同策略

上半部分：病毒RNA既可以从纯化的病毒颗粒中提取，也可以从感染细胞中提取总RNA获得。如果序列已知，可以使用与病毒的3′端互补的特异性引物生成病毒基因组的cDNA，在序列未知时，对于拥有poly（A）尾的基因组可使用oligo-d（T）引物，或使用随机引物。病毒RNA也可以通过高通量测序方法来确定包括基因组末端在内的病毒基因组序列。中间部分：为了获得高效的反向遗传系统，需要将cDNA克隆到启动子序列的下游。如果vRNA在转染细胞的细胞核中转录，可以使用RNA聚合酶Ⅱ型启动子，如果用于体外转录，则可使用噬菌体启动子（如T7）。如果可能，可以将全长cDNA组装在一个质粒中。或者可以将cDNA片段克隆到不同的质粒中以避免不稳定或将大的基因组分解成更易于操作的片段大小。下半部分：含有真核启动子的cDNA全长质粒转染细胞后，vRNA即可被细胞器转录。RNA被输出到细胞质后将被翻译并提供复制所需的病毒蛋白质。含有噬菌体启动子的cDNA全长质粒在体外转录合成RNA之前要首先线性化。当病毒的cDNA被克隆成多个片段时，首先需要通过体外连接组装成全长cDNA以获得体外转录的模板。由此产生的RNA被转染到细胞中并被翻译。在所有情况下，RNA在转染细胞中都会被翻译产生病毒复制酶蛋白，这些蛋白对于启动病毒复制和病毒颗粒的产生是充分必要的的，因为许多病毒依赖于其末端的特殊结构进行复制或翻译。在体外转录之前，所有的系统都利用在病毒cDNA下游引入的限制性内切酶点对质粒进行线性化，以获得与病毒基因组相同或尽可能相似的RNA 3′端。对于RNA的5′端，因为噬菌体启动子（主要是T7或SP6）的有效转录只需要一个5′鸟嘌呤（G）的残基，因此允许转录RNA的5′端略有修改甚至是添加需要的特定起始碱基。所有黄病毒科成员的感染性cDNA克隆都是采用基因组cDNA上游的T7启动子和一个与基因组3′端直接重叠的平端限制性内切酶识别位点构建的，从而在体外转录出与病毒基因组RNA完全相同的RNA[15-19]。

  作为体外连接cDNA片段的一种替代方法，一种基于细胞内RNA重组构建全长病毒基因组RNA的新方法已被开发出来。RNA重组是一种自然发生的过程，并且在RNA病毒中广泛存在，它能够产生新的病毒变种，如瘟病毒的细胞病变生物型[20-24]。正链RNA病毒在感染细胞的细胞质中复制，其RNA重组与DNA重组或细胞内RNA剪接完全不同，后者由专门的细胞器来连接各自核酸的末端，而细胞质RNA的重组被认为是在基因组复制过程中通过由RNA依赖的聚合酶介导的模板转换而发生的，或通过RNA的断裂并与其他RNA末端连接[22]。用瘟病毒和脊髓灰质炎病毒突变体进行的几项实验表明RNA重组可以独立于活跃的RNA复制[25, 26]。在这些实验中，每个RNA片段都只编码RNA依赖的RNA聚合酶的一部分，这些RNA片段被共转染到细胞中并足以拯救传染性病毒。病毒RNA的细胞内重组经常发生，这一特性常被用作操作病毒基因组的工具，而反向遗传学系统尚不能通过cDNA克隆或类似的通过重组（突变）基因组片段的方法来达到这一目的[27-30]。

  上文提到的病毒全长cDNA克隆的不稳定性在一定程度上取决于病毒基因组的大小。第一个构建的病毒cDNA克隆来源于细小RNA病毒科，其基因组大小约为7.5kb[10, 12, 14]。黄病毒科病毒的基因组大小为9.5～14kb。冠状病毒具有最大的RNA基因组，因此长期以来无法建立基于该病毒cDNA克隆的反向遗传系统。通过改变方案，利用体外转录携带部分病毒基因组信息的RNA和全长病毒RNA在感染细胞中的重组成功实现了靶向突变[27-29]。从第一个细小RNA病毒感染性全长cDNA克隆到冠状病毒科成员的全长感染性cDNA克隆的成功构建共历时19年[31]。下一种构建方法是利用细菌人工染色体（BAC），以低拷贝方式扩增传染性胃肠炎病毒（TGEV）基因组cDNA，以解决该病毒部分基因组序列对细菌有毒的难题。此外，该cDNA序列上游是巨细胞病毒（CMV）即刻早期启动子，当DNA转染细胞后，细胞RNA聚合酶Ⅱ结合CMV启动子转录产生病毒RNA，从而产生传染性病毒颗粒。同年，第二个TGEV的cDNA系统被发现，它使用5个独立的质粒来覆盖全部基因组信息，因此在RNA合成之前需要通过体外连接来组装[32]。一年之后又出现了另一种方法，即将禽冠状病毒科传染性支气管炎病毒的基因组cDNA插入到痘苗病毒的基因组中（痘苗病毒是一种来自该家族的大型DNA病毒）[33]。然而，基于RNA重组的策略仍然被用来构建重组冠状病毒[30]。

制备长病毒cDNA的方法在过去35年间已经发生了改变。第一种方法是基于由纯化的病毒粒子RNA或受感染细胞RNA制成的cDNA文库[10, 15-19, 34-36]。随后，高保真聚合酶的出现使对病毒基因组进行全长PCR扩增变得可行，其方法是在一轮反转录后获得感染性克隆，然后进行长程PCR（long-range PCR）[37, 38]。随着核酸合成及高通量测序技术的迅速发展，仅需知道病毒的序列，即可合成相应的DNA序列来构建病毒cDNA克隆。这种方法首次应用于脊髓灰质炎病毒，最近应用该方法还构建了猪流行性腹泻冠状病毒的cDNA克隆质粒[39, 40]。

（二）自复制RNA的拯救路线图

发展构建一个新病毒的反向遗传系统的策略不仅需要了解这种病毒的分子生物学知识，还要考虑与该方法的最终目标有关的各种因素，以便能够构建自复制RNA并拯救重组病毒。第一步通常是确定病毒基因组的序列，包括正确的5′端和3′端。5′端和3′端序列信息可以通过一种名为RACE的技术（cDNA末端快速扩增法）获得，这种基于PCR的系统现在可由多家商业供应商提供。序列的相关知识将提供有关基因组结构的必要信息，这有助于了解病毒的基因表达策略。这方面的一个重要问题是有关促进病毒基因组RNA翻译起始和复制的机制。如上所述，基因组的翻译可提供启动基因组复制必需的复制酶组件，从而启动病毒的生活周期。正链RNA病毒发展出多种策略来确保其RNA的翻译启动[41-43]。在大多数系统中，感染性cDNA克隆设计时采用的顺式结构与在病毒基因组中发现的结构相当，这对于从cDNA克隆来源的类基因组RNA的翻译和复制非常重要。然而情况并不总是这样。杯状病毒有一种名为VPg的蛋白质，它共价结合在病毒RNA的5′端，可以替代驱动真核mRNA翻译起始的cap结构。这种蛋白质也很可能是RNA被识别为RNA复制酶底物的关键，但很难作用于体外转录的病毒RNA。幸运的是，当VPg用标准cap结构取代后足以促进体外转录RNA的翻译和复制启动，只是效率相对低一些[36, 44, 45]。

同样，病毒RNA的3′端对于自复制RNA的拯救至关重要。许多病毒在3′端有一个poly（A）尾，从而模拟了标准真核生物mRNA的结构，确保了有效的翻译。poly（A）尾对于病毒的RNA复制也很重要，因为它是在负链合成过程中转录起始的序列。其他不含poly（A）尾的病毒基因组会拥有特殊的二级结构，这个结构是RNA翻译和复制的重要顺式作用元件。一般来说，任何病毒只要基因组具有poly（A）结构，那么在构建具有传染性的cDNA克隆时也都应该在序列中包含poly（A）尾，而没有poly（A）尾的病毒对基因组3′端的序列变化非常敏感，因此应采取措施确保在转录时生成正确的基因组3′端。

在获取有关病毒基因组和基因表达策略的必要信息后,下一个要决定的问题是cDNA克隆的转录在何处及如何发生。对于大多数正链RNA病毒的反向遗传系统,类基因组RNA由体外转录产生并随后通过转染导入细胞。这种策略具有一些方法上的优势,特别是通过噬菌体RNA聚合酶和"逃逸"转录可较容易地生成正确的末端序列。近年来随着转录技术的不断改进,已经可以在市场上获得高效转录大量RNA的试剂盒。在体外转录系统中最常用的启动子是噬菌体启动子T7和SP6。这两个启动子可以直接放置在cDNA序列的上游,以确保产生正确的RNA 5′端。要获得加帽的转录本,要么必须在体外转录反应中加入一个cap类似物[如m7G(5′)PPP(5′)G],要么需要在体外转录后对RNA进行加帽(使用痘苗病毒衍生的cap系统)。如果基因组RNA要包含一个poly(A)尾,则需要将其加入到模板克隆中,或者在转录后使用poly(A)聚合酶进行添加。第二种方法因为增加了RNA生成的步骤,可能导致产量降低。

上述将cap结构引入体外转录RNA的方法工作效率较低。由于细胞内的RNA可以通过细胞酶类进行5′端加帽和3′端多腺苷酸化,因此当cap结构必需时,利用质粒转染在细胞内转录生产类基因组RNA是一种更优的替代策略。但这种方法的一个问题是RNA转录后被进一步修饰的可能性相对较高(如剪接),这可能会导致感染性的丧失。对于无poly(A)尾的病毒,为了获得正确的基因组末端,可以在末端添加核酶序列,如丁型肝炎病毒核酶,它们可以通过自剪接暴露正确的末端[46]。然而事实上,正链RNA病毒的反向遗传系统使用直接将DNA转染到细胞的方法比基于体外转录的方法要少得多。

将体外转录系统的特点与DNA转染的优点相结合的另一种有趣的选择是基于辅助病毒,如痘苗病毒MVA-T7。含噬菌体T7 RNA聚合酶基因的MVA-T7感染细胞后开始表达T7 RNA聚合酶,当带有T7启动子的质粒转染细胞后可在细胞质中转录所需RNA,从而避免核定位和RNA产物发生不必要剪接的危险。T7转录起始点和在体外转录一样是确定的,因此可以很容易地产生正确的5′端。通过在质粒中引入核酶序列可以确保生成正确的3′端。由于痘苗病毒在细胞质中复制,它表达的酶能够有效地使其自身转录本和T7转录本加帽和加poly(A)尾,最终的结果是有效地产生了一个具有正确末端的cap和poly(A)尾的转录本,这样就比基于RNA的体外转录/转染的方法具有更高的性能[45]。

如前所述,在大肠埃希菌中扩增cDNA质粒时,病毒序列的不稳定性可以通过不同的方法来解决。一般选择使用低拷贝质粒或BAC,以减少细菌中含有毒性序列的质粒数量。此外,BAC可以携带较大的插入片段,因此适合于每个正链RNA病毒基因组,包括冠状病毒基因组。如果通过质粒转染细胞并通过RNA聚合酶Ⅱ进行细胞内RNA合成的方法进行病毒拯救,则可以策略性地插入内含子来打断对大肠埃希菌繁殖有害的序列。内含子将会从产生的RNA中被剪接掉,从而在细胞内再生病毒序列。该方法已用于生产TGEV感染性克隆[47]。

总之，现在构建自复制RNA和拯救传染性重组正链RNA病毒的系统原则上已经成熟，但也必须注意到各系统的特点和要达到的目标。根据系统的不同，一些很少使用的策略也可能是可行的解决方案，如基于RNA重组的突变体的构建方法。事实上，几乎所有现在常用的反向遗传系统都存在系统自身特有的问题，需要在进一步开发过程中得到解决。对于这些问题，对现有可能解决方案的梳理将有助于今后的进一步研究。

三、自复制RNA在疫苗制备中的应用

从cDNA中拯救自复制病毒RNA技术的发展，不仅是RNA病毒生物学基础研究的一个里程碑，也为抗病毒活疫苗的改进开辟了新的途径。与传统的依靠病毒在组织细胞中培养或在特殊宿主动物中传代减毒的方法相比，反向遗传系统可以进行定点突变和更加合理的减毒。

（一）全长病毒RNA疫苗

瘟病毒为不同途径设计减毒活疫苗方法提供了一个很好的范例。瘟病毒属是影响农场经济效益的重要动物病原体，它们与其近亲——庚型肝炎病毒属（Hepacivirus）一起被归类为黄病毒科（Flaviridae）。最重要的瘟病毒是经典猪瘟病毒（CSFV）和牛病毒性腹泻病毒（BVDV）[48]。黄病毒科的所有成员都是包膜病毒，具有正链RNA基因组，含有一个长的ORF。瘟病毒造成的经济影响至少在一定程度上归因于它们能够在妊娠的动物中穿过胎盘而引起范围广泛的妊娠失调和持续感染[48]。持续感染的动物是病毒传播的重要宿主。疫苗接种是阻断病毒传播周期的一种可行手段，这是因为疫苗既能预防疾病，又能防止病原体的垂直传播。为了满足后者的需求，瘟病毒疫苗必须非常有效。

其中，CSFV C型毒株就是一个非常成功的瘟病毒疫苗。这是一种传统的改良活疫苗，通过在兔细胞中连续传代进行减毒，形成了一种非常安全有效的疫苗病毒，但迄今其减毒机制尚未明确。同样，目前用于世界各国疫苗接种的不同减毒活BVDV疫苗株的减毒机制也尚待阐明。作为这些疫苗的一个重要缺点，这些减毒病毒仍然可以穿过胎盘感染妊娠动物的胎儿，在常规情况下活BVDV疫苗甚至会导致流产。利用反向遗传学的方法，笔者团队建立了一个BVDV突变体，该突变体对非必需序列进行了定点的基因组缺失操作，在不显著影响病毒复制的情况下敲除了干扰宿主Ⅰ型干扰素反应的两个病毒基因[49]。由于这些改变阻断了病毒感染的天然免疫应答，所以不仅观察到了突变病毒的完全减毒，而且在妊娠动物中也不会感染胎儿（这是妊娠紊乱和持续感染的先决条件）。

另一种基于删除非必需序列的方法被用于冠状病毒。冠状病毒科

（Coronaviridae）是人类和动物的重要病原体，其中以SARS和MERS冠状病毒（SARS-CoV和MERS-CoV）最广为人知[50, 51]。如上所述，冠状病毒拥有迄今已知最大的RNA基因组，不仅编码必需的辅助性蛋白质，而且还编码一些非必需的辅助蛋白。在小鼠模型中，从SARS-CoV基因组RNA中删除8个种属特异性ORF中的5个（ORF3a、OF3b、ORF6、ORF7a和ORF7b），无论是单独删除还是不同组合删除，都没有导致明显的减毒效果。相反，一个缺乏E蛋白（ORF 4）序列的SARS-CoV突变体在两种动物模型中均表现出较低的毒力，这可能是因为增强了感染的免疫反应[52-56]。E蛋白是该病毒的膜结合结构蛋白之一，参与病毒的组装和释放。虽然这种缺失突变体仍有待进一步研究和改进，但很有可能为今后冠状病毒疫苗的研制奠定基础。

通过反向遗传学，不仅可以删除序列，而且可以在相关病毒之间进行基因组片段的交换，这可以导致病毒的减毒和产生其他所需的特征。例如，一种嵌合体的瘟病毒被构建成为一种预防经典猪瘟病毒的疫苗（图2-3）。这一概念的基础是将编码BVDV基因组中主要包膜蛋白E2的区域替换为相应的CSFV序列，由此产生的病毒CP7_E2alf只能感染猪，表现出CSFV的趋向性。嵌合病毒毒性虽已完全减弱，但仍能诱导出较强的保护性免疫[57-59]。这种嵌合体的另外一项重要的优势是，其结构允许在已接种疫苗的动物和已感染CSFV野病毒的动物之间进行血清学鉴别，这是兽医医学中对病毒控制和根除过程的一个重要技术手段。

类似的CP7_E2alf方法也用于黄病毒科黄病毒属成员。第一个采用这种方法的是黄热病毒（YFV）疫苗株17D，它是于1936年通过经验传代开发的一种病

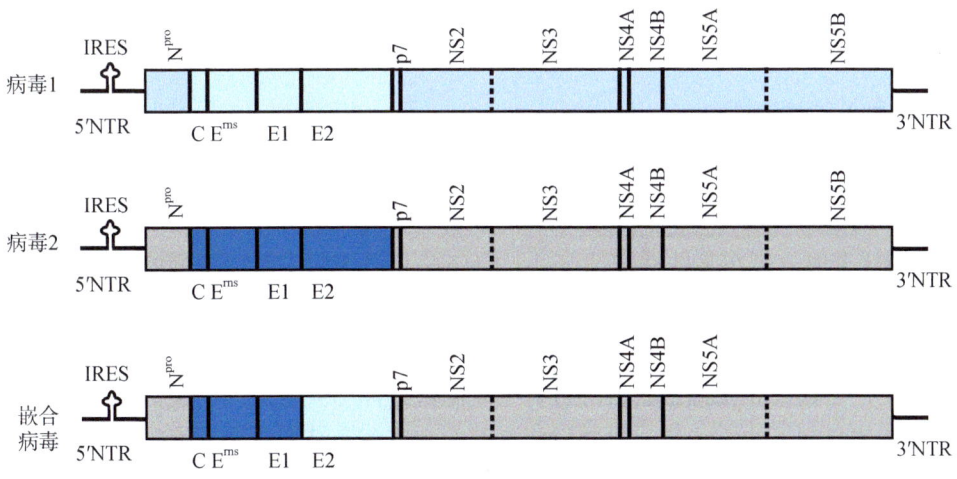

图2-3 来自两个亲本RNA的嵌合病毒基因组的产生

在cDNA构建水平上，将一个蛋白编码序列替换为另一个病毒的相应基因（构建瘟病毒疫苗CP7_E2alf的原理[58]）。NTR，非翻译区；IRES，内部核糖体进入位点

毒。YFV 17D是一种非常有效和安全的疫苗，可高度触发天然免疫反应，这有助于启动获得性免疫反应以获得持久的保护性免疫[60-63]。因此，YFV 17D被选择作为嵌合型日本脑炎/黄热病毒疫苗（ChimeriVax™-Je）的主要组分，该疫苗将YFV表面蛋白prM/E编码区替换为相应但经修改的JEV序列，最终在2012年底前在市场上推出了一种安全有效的疫苗（商标是IMOJEV™）[64]。同时，利用来自西尼罗病毒或4个登革热病毒（DENV）基因型的prM-E序列在17D疫苗株基础下也建立了类似的结构，并作为候选疫苗进行了实验[65-69]。此外，还建立和检测了由2种不同DENV基因型和包含减毒突变序列组成的嵌合DENV，以及带有蜱媒脑炎病毒序列的DENV嵌合体[70, 71]。

这一嵌合方法也应用在甲病毒疫苗试验中。甲病毒是另一种正链RNA病毒，属于披膜病毒科。低毒力辛德毕斯病毒（Sindbis病毒）为这一嵌合方法提供了改造的背景骨架，可将完整的结构蛋白编码区替换为东部或西部或委内瑞拉马脑炎病毒（EEE或WE或VEE）等高毒力甲病毒的相应序列。嵌合过程本身可在保留疫苗株高度免疫原性的基础上明显减毒[72]。然而，由于尚不清楚Sindbis病毒减毒的生物标志物，而且在大多数情况下用于测试病毒毒力的小动物模型不足以评估在人体内的减毒效果，因此这类方法的安全性是一个主要问题。需要进一步的研究来全面评估这些候选疫苗。

必须强调的是，上述所有方法都使用自复制RNA，自复制RNA含有全长病毒基因组或者含有仅删除了非必需序列的RNA。因此，这些cDNA克隆可用于拯救感染性病毒颗粒。如上所述，通过转染将体外转录的重组RNA导入细胞，可以启动其自主复制，释放感染性病毒，经组织培养扩增后作为疫苗。疫苗注射后免疫反应被触发，是由于疫苗病毒模拟了野生病毒感染的过程，但没有引起明显的原病毒疾病症状。

（二）复制子疫苗

使用具有完全复制能力的重组病毒会带来毒力恢复的风险。根据减毒病毒突变体的类型，这种风险可能是显著的或者仅在理论上存在，尤其当病毒缺失序列不止1个时。仅在某些特殊情况下，RNA病毒基因组中某些序列的缺失可能导致减毒病毒的毒力恢复，但在大多数情况下将不再能够促进感染性子代病毒的产生。只要这些缺失序列不涉及负责RNA复制的序列，这种突变的RNA就表现为复制子，当其被导入细胞后会进行自主复制并翻译出大量的编码蛋白质。一种典型的构建复制子的方法是通过删除病毒的一个或多个结构蛋白的编码序列来实现的（图2-4）。这些复制子是研究病毒RNA复制的重要工具，如鼠疫病毒和庚型肝炎病毒[73, 74]。对于瘟病毒而言，复制子技术已经在疫苗接种中进行了测试[75]。在任何情况下，必需序列从病毒基因组中删除后，候选疫苗需要通过稳定转染的细胞反向提供缺失的因子。然而用这些互补细胞分泌的病毒颗粒感染宿主行不通（终点感染），因为不能从非互补细胞中释放传染性病毒。因此，这些疫苗跨越了减毒活病毒和灭活疫苗之间的边界，展现出了至少与灭活疫苗非常接近的安全性。与灭活疫苗相比，这种疫苗最大的优势是能够在细胞内表达病毒蛋白，从而导致病毒多肽的MHC递呈和除体液免疫反应外的T细胞激活。

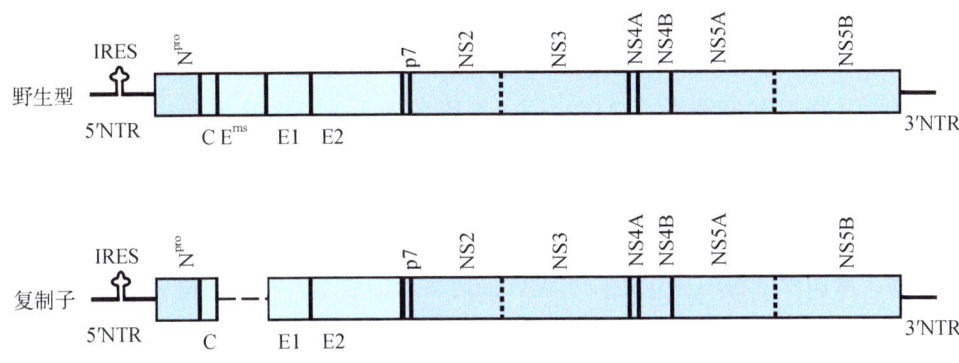

图2-4　复制子的基因组结构

在不打乱阅读框的情况下，从病毒基因组中删除结构蛋白编码区（用虚线表示）后，仍然能够维持RNA在细胞内的自主复制，但无法生成感染性子代病毒

在进一步发展复制子方法过程中出现了一个有趣的例子，即在黄病毒中发现了所谓的假传染性疫苗。当病毒基因组的衣壳蛋白编码区缺失不同长度的片段后，自主复制的病毒RNA不再能够产生感染性病毒颗粒[72,76,77]，然而含有这些复制子的细胞能够分泌出大量免疫原性的prM/E颗粒。这种复制子能够在稳定转染了衣壳蛋白基因的细胞中复制，从而反向包装成病毒样颗粒进行一轮感染，感染后的细胞便可高效分泌prM/E颗粒。目前，一种基于DNA的疫苗新方法已经被开发出来，它依赖于两种独立的质粒，其中一种质粒含有缺失编码衣壳蛋白序列的病毒基因组cDNA，另一种质粒表达缺失的衣壳蛋白[72]。同时具有这两种质粒的细胞不仅会翻译和复制病毒序列，还会释放可进一步感染细胞的感染性病毒颗粒，从而增强对免疫系统的刺激作用。同样，利用来自一种黄病毒的复制子骨架和来自另一种黄病毒的prM/E编码序列包装而成的嵌合病毒也已经测试成功[72]。

（三）自复制RNA作为表达外源基因的载体

上述嵌合系统只是一种更普遍的基于含外源序列自我复制RNA疫苗的特例。与前面提到的嵌合结构类似，用外源基因取代病毒蛋白编码序列可以用来表达免疫所需的蛋白质。但与亲缘相近病毒之间结构蛋白交换的嵌合病毒不同，这种结构不含原始的结构蛋白序列而是外源非相关序列,因此通常不会产生自主复制的感染性病毒颗粒。另外,也可将外源序列作为附加信息插入到病毒基因组中,这样既不会丧失病毒的基本功能,也能产生具有完全复制能力的重组病毒。成功建立这种表达外源基因的自复制RNA的前提条件是开发一个在不干扰病毒RNA自主复制的情况下整合和表达外源序列的方法。由于正链RNA病毒使用的是先翻译为一种多聚蛋白随后被加工分解为多个病毒蛋白的表达策略,因此将外源序列整合到病毒ORF中必须经过特定的处理步骤。一种常见的方法是避免将大量不需要的残基融合到感兴趣的蛋白质上,即将外源序列置于病毒ORF的5′端,并将口蹄疫病毒(FMDV)2A编码区插入到外源序列和病毒多聚蛋白之间(图2-5)。FMDV 2A是一条由18个氨基酸组成的短肽,能够诱导翻译的不规则停止和重新启动[78,79]。事实上,2A在其自身C端引起多聚蛋白翻译的中断,将会导致其C端一个带有2A的上游蛋白片段的释放和2A后脯氨酸翻译的重新启动,从而使下游的病毒蛋白不再含任何多余的残基。一种为避免任何多余残基融合的巧妙方法依赖于双顺反子RNA的建立。在这样的结构中,外来序列通常也被放置在ORF的5′端,并且在期望的翻译终止区有一个终止密码子。内部核糖体进入位点(IRES)被整合在外源序列和病毒ORF之间而不是确保蛋白质加工的蛋白质编码区(图2-6)[74,80]。外源序列是通过在野生型病毒中启动病毒蛋白翻译的策略来实现表达,其翻译终止于3′端的终止密码子。IRES将核糖体募集到病毒ORF 5′端的起始位点,从而促进重组RNA翻译所需蛋白质。另一种基于BVDV病毒的排列方法也已发表,其中IRES和外源序列被放置在3′非翻译区(图2-6)[81]。

类似地,使用亚基因组RNA表达其结构蛋白的病毒(如甲病毒)可以通过依赖病毒的基因组结构和基因表达策略来表达外源序列。病毒RNA包含的启动子序列可以将病毒RNA聚合酶募集到负链RNA复制子中间的内部位置,并开始转录亚基因组长度的mRNA[82,83]。将该内部启动子下游的病毒结构蛋白编码序列

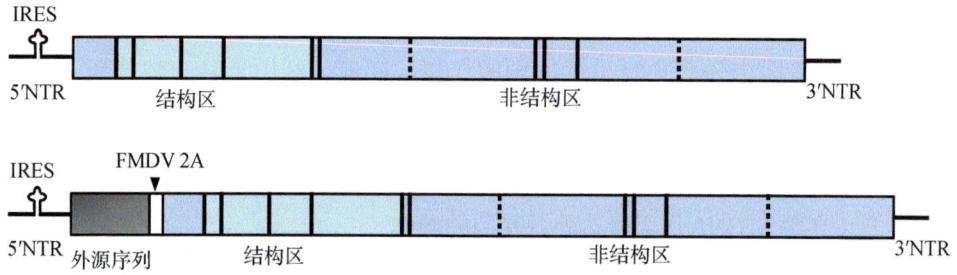

图2-5 通过病毒多聚蛋白表达整合到病毒基因组中的外源蛋白

将外源序列插入到病毒ORF的5′端,然后是FMDV 2A的编码序列,该序列在重组RNA翻译过程中促进外源蛋白与病毒多聚蛋白的分离

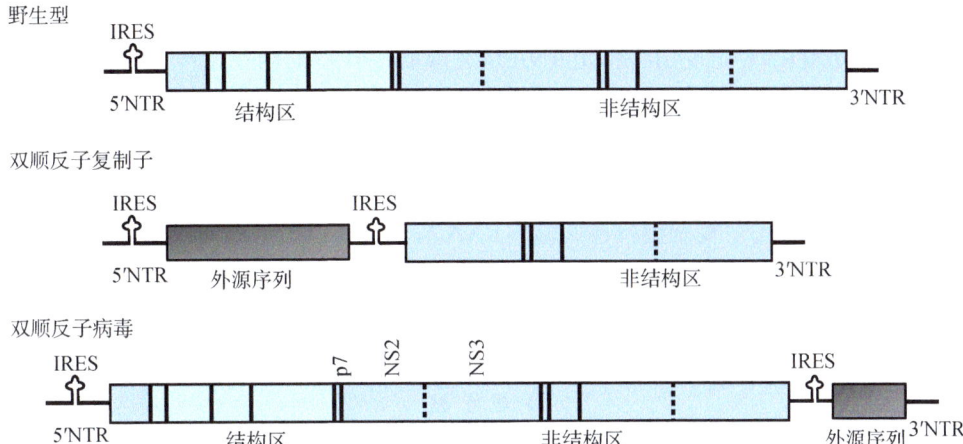

图 2-6 双顺反子自复制 RNA 的示意图

上图显示了一个标准的正链病毒基因组，具有一个长的 ORF（类似于小核糖核酸病毒或瘟病毒的 RNA）。外源序列可以与第二个 IRES（内部核糖体进入位点）一起插入并代替结构蛋白编码序列（双顺反子复制子，中图）或单纯插入（双顺反子病毒，下图）

替换为所需的外源序列，会产生一个复制子用以转录编码外源蛋白的 mRNA（图 2-7）。或者，亚基因组 RNA 启动子可以被拷贝并与所需的外源序列一起作为额外的顺反子插入到病毒基因组 RNA 中，从而确保可生成具有感染性且复制能力强的病毒颗粒。根据以上这些原则，已经制订了各种疫苗的开发策略[71]。

事实上，所有使用自复制 RNA 进行疫苗接种的方法基本上都是将 RNA 包装成病毒粒子或病毒样颗粒。相对于裸 RNA 或稳定形式 RNA，这种选择的原因是

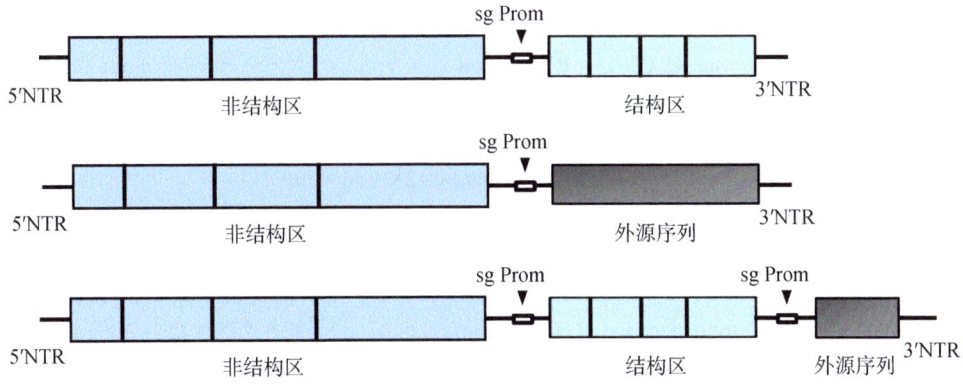

图 2-7 甲病毒中外源序列的表达策略

上图显示了一个标准的甲病毒基因组。它包含两个 ORF，其中第二个是在亚基因组启动子（sg Prom）控制下转录的亚基因组 mRNA。将编码第二个 ORF 的结构蛋白序列替换为外源序列将生成表达目的蛋白质的复制子（中图），而将外源序列插入增加的第二个 sg 启动子下游则产生通过第二个 sg mRNA 翻译目的蛋白的重组病毒（下图）。另参见图 2-1

基于病毒感染机制的独特性能可以更高效地传递RNA到细胞中。由于来自病毒基因组的自复制RNA表现出将特定RNA包装成病毒颗粒的内在特性，因此这种方法的使用是简单而直接的。然而，需要指出的是，许多病毒颗粒表现出有限的稳定性，因此依赖稳定形式RNA的方法在某些情况下很可能是有利的，特别是在运输和运送过程中无法提供冷链的情况下。未来一个有趣的发现可能是开发一个疫苗制剂，其含有完全复制型减毒病毒的RNA基因组并以稳定形式存在，这样接种疫苗时可产生感染性病毒颗粒。该方法能够将稳定形式RNA的优良抗性与改良活病毒疫苗的有效性结合起来。

参 考 文 献

[1] Colter JS, Bird HH, Brown RA (1957) Infectivity of ribonucleic acid from Ehrlich ascites tumour cells infected with Mengo encephalitis. Nature 179 (4565): 859-860

[2] Colter JS, Bird HH, Moyer AW, Brown RA (1957) Infectivity of ribonucleic acid isolated from virus-infected tissues. Virology 4 (3): 522-532

[3] Sprunt K, Redman WM, Alexander HE (1959) Infectious ribonucleic acid derived from enteroviruses. Proc Soc Exp Biol Med Soc Exp Biol Med 101: 604-608

[4] Holland JJ, Hoyer BH, Mc LL, Syverton JT (1960) Enteroviral ribonucleic acid. I. Recovery from virus and assimilation by cells. J Exp Med 112: 821-839

[5] Holland JJ, Mc LL, Hoyer BH, Syverton JT (1960) Enteroviral ribonucleic acid. II. Biological, physical, and chemical studies. J Exp Med 112: 841-864

[6] Ketler A, Hamparian VV, Hilleman MR (1962) Characterization and classification of ECHO 28-rhinovirus-coryzavirus agents. Proc Soc Exp Biol Med Soc Exp Biol Med 110: 821-831

[7] Dimmock NJ (1966) Biophysical studies of a rhinovirus. Extraction and assay of infectious ribonucleic acid. Nature 209 (5025): 792-794

[8] Mogler MA, Kamrud KI (2015) RNA-based viral vectors. Expert Rev Vaccines 14 (2): 283-312. doi: 10. 1586/14760584. 2015. 979798

[9] Conzelmann KK, Meyers G (1996) Genetic engineering of animal RNA viruses. Trends Microbiol 4 (10): 386-393. doi: 10. 1016/ 0966-842X (96) 10062-7

[10] Racaniello VR, Baltimore D (1981) Cloned poliovirus complementary DNA is infectious in mammalian cells. Science 214 (4523): 916-919

[11] Ahlquist P, French R, Janda M, Loesch-Fries LS (1984) Multicomponent RNA plant virus infection derived from cloned viral cDNA. Proc Natl Acad Sci U S A 81 (22): 7066-7070

[12] Mizutani S, Colonno RJ (1985) In vitro synthesis of an infectious RNA from cDNA clones of human rhinovirus type 14. J Virol 56 (2): 628-632

[13] Baltimore D (1971) Expression of animal virus genomes. Bacteriol Rev 35 (3): 235-241

[14] Semler BL, Dorner AJ, Wimmer E (1984) Production of infectious poliovirus from cloned cDNA is dramatically increased by SV40 transcription and replication signals. Nucleic Acids Res 12 (12): 5123-5141

[15] Moormann RJ, van Gennip HG, Miedema GK, Hulst MM, van Rijn PA (1996) Infectious RNA transcribed from an engineered full-length cDNA template of the genome of a pestivirus. J Virol 70 (2): 763-770

[16] Meyers G, Tautz N, Becher P, Thiel HJ, Kümmerer BM (1996) Recovery of cytopathogenic and noncytopathogenic bovine viral diarrhea viruses from cDNA constructs. J Virol 70 (12): 8606-8613

[17] Meyers G, Thiel HJ, Rümenapf T (1996) Classical swine fever virus: recovery of infectious viruses from cDNA constructs and generation of recombinant cytopathogenic defective interfering particles. J Virol 70 (3): 1588-1595

[18] Ruggli N, Tratschin JD, Mittelholzer C, Hofmann MA (1996) Nucleotide sequence of classical swine fever virus strain Alfort/187 and transcription of infectious RNA from stably cloned full-length cDNA. J Virol 70 (6): 3478-3487

[19] Rice CM, Grakoui A, Galler R, Chambers TJ (1989) Transcription of infectious yellow fever RNA from full-length cDNA templates produced by in vitro ligation. New Biol 1 (3): 285-296

[20] Becher P, Orlich M, König M, Thiel HJ (1999) Nonhomologous RNA recombination in bovine viral diarrhea virus: molecular characterization of a variety of subgenomic RNAs isolated during an outbreak of fatal mucosal disease. J Virol 73 (7): 5646-5653

[21] Becher P, Orlich M, Thiel HJ (2001) RNA recombination between persisting pestivirus and a vaccine strain: generation of cytopathogenic virus and induction of lethal disease. J Virol 75 (14): 6256-6264. doi: 10. 1128/ JVI. 75. 14. 6256-6264. 2001

[22] Becher P, Tautz N (2011) RNA recombination in pestiviruses: cellular RNA sequences in viral genomes highlight the role of host factors for viral persistence and lethal disease. RNA Biol 8 (2): 216-224

[23] Meyers G, Rümenapf T, Thiel HJ (1989) Ubiquitin in a togavirus. Nature 341: 491

[24] Meyers G, Thiel HJ (1996) Molecular characterization of pestiviruses. Adv Virus Res 47: 53-117

[25] Gallei A, Pankraz A, Thiel HJ, Becher P (2004) RNA recombination in vivo in the absence of viral replication. J Virol 78 (12): 6271-6281. doi: 10. 1128/JVI. 78. 12. 6271-6281. 2004

[26] Gmyl AP (2003) Nonreplicative homologous RNA recombination: promiscuous joining of RNA pieces? RNA 9 (10): 1221-1231. doi: 10. 1261/rna. 5111803

[27] Koetzner CA, Parker MM, Ricard CS, Sturman LS, Masters PS (1992) Repair and mutagenesis of the genome of a deletion mutant of the coronavirus mouse hepatitis virus by targeted RNA recombination. J Virol 66 (4): 1841-1848

[28] Liao CL, Lai MMC (1992) RNA recombination in a coronavirus-recombination between viral genomic RNA and transfected RNA fragments. J Virol 66 (10): 6117-6124

[29] van der Most RG, Heijnen L, Spaan WJ, de Groot RJ (1992) Homologous RNA recombination allows efficient introduction of site-specific mutations into the genome of coronavirus MHV-A59 via synthetic co-replicating RNAs. Nucleic Acids Res 20 (13): 3375-3381

[30] Masters PS, Rottier PJ (2005) Coronavirus reverse genetics by targeted RNA recombination. Curr Top Microbiol Immunol 287: 133-159

[31] Almazan F, Gonzalez JM, Penzes Z, Izeta A, Calvo E, Plana-Duran J, Enjuanes L (2000) Engineering the largest RNA virus genome as an infectious bacterial artificial chromosome. Proc Natl Acad Sci U S A 97 (10): 5516-5521

[32] Yount B, Curtis KM, Baric RS (2000) Strategy for systematic assembly of large RNA and DNA genomes: transmissible gastroenteritis virus model. J Virol 74 (22): 10600-10611

[33] Casais R, Thiel V, Siddell SG, Cavanagh D, Britton P (2001) Reverse genetics system for the avian coronavirus infectious bronchitis virus. J Virol 75 (24): 12359-12369. doi: 10. 1128/JVI. 75. 24. 12359-12369. 2001

[34] Racaniello VR, Baltimore D (1981) Molecular cloning of poliovirus cDNA and determination of the complete nucleotide sequence of the viral genome. Proc Natl Acad Sci U S A 78(8): 4887-4891

[35] Rice CM, Levis R, Strauss JH, Huang HV (1987) Production of infectious RNA transcripts from Sindbis virus cDNA clones: mapping of lethal mutations, rescue of a temperature-sensitive marker, and in vitro mutagenesis to generate defined mutants. J Virol 61 (12): 3809-3819

[36] Sosnovtsev S, Green KY (1995) RNA transcripts derived from a cloned full-length copy of the feline calicivirus genome do not require VpG for infectivity. Virology 210 (2): 383-390. doi: 10. 1006/viro. 1995. 1354

[37] Chumakov KM (1996) PCR engineering of viral quasispecies: a new method to preserve and manipulate genetic diversity of RNA virus populations. J Virol 70 (10): 7331-7334

[38] Rasmussen TB, Reimann I, Hoffmann B, Depner K, Uttenthal A, Beer M (2008) Direct recovery of infectious pestivirus from a full-length RT-PCR amplicon. J Virol Methods 149(2): 330-333. doi: 10. 1016/j. jviromet. 2008. 01. 029

[39] Cello J, Paul AV, Wimmer E (2002) Chemical synthesis of poliovirus cDNA: generation of infectious virus in the absence of natural template. Science 297 (5583): 1016-1018. doi: 10. 1126/science. 1072266

[40] Beall A, Yount B, Lin CM, Hou Y, Wang Q, Saif L, Baric R (2016) Characterization of a pathogenic full-length cDNA clone and transmission model for porcine epidemic diarrhea virus strain PC22A. MBio 7 (1): e01451-15. doi: 10. 1128/mBio. 01451-15

[41] Bushell M, Sarnow P (2002) Hijacking the translation apparatus by RNA viruses. J Cell Biol 158 (3): 395-399

[42] Firth AE, Brierley I (2012) Non-canonical translation in RNA viruses. J Gen Virol 93 (Pt 7): 1385-1409. doi: 10. 1099/vir. 0. 042499-0

[43] Lopez-Lastra M, Ramdohr P, Letelier A, Vallejos M, Vera-Otarola J, Valiente-Echeverria F (2010) Translation initiation of viral mRNAs. Rev Med Virol 20 (3): 177-195. doi: 10. 1002/rmv. 649

[44] Sosnovtsev SV, Belliot G, Chang KO, Onwudiwe O, Green KY (2005) Feline calicivirus VP2 is essential for the production of infectious virions. J Virol 79 (7): 4012-4024

[45] Thumfart JO, Meyers G (2002) Feline calicivirus: recovery of wild-type and recombinant viruses after transfection of cRNA or cDNA constructs. J Virol 76 (12): 6398-6407

[46] Schnell MJ, Mebatsion T, Conzelmann KK (1994) Infectious rabies viruses from cloned cDNA. EMBO J 13 (18): 4195-4203

[47] Gonzalez JM, Penzes Z, Almazan F, Calvo E, Enjuanes L (2002) Stabilization of a full-length infectious cDNA clone of transmissible gastroenteritis coronavirus by insertion of an intron. J Virol 76 (9): 4655-4661. doi: 10.1128/jvi.76.9.4655-4661.2002

[48] Tautz N, Tews BA, Meyers G (2015) The molecular biology of pestiviruses. Adv Virus Res 93: 47-160. doi: 10.1016/bs.aivir.2015.03.002

[49] Meyers G, Ege A, Fetzer C, von Freyburg M, Elbers K, Carr V, Prentice H, Charleston B, Schürmann EM (2007) Bovine viral diarrhea virus: prevention of persistent foetal infection by a combination of two mutations affecting the Erns RNase and the Npro protease. J Virol 81 (7): 3327-3338

[50] Masters PS (2006) The molecular biology of coronaviruses. Adv Virus Res 66: 193-292. doi: 10.1016/S0065-3527 (06) 66005-3

[51] Ziebuhr J (2004) Molecular biology of severe acute respiratory syndrome coronavirus. Curr Opin Microbiol 7 (4): 412-419. doi: 10.1016/j.mib.2004.06.007

[52] Yount B, Roberts RS, Sims AC, Deming D, Frieman MB, Sparks J, Denison MR, Davis N, Baric RS (2005) Severe acute respiratory syndrome coronavirus group-specific open reading frames encode nonessential functions for replication in cell cultures and mice. J Virol 79 (23): 14909-14922. doi: 10.1128/JVI.79.23.14909-14922.2005

[53] DeDiego ML, Alvarez E, Almazan F, Rejas MT, Lamirande E, Roberts A, Shieh WJ, Zaki SR, Subbarao K, Enjuanes L (2007) A severe acute respiratory syndrome coronavirus that lacks the E gene is attenuated in vitro and in vivo. J Virol 81 (4): 1701-1713. doi: 10.1128/JVI.01467-06

[54] Dediego ML, Pewe L, Alvarez E, Rejas MT, Perlman S, Enjuanes L (2008) Pathogenicity of severe acute respiratory coronavirus deletion mutants in hACE-2 transgenic mice. Virology 376 (2): 379-389. doi: 10.1016/j.virol.2008.03.005

[55] Lamirande EW, DeDiego ML, Roberts A, Jackson JP, Alvarez E, Sheahan T, Shieh WJ, Zaki SR, Baric R, Enjuanes L, Subbarao K (2008) A live attenuated severe acute respiratory syndrome coronavirus is immunogenic and efficacious in golden Syrian hamsters. J Virol 82 (15): 7721-7724. doi: 10.1128/JVI.00304-08

[56] Netland J, DeDiego ML, Zhao J, Fett C, Alvarez E, Nieto-Torres JL, Enjuanes L, Perlman S (2010) Immunization with an attenuated severe acute respiratory syndrome coronavirus deleted in E protein protects against lethal respiratory disease. Virology 399 (1): 120-128. doi: 10.1016/j.virol.2010.01.004

[57] Beer M, Reimann I, Hoffmann B, Depner K (2007) Novel marker vaccines against classical swine fever. Vaccine 25 (30): 5665-5670

[58] Koenig P, Lange E, Reimann I, Beer M (2007) CP7_E2alf: a safe and efficient marker vaccine strain for oral immunisation of wild boar against Classical swine fever virus (CSFV).

Vaccine 25 (17): 3391-3399

[59] Leifer I, Lange E, Reimann I, Blome S, Juanola S, Duran JP, Beer M (2009) Modified live marker vaccine candidate CP7_E2alf provides early onset of protection against lethal challenge infection with classical swine fever virus after both intramuscular and oral immunization. Vaccine 27 (47): 6522-6529

[60] Gaucher D, Therrien R, Kettaf N, Angermann BR, Boucher G, Filali-Mouhim A, Moser JM, Mehta RS, Drake DR 3rd, Castro E, Akondy R, Rinfret A, Yassine-Diab B, Said EA, Chouikh Y, Cameron MJ, Clum R, Kelvin D, Somogyi R, Greller LD, Balderas RS, Wilkinson P, Pantaleo G, Tartaglia J, Haddad EK, Sekaly RP (2008) Yellow fever vaccine induces integrated multilineage and polyfunctional immune responses. J Exp Med 205 (13): 3119-3131. doi: 10. 1084/jem. 20082292

[61] Querec T, Bennouna S, Alkan S, Laouar Y, Gorden K, Flavell R, Akira S, Ahmed R, Pulendran B (2006) Yellow fever vaccine YF-17D activates multiple dendritic cell subsets via TLR2, 7, 8, and 9 to stimulate polyvalent immunity. J Exp Med 203 (2): 413-424. doi: 10. 1084/jem. 20051720

[62] Querec TD, Akondy RS, Lee EK, Cao W, Nakaya HI, Teuwen D, Pirani A, Gernert K, Deng J, Marzolf B, Kennedy K, Wu H, Bennouna S, Oluoch H, Miller J, Vencio RZ, Mulligan M, Aderem A, Ahmed R, Pulendran B (2009) Systems biology approach predicts immunogenicity of the yellow fever vaccine in humans. Nat Immunol 10 (1): 116-125. doi: 10. 1038/ni. 1688

[63] Querec TD, Pulendran B (2007) Understanding the role of innate immunity in the mechanism of action of the live attenuated Yellow Fever Vaccine 17D. Adv Exp Med Biol 590: 43-53. doi: 10. 1007/978-0-387-34814-8_3

[64] Monath TP, Guirakhoo F, Nichols R, Yoksan S, Schrader R, Murphy C, Blum P, Woodward S, McCarthy K, Mathis D, Johnson C, Bedford P (2003) Chimeric live, attenuated vaccine against Japanese encephalitis (ChimeriVax-JE): phase 2 clinical trials for safety and immunogenicity, effect of vaccine dose and schedule, and memory response to challenge with inactivated Japanese encephalitis antigen. J Infect Dis 188 (8): 1213-1230. doi: 10. 1086/378356

[65] Guirakhoo F, Kitchener S, Morrison D, Forrat R, McCarthy K, Nichols R, Yoksan S, Duan X, Ermak TH, Kanesa-Thasan N, Bedford P, Lang J, Quentin-Millet MJ, Monath TP (2006) Live attenuated chimeric yellow fever dengue type 2 (ChimeriVax-DEN2) vaccine: phase I clinical trial for safety and immunogenicity: effect of yellow fever preimmunity in induction of cross neutralizing antibody responses to all 4 dengue serotypes. Hum Vaccines 2 (2): 60-67

[66] Guirakhoo F, Weltzin R, Chambers TJ, Zhang ZX, Soike K, Ratterree M, Arroyo J, Georgakopoulos K, Catalan J, Monath TP (2000) Recombinant chimeric yellow fever-dengue type 2 virus is immunogenic and protective in nonhuman primates. J Virol 74 (12): 5477-5485

[67] Monath TP, Arroyo J, Miller C, Guirakhoo F (2001) West Nile virus vaccine. Curr Drug Targets Infect Disord 1 (1): 37-50

[68] Monath TP, Liu J, Kanesa-Thasan N, Myers GA, Nichols R, Deary A, McCarthy K, Johnson C, Ermak T, Shin S, Arroyo J, Guirakhoo F, Kennedy JS, Ennis FA, Green S, Bedford P (2006) A live, attenuated recombinant West Nile virus vaccine. Proc Natl Acad Sci U S A 103 (17): 6694-6699. doi: 10. 1073/pnas. 0601932103

[69] Pugachev KV, Guirakhoo F, Trent DW, Monath TP (2003) Traditional and novel approaches to flavivirus vaccines. Int J Parasitol 33 (5-6): 567-582

[70] Pletnev AG, Bray M, Lai CJ (1993) Chimeric tick-borne encephalitis and dengue type 4 viruses: effects of mutations on neurovirulence in mice. J Virol 67 (8): 4956-4963

[71] Monath TP (2011) Recombinant, chimeric, live, attenuated vaccines against Flaviviruses and Alphaviruses. In: Dormitzer PR, Mandel CW, Rappuoli R (eds) Replicating vaccines: a new generation. Springer, Basel, pp 349-438

[72] Roby JA, Hall RA, Khromykh AA (2011) Nucleic acid-based infections and pseudo-infectious flavivirus vaccines. In: Dormitzer PR, Mandel CW, Rappuoli R (eds) Replicating vaccines: a new generation. Springer, Basel, pp 299-320

[73] Behrens SE, Grassmann CW, Thiel HJ, Meyers G, Tautz N (1998) Characterization of an autonomous subgenomic pestivirus RNA replicon. J Virol 72 (3): 2364-2372

[74] Lohmann V, Körner F, Koch JO, Herian U, Theilmann L, Bartenschlager R (1999) Replication of subgenomic hepatitis C virus RNAs in a hepatoma cell line. Science 285: 110-113

[75] Reimann I, Semmler I, Beer M (2007) Packaged replicons of bovine viral diarrhea virus are capable of inducing a protective immune response. Virology 366 (2): 377-386

[76] Kofler RM, Aberle JH, Aberle SW, Allison SL, Heinz FX, Mandl CW (2004) Mimicking live flavivirus immunization with a noninfectious RNA vaccine. Proc Natl Acad Sci U S A 101 (7): 1951-1956. doi: 10. 1073/pnas. 0307145101

[77] Mandl CW (2004) Flavivirus immunization with capsid-deletion mutants: basics, benefits, and barriers. Viral Immunol 17 (4): 461-472. doi: 10. 1089/vim. 2004. 17. 461

[78] Donnelly ML, Hughes LE, Luke G, Mendoza H, ten Dam E, Gani D, Ryan MD (2001) The 'cleavage' activities of foot-and-mouth disease virus 2A site-directed mutants and naturally occurring '2A-like' sequences. J Gen Virol 82 (Pt 5): 1027-1041. doi: 10. 1099/0022-1317-82-5-1027

[79] Donnelly ML, Luke G, Mehrotra A, Li X, Hughes LE, Gani D, Ryan MD (2001) Analysis of the aphthovirus 2A/2B polyprotein 'cleavage' Birke mechanism indicates not a proteolytic reaction, but a novel translational effect: a putative ribosomal 'skip'. J Gen Virol 82 (Pt 5): 1013-1025. doi: 10. 1099/0022-1317-82-5-1013

[80] Tautz N, Harada T, Kaiser A, Rinck G, Behrens SE, Thiel HJ (1999) Establishment and characterization of cytopathogenic and noncytopathogenic pestivirus replicons. J Virol 73(11): 9422-9432

[81] Baroth M, Peters Y, Schönbrunner ER, Behrens SE (2010) Stable recombinants of bovine viral diarrhea virus containing a hepatitis C virus insert. J Gen Virol 91 (Pt 5): 1213-1217. doi: 10. 1099/vir. 0. 016998-0

[82] Agapov EV, Frolov I, Lindenbach BD, Pragai BM, Schlesinger S, Rice CM (1998) Noncytopathic Sindbis virus RNA vectors for heterologous gene expression. Proc Natl Acad Sci U S A 95: 12989-12994

[83] Strauss JH, Strauss EG (1994) The alphaviruses: gene expression, replication, and evolution. Microbiol Rev 58: 491-562

第三章

自复制RNA疫苗递送到树突状细胞

Thomas Démoulins, Pavlos C. Englezou, Panagiota Milona, Nicolas Ruggli, Nicola Tirelli, Chantal Pichon, Cédric Sapet, Thomas Ebensen, Carlos A. Guzmán, Kenneth C. McCullough

摘要

尽管已经研制出减毒疫苗和载体疫苗，但是目前大多数疫苗要么是灭活病原体疫苗，要么是蛋白质/多肽疫苗。即使使用多聚抗原，由于抗原负荷的限制使其诱导强大的免疫抵抗力受限，在最好的状况下，这些疫苗也只能产生中度的免疫保护。虽然减毒疫苗和载体疫苗由于其复制性质而具有优势，但其缺点和风险仍然存在，表现为潜在的毒力逆转和来自原有免疫的干扰。避免这些问题的新方法是将自扩增复制子RNA（RepRNA）技术与纳米技术相结合。RepRNA是从具有至少一个结构蛋白基因缺陷的病毒基因组中衍生出来的大型自复制RNA分子（12～15kb）。它们可以持续地产生抗原，随着时间的推移有效增加疫苗抗原的有效载荷，而不产生传染子代的风险。RepRNA的主要缺陷是它是RNase敏感性的，并且被树突状细胞（DC）摄取的效率低，而这些是设计有效疫苗绝对要避免的情况。笔者使用可生物降解的运载工具来保护RepRNA和促进DC的传递。研究证明，将RepRNA包裹在壳聚糖纳米粒中，并与聚乙烯亚胺（PEI）、阳离子脂质或壳聚糖进行缩合，能够被有效地递送至DC，并能诱导体内免疫应答。

关键词：复制子RNA，自复制疫苗，通用流感疫苗，树突状细胞递送，壳聚糖纳米粒子，人工合成多聚物，阳离子脂质体

一、前言

疫苗接种是疾病预防的基石。但是，目前疫苗有几个缺点。大多数使用的疫苗是灭活的病毒或蛋白质/多肽疫苗。此类疫苗的抗原负荷低，诱导免疫防御能力有限，并且只能诱导体液免疫而不是体液加细胞联合免疫（CMI）反应。因此，强大而持久的免疫能力不能得到有效保证。虽然活疫苗、减毒疫苗或载体疫苗由于它们的复制性而具有抗原负荷方面的优势，但它们通常仍然依赖于细胞培养或卵产生。重要的是，这些疫苗可能导致潜在的毒力逆转和（或）具有来自原有免

疫的干扰的风险。

应用自扩增RepRNA技术可以克服上述疫苗的缺点[1-7]。RepRNA来源于有缺陷的病毒基因组，允许翻译编码的抗原而不产生子代病毒。它们自我复制几轮后生成了较多的抗原，从而使这些剂量的抗原足以激活体液免疫和CMI反应，同时也可以使这种反应持久且强健[5]。尽管在过去20年里，RepRNA在疫苗学中的应用已经取得了很大的进展，但它们的递送还需要如病毒样复制子粒子（VRP）的辅助[1-4, 6-11]。这就需要使用昂贵的补充细胞培养液来提供缺失的基因产物，反过来用VRP对RepRNA进行包装。它们的应用仍然会遇到以下一些问题：现有的对VRP表位的免疫潜在中和作用；VRP与宿主细胞之间的物种/个体限制；由于必须使用补充细胞系而产生的生产困难。此外，VRP的应用并不能保证对树突状细胞（DC）的靶向性（见下文）。最近的研究应用了纳米技术，以生物相容性和生物降解运载工具取代VRP，以增强RepRNA疫苗的适用性[5, 12-14]。使用合成生物学方法可以同时生产RepRNA和运载工具，从而避免了对细胞株、血清或其他动物产品的任何需求。

在此，笔者提出了利用RepRNA技术向DC递送的合成疫苗。因此，RepRNA可以在细胞内自动扩增，在没有感染子代的情况下持续地产生抗原，从而增加诱导体液免疫和CMI反应的潜力[5, 12-16]。由于在体外转录和纯化中，RepRNA不会污染动物、植物、微生物等，而且有利于在GMP条件下经济性地大规模生产。

向DC递送RepRNA是有效接种疫苗的关键程序，因为在机体的大多数组织和器官中存在不同的DC亚群，因此只有确定了它们在免疫监测中的核心作用，才能确定它们作为疫苗的靶标[5, 17-22]。此外，DC是向获得性免疫系统传递和递呈抗原及维持和调节体内平衡的主要参与者。对于获得性免疫系统，DC被称为"专业抗原递呈细胞"，因为它们在激活天然的T淋巴细胞反应和交叉递呈抗原以促进细胞毒性T淋巴细胞反应方面起着至关重要的作用。

笔者使用合成的、非病毒载体的RepRNA封装替代VRP介导的疫苗递送，或与递送载体结合，以促进与DC的相互作用。递送载体除了有利于递送RNA到这些重要免疫系统细胞中外，还保护RepRNA免受核酸酶的降解，而其本身并没有免疫原性。有3种不同的载体已经得到成功应用：①壳聚糖纳米粒子（用海藻酸钠包被层或透明质酸包被层壳聚糖纳米封装RepRNA）；②聚乙烯亚胺（PEI）复合物（RepRNA与阳离子可生物降解聚合物络合）；③脂类（将RepRNA与阳离子生物降解脂质络合）。目前这一创新办法正用于研制第一种此类合成流感疫苗，有可能成为一种通用疫苗。

二、细胞准备与培养

（一）化学试剂及溶液

所有用于该实验的试剂见表3-1。

表3-1 一般化合物清单

试剂	生产厂家	货号
氯仿	Sigma-Aldrich	C2432-25ml
异戊醇	Sigma-Aldrich	19392-25ml
苯酚-氯仿-异戊醇混合物，25∶24∶1	Sigma-Aldrich	77617
Tuerk 溶液	Sigma-Aldrich	93770
醋酸钠	Sigma-Aldrich	S2889
3-氨基-9-乙基咔唑（AEC）	Sigma-Aldrich	A6926
无核酸酶水	Ambion®/ThermoFisher Scientific	AM9930
MEGAscript®T7 Transcription Kit	Ambion®/ThermoFisher Scientific	AM1334
RNaseZap® RNase Decontamination Solution	Ambion®/ThermoFisher Scientific	AM9780
醋酸钠（3M），pH5.5	Ambion®/ThermoFisher Scientific	AM9740
SfiI	BioConcept/New England BioLabs	R0123S
SrfI	BioConcept/New England BioLabs	R0629S
NucleoBond®Xtra Midi	Macherey-Nagel	740410.1
NEBuffer 2.1	BioConcept/New England BioLabs	B7202S
MACS 缓冲液：	自制	—
PBS$^{-/-}$		
EDTA（2mM）		
0.1%牛血清白蛋白		
肝素钠	Serva	24590
Ficoll®Paque Plus	GE Healthcare	17-1440-03
Illustra MicroSpin S-400 HR Columns	GE Healthcare	27-5140-01
EDTA	Eurobio	GAUEDT0065
Label IT® Fluorescein Nucleic Acid Labeling kit	Mirus/LabForce AG	MIR 3200

续表

试剂	生产厂家	货号
Label IT® CX-Rhodamine Labeling Kit	Mirus/LabForce AG	MIR 3100
DY490-UTP	Dyomics GMBH	
Alsever溶液：$C_6H_{12}O_6 \cdot H_2O$（1.55 mol/L）$Na_3C_6H_5O_7 \cdot 2H_2O$（408 mmol/L）NaCl（1.078 mol/L）$C_6H_8O_7$（43 mmol/L）	自制	–
重组猪GM-CSF	自制	[23]
重组猪IL-4	自制	[24]
Corning® Fibronectin, Human, 1 mg	Corning Incorporated	354008
DPBS, calcium, magnesium（1×）（PBS$^{+/+}$）钙和镁对于细胞黏附很重要	Gibco Thermo Fisher Scientific	14040-174
DPBS（10×）, no calcium, no magnesium（PBS$^{-/-}$）少阳离子可避免分离过程中细胞的聚集	Gibco Thermo Fisher Scientific	14200-067
MEM Earle's	Gibco Thermo Fisher Scientific	11095080
DMEM, high glucose, HEPES, no phenol red White color, for bDC and MoDC culture	Gibco Thermo Fisher Scientific	21575-022
MEM Hank's	Gibco Thermo Fisher Scientific	21063-029
Penicillin-streptomycin（10,000 U/ml）	Gibco Thermo Fisher Scientific	15140-122
Trypsin-EDTA（0.05%）, phenol red	Gibco Thermo Fisher Scientific	25300-054
MACS Blood Dendritic Cell Isolation Kit II	Miltenyi Biotec	130-091-379
CD14 MicroBeads Human	Miltenyi Biotec	130-050-201
猪血清	Biochrom Merck Millipore	S0163
胎牛血清	Biochrom Merck Millipore	S0115
马血清	SVA Hatunaholm Bro Sweden	HS 9/02

（二）主要仪器及其他材料

所有用于该实验的仪器及其他材料见表3-2。

表3-2 设备材料表

仪器及材料	制造商	货号
LD Columns	Miltenyi Biotec	130-042-901
LS Columns	Miltenyi Biotec	130-042-401
MS Columns	Miltenyi Biotec	130-042-201
MACS MultiStand	Miltenyi Biotec	130-042-303
QuadroMACS Separator	Miltenyi Biotec	130-090-976
Leucosep™	Greiner Bio-One	227 290
Screw cap micro tubes	Sarstedt	72.692.005
GelDoc-It® TS Imaging System	UVP	TS 310
NanoDrop 2000c	Thermo Scientific	–
Lab-Tek® Ⅱ Chamber Slide™ System	Nalge Nunc International	154534
FACS Canto™ Ⅱ	BD Biosciences	–
Inverted Research Microscope Eclipse ti	Nikon	–
ECM 830 Square Wave Electroporation System	BTX Harvard Apparatus	–
PowerPac™ Basic Power Supply	Bio-Rad	–
Wide Mini-Sub Cell GT Cell	Bio-Rad	–

（三）用于RepRNA递送系统评估的DC和单核细胞

目前，关于RepRNA的合成、生物降解递送材料的研究主要集中在从典型猪瘟病毒（CSFV）衍生出来的复制子上，这是由于该病毒对人类具有生物安全性，对人体无致病性。因此，利用这一优点可将其用于评估RepRNA的完整性和功能性，特别是用于评估运载工具。由于对RepRNA在这些细胞的翻译和复制的能力已经有了深入了解，因此使用猪源性细胞。在评估RepRNA在其他细胞系（包括人DC）中的翻译和复制时，猪细胞系也总是被用作参考对照。

1. 猪外周血单个核细胞制备　使用猪血的实验得到瑞士伯尔尼州动物福利委员会的批准，许可证号为BE26/11和BE 88/14，并符合瑞士动物保护法。通过定期从供体动物获得大量血细胞，提供了一个可靠的供实验使用的猪血液细胞来源。此外，猪免疫系统被认为可作为人类免疫学研究（包括流感疫苗的研究）的模型。为了评估RepRNA的递送情况，分离DC程序如下。这些细胞被用来评估

RepRNA的传递效率及RNA的翻译效率。此后，表达RepRNA编码的抗原的DC和由提供DC分离血液的同一供体动物的血液中分离出的淋巴细胞可用于再刺激实验。

（1）准备一个带橡胶盖（用于针头穿刺）的1 L无菌瓶，含200 ml（含1/3体积的血液）Alsever溶液（实际上是2×溶液，是2倍于血容量，而不是等量，见表3-1）；最多可收集400 ml血液（最终体积不得超过600 ml）。对瓶子抽真空。由兽医或训练有素的动物看护员，使用无菌肝素化硅胶管（两端携带有无菌鲁尔针附件）和配套针头（见下文），从血液供体猪（体重≥100 kg）的腔静脉或颈静脉采集血液。硅胶管用20 ml肝素溶液（100 U/ml）冲洗5次，去除多余的肝素，用铝箔密封鲁尔端口，并高压灭菌。抽血前，用无菌的15G 针头（1.8 mm×40 mm）无菌连接到无菌硅胶管的一端（开始抽血时，这个针头将用于刺穿瓶子的橡胶塞，见下文）。使用带有适合猪大小和穿刺静脉的无菌针头［如15G，1.8 mm×（80～100）mm，用于头颅腔静脉穿刺］的注射器穿刺静脉，将血液抽到注射器中。然后取下注射器，将硅胶管未连接的鲁尔端口无菌连接到仍在颅腔静脉或颈静脉的针头上。将硅胶管的另一端（带短1.8 mm×40mm针头）插入到装有Alsever溶液的瓶子的橡胶塞内。瓶内真空会自动把血液抽到瓶子里。当血液流进瓶子的时候，轻轻地不断以一种旋转的转动方式混合血液和Alsever溶液，直到血液收集至最大量。将血液放在室温（RT）下再进一步处理。

（2）将血液分到50 ml无菌离心管中（不含聚苯乙烯），$1000\times g$离心20 min（不制动），从红细胞和血浆层分离提取出白膜层。

（3）同时，分别用17 ml Ficoll-Paque注入8个50 ml的LeucoSep™管，在$1000\times g$下离心1 min，从过滤器上方取出所有残留的Ficoll-Paque。

（4）小心地用吸管分别从每根试管中取出白膜层（血浆与红细胞之间的白色界面），混合放入另外一个无菌瓶中，室温下按照1∶1比例，加入无钙、无镁的磷酸盐缓冲液（PBS$^{-/-}$）/EDTA（0.8mmol/L）至终体积为200 ml。

（5）将稀释白膜层（不超过25 ml）分配到LeucoSep™管滤过的液体（Ficoll-Paque）下面，$800\times g$离心25 min（室温下，不制动）。

（6）吸取Ficoll-Paque上方分界面，使其至少部分已经转移到过滤器上方（界面像"云"带一样），并将每个分界面转移到50 ml试管中（每个LeucoSep™试管1个）；加入冷的（保存在冰浴中）PBS$^{-/-}$/EDTA（0.8 mmol/L）至50 ml，4℃，$350\times g$离心10 min。

（7）去除细胞沉淀上的上清液，用少量（≤1 ml）冷PBS$^{-/-}$/EDTA（0.8 mmol/L）轻轻地重新悬浮细胞沉淀，然后用冷PBS$^{-/-}$/EDTA（0.8 mmol/L）加至10 ml，并转移至15 ml离心管（每50 ml重悬浮细胞悬浮液使用1个离心管）；4℃，$350\times g$离心10 min。

（8）去除细胞沉淀上的上清液，用少量（≤1 ml）冷PBS$^{-/-}$/EDTA（0.8 mmol/L）轻轻地重新悬浮细胞沉淀。如果没有观察到细胞聚集，可以将两管细胞混合。用少量（≤1 ml）冷PBS$^{-/-}$/EDTA（0.8 mmol/L）重新悬浮细胞沉淀后，每管细胞加入10 ml冷PBS$^{-/-}$/EDTA（0.8 mmol/L），并将两管混合到一个管中；4℃，250×g离心10 min（见本章备注1）。

（9）重复步骤（8）。

（10）在此阶段，每种沉淀再悬浮后，所有的外周血单个核细胞（PBMC）混合在一个15 ml的管中，用冷PBS$^{-/-}$/EDTA（0.8 mmol/L）调节到最终体积10 ml。取少量液体，使用Tuerk溶液进行1：100稀释，进行细胞计数。计数时，PBMC在4℃，350×g离心10 min。

2.猪DC和单核细胞分离　实验步骤从"猪外周血单个核细胞制备"中的（1）～（10）开始。

（1）制备MACS缓冲液[PBS/EDTA（2mmol/L）/牛血清白蛋白（BSA）0.1%]，放在冰上。

（2）用MACS缓冲液稀释抗CD172a抗体（Ab）（可购买1 mg/ml浓度产品；见表3-5），制备成1 μg/ml的储备液。

（3）使用≤1 ml MACS缓冲液复苏"猪外周血单个核细胞制备"（10）中得到的细胞沉淀，然后用MACS缓冲液补足至500 ml；加入稀释的抗CD172a Ab，使最终浓度为10^8个PBMC/100 μl；在冰上孵育20 min。

（4）向细胞/Ab混合物中加入50 ml MACS缓冲液，在4℃，350×g离心10 min。

（5）每10^8个PBMC，加入20 μl山羊抗小鼠IgG微球和80 μl MACS缓冲液。

（6）用抗小鼠IgG微球重悬PBMC沉淀（根据细胞计数，适当调节体积）；用MACS缓冲液稀释到1000 μl；冰上培养15 min。

（7）加入50 ml MACS缓冲液，4℃，350×g离心10 min。

（8）在此离心时间内，将Miltenyi Biotec LD色谱柱（表3-2）安装到MACS磁力架上（表3-2），加入2 ml MACS缓冲液使其平衡，然后使其在重力作用下流出。

（9）用2 ml MACS缓冲液悬浮细胞沉淀；先加入500 μl细胞悬浮液到LD色谱柱上以平衡色谱柱，然后继续加入剩余悬浮细胞。

（10）用2 ml MACS缓冲液清洗色谱柱3次；从MACS磁力架上取下LD色谱柱，然后将其放在一个15 ml的试管上。

（11）将2 ml MACS缓冲液加入到LD色谱柱中，使用随机提供的柱塞（栓子）清洗细胞。计数从LD色谱柱流出的阳性组分，然后得到血液中的DC＋单核细胞。

3.培养单核细胞成为分化单核细胞衍生的DC　实验过程采用了"猪DC和单

核细胞分离"中的（1）~（7）。然后使用MACS LS色谱柱代替LD色谱柱。

（1）在此离心时间内，将Miltenyi Biotec LS色谱柱（表3-2）安装到MACS支架的磁铁上（表3-2），然后加入2 ml MACS缓冲液用于平衡色谱柱，使其在重力作用下流出。

（2）将细胞重悬于2 ml MACS缓冲液中；先用500 µl细胞悬浮液平衡LS色谱柱，然后将剩余细胞悬浮液加入LS色谱柱中。

（3）每次用2 ml MACS缓冲液洗涤色谱柱，共3次；从MACS支架上取下LS色谱柱并放置到15 ml管上方。

（4）在LS色谱柱中加入2 ml MACS缓冲液，用附带柱塞冲洗细胞。计数从色谱柱中洗脱出来的阳性组分，此时组分含有血液单核细胞。

（5）在4℃下以300×g离心细胞10 min。

（6）将细胞沉淀重悬于≤1 ml无酚红的Dulbecco改良Eagle培养基（DMEM）中，然后加入含有10%血清、150 ng/ml粒细胞巨噬细胞集落刺激因子（GM-CSF）和100 U/ml IL-4的无酚红DMEM，使最终浓度为30 ml中含有50×10^6个细胞；将其接种到150 cm^{2}组织培养瓶中，并在39℃下孵育［对于猪细胞，血清必须是猪血清，最好是特异性的无病原体（SPF）动物］。

（7）在第1天和第3天，用新鲜的含有10%血清、150 ng/ml GM-CSF和100 U/ml IL-4的DMEM替换5 ml培养基。

（8）在第4天，用移液管洗涤培养瓶内表面上的培养基，这将使DC漂浮，但巨噬细胞仍然附着在培养瓶内表面；然后取出细胞培养基以收获细胞，以350×g，室温离心5 min；弃去培养基。

（9）将细胞沉淀重悬于≤1 ml PBS$^{-/-}$/EDTA（4mmol/L）中。

（10）同时，加入10 ml冷PBS$^{-/-}$/EDTA（4mmol/L），在冰上摇动培养瓶5 min，去除稍多的半黏附细胞。

（11）将来自（10）的细胞与来自（9）的细胞沉淀物合并，再以350×g，室温离心5 min；重新加入≤1 ml PBS$^{-/-}$/EDTA（4 mmol/L），补足至10 ml并计数细胞。

（12）再次以350×g，室温离心5 min；重悬于≤1 ml含有10%血清的DMEM用作单核细胞衍生的DC（MoDC）。对于3 d以上的长期培养，建议添加150 ng/ml的GM-CSF。

4.人（PBMC）制备　同样，需要有效的血液使用许可证，以及经过培训的、有执业资格的采集人体血液的采血工作人员。献血者的血液样本通常被收集到含有肝素（20 U/ml）或EDTA（1.5~2 mg/ml）抗凝血剂的20~50 ml注射器内。将血液分到15 ml无菌离心管（不含聚苯乙烯），1000×g离心20 min（不制动），分离白膜层。还可以使用预先准备好的白膜层（如从当地血液机构获得的），但要经过适当的许可和授权。这种来源的白膜层往往有较大的体积，因此有大量的细胞用于制备PBMC。这种人PBMC的制备方法同"猪外周血单个核细胞制备"。

5. 人DC和单核细胞分离　制备过程从制备人PBMC开始（见"人PBMC制备"）。此后，按照猪DC制备过程（见"猪DC和单核细胞分离"），其中（2）使用MACS血液树突状细胞分离试剂盒Ⅱ（Miltenyi Biotec）代替原来使用的抗体CD172a。这个分离试剂盒可以同时分离pDC、cDC1和cDC2。首先，除去非DC细胞，先用抗人CD1c抗体（BDCA-1）（克隆：AD5-8E7；同种型：小鼠IgG2a）的单克隆生物素标记抗体混合物，然后使用微珠标记抗人CD14（同种型：小鼠IgG2a）和抗人CD19（同种型：小鼠IgG1）的单克隆抗体。通过磁珠标记CD304（BDCA-4）、CD1c（BDCA-1）和CD141（BDCA-3）（抗体），在阳性筛选浆细胞样和髓样树突状细胞之前，去除单核细胞和B细胞。用于所有DC的免疫磁珠标记的三种标记物是CD304（BDCA-4/ Neuropilin-1），CD1c（BDCA-1）和CD141（BDCA-3）。在2～8℃下进行孵育。

（1）参考"人PBMC制备"中制备的PBMC的细胞浓度。

（2）将PBMC悬液以300×g离心10 min。

（3）去除上清液并将细胞沉淀重悬于MACS缓冲液中（300 μl/每10^8个细胞）。

（4）每10^8个细胞，加入100 μl血液树突状细胞分离试剂盒Ⅱ中提供的FcR阻断试剂，100 μl血液树突状细胞分离试剂盒Ⅱ中提供的非DC去除混合物。

（5）充分混合并在2～8℃下孵育15 min。

（6）每10^8个细胞加入5～10 ml MACS缓冲液洗涤细胞，并以300×g离心10 min。

（7）去除上清液并将细胞沉淀重悬于MACS缓冲液中：500 μl/最多10^8个细胞。

（8）将MACS LD色谱柱放入MACS分离器的磁力架中。

（9）用2 ml MACS缓冲液冲洗色谱柱。

（10）将细胞悬浮液加到色谱柱中。

（11）收集流出色谱柱的未标记细胞，也收集两次各用1 ml MACS缓冲液冲洗出的冲洗液。

（12）再将色谱柱洗涤两次，收集流出物，与（11）中的流出物混合（这是未标记的，预富集的DC部分）。

（13）离心（11）和（12）中得到的细胞悬浮液，300×g离心10 min。

（14）去除上清液并将细胞沉淀重悬于400 μl MACS缓冲液中。

（15）加入100 μl由血液树突细胞分离试剂盒Ⅱ提供的DC浓缩混合液。

（16）充分混合并在2～8℃下孵育15 min。

（17）加入5～10 ml MACS缓冲液洗涤细胞，并在300×g下离心10 min。

（18）去除上清液并将细胞沉淀重悬于MACS缓冲液中（500 μl/最多10^8个细胞）。

（19）将MS色谱柱放入MACS分离器的磁力架中。

（20）用500 µl MACS缓冲液冲洗色谱柱。

（21）将细胞悬浮液加到色谱柱上。

（22）收集流过色谱柱的未标记细胞。

（23）用500 µl MACS缓冲液洗涤色谱柱3次。

（24）收集流过色谱柱的未标记细胞，与来自（22）的流出液合并。

（25）从MACS分离器中取出色谱柱，然后将其放在15 ml收集管上方。

（26）取500 µl缓冲液加到色谱柱上，并立即将柱塞用力地推进色谱柱以冲洗出磁性标记细胞（这些是DC）（见本章备注2）。

6.单核细胞及分化的人单核衍生的DC（MoDC）培养　该过程从分离人单核细胞开始，采用与"人DC和单核细胞分离"中类似的方法，但使用CD14 MicroBeads Human试剂盒（Miltenyi Biotec）。

（1）一旦分离出单核细胞，计数并在4℃下以300×g离心细胞10min。

（2）将细胞沉淀重悬于≤1ml无酚红的DMEM中，然后加入含有10%血清、150ng/ml GM-CSF和100U/ml IL-4的无酚红DMEM，使终浓度为30ml中含50×10^6个细胞；将细胞接种入150cm^{2}的组织培养瓶中，并且在39℃孵育（对于人细胞，必须使用健康献血者的人血清混合物）。

（3）在第1天和第3天，用含有10%血清、150ng/ml GM-CSF和100U/ml IL-4的新鲜DMEM替换5 ml培养基。

（4）在第4天，用移液管清洗培养瓶内表面培养基中的细胞，这将使DC漂浮，而巨噬细胞还附着在表面；然后取出培养基收集细胞，并以350×g，室温离心5 min；弃去培养基。

（5）将细胞沉淀重悬于≤1 ml PBS$^{-/-}$/EDTA（4mmol/L）中。

（6）同时，加入10 ml冷PBS$^{-/-}$/EDTA（4mmol/L）在冰上摇动培养瓶5 min，以去除更多的半黏附细胞。

（7）将（6）中的细胞与（5）中的细胞沉淀物混合，然后在350×g，室温下再次离心5 min；重新加入≤1 ml PBS$^{-/-}$/EDTA（4 mmol/L），补足至10 ml并计数细胞。

（8）再次以350×g，室温离心5 min；重悬于≤1 ml含有10%血清的DMEM中用作单核细胞衍生的DC（MoDC）。对于超过3 d的长期培养，最好多加入150 ng/ml GM-CSF。

（四）其他细胞

如上所述，来源于猪病毒的RepRNA在猪细胞系的评估实验中可提供可靠的参考。作为可重复的阳性对照，可用于分析DC和单核细胞；猪肾上皮细胞系SK-6［由比利时根特大学（University of Ghent，兽医学系M.Pensaert教授慷慨提供〕因其繁殖病毒效率高，支持RepRNA的复制，也可用于分析（图3-1）。这些SK-6细胞对CSFV特别敏感[25]。

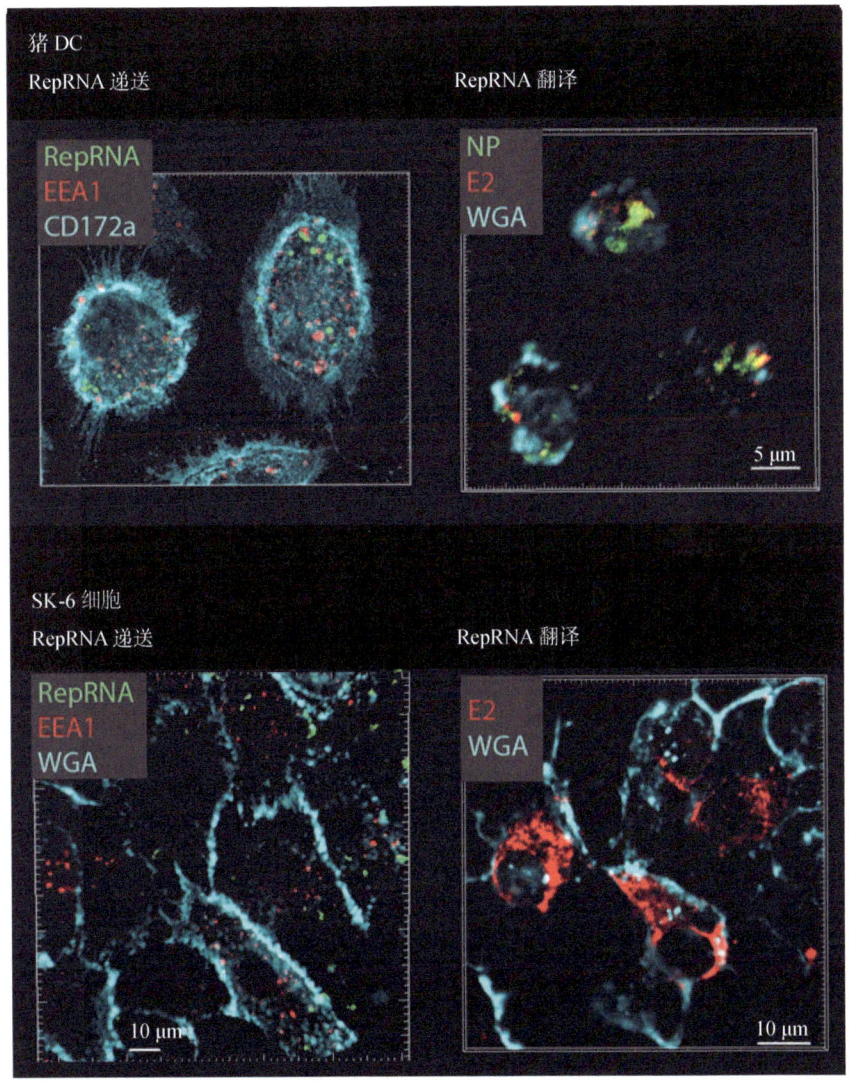

图3-1　RepRNA向DC和SK-6细胞的递送至和翻译

左图：RepRNA递送至猪DC（上图）和SK-6细胞内（下图）。将细胞在39℃（DC）/37℃（SK-6）下与1μgFITC标记的RepRNA（绿色）和IPEI的复合物孵育2～3 h。固定样品（多聚甲醛），透化（皂苷），并用抗EEA-1抗体（红色）标记；细胞表面用针对CD172a（DC）或WGA-Alexa633（SK-6）（蓝色）的抗体染色。右图：递送的RepRNA在猪DC和SK-6细胞中的翻译。将细胞暴露于1μg RepRNA和IPEI的复合物中2 h。在39℃（DC）/37℃（SK-6）下温育48 h后，如上将细胞洗涤，固定并透化，然后用针对RepRNA编码的流感病毒NP抗原（绿色；仅DC）和E2抗原（红色）的抗体标记；细胞表面用WGA-Alexa633（蓝色）染色为了在细胞培养瓶中接种，将细胞放在培养基A中2～3 h以有利于细胞在37℃下黏附在培养瓶上。培养基A是MEM Hank's培养基，是由Eagle的基础配方（MEM），加Hank盐，2mmol/L L-谷氨酰胺和7%（v/v）瘟病毒和无支原体马血清组成的）（见本章备注3）。一旦细胞黏附在培养瓶上，培养基A则被培养基B取代，以促进细胞生长。培养基B是MEM（Earle's）培养基，是由MEM加Earle盐、2mmol/L L-谷氨酰胺和7%（v/v）瘟病毒和无支原体的马血清组成的。详情见本章备注4和5。

T150培养瓶的细胞传代过程如下：

（1）从SK-6细胞单层中取出培养基（见本章备注6），用5 ml新鲜的预热的（37℃）胰蛋白酶-EDTA（0.05%）冲洗两次，然后每150 cm^{2}培养瓶加入7 ml该胰蛋白酶-EDTA溶液。

（2）将胰蛋白酶溶液均匀平铺到被处理的培养物上，置于37℃直至细胞单层被破坏，通常为5～10 min。

（3）轻轻敲打培养瓶以分离细胞，并加入3 ml培养基A（马血清会中和胰蛋白酶）。将移液管头部深入到培养瓶底部对细胞进行上下吹吸，避免产生泡沫，并将细胞转移到无菌50 ml试管中。

（4）取一个细胞样本进行计数，然后在室温下以$250\times g$离心10 min以沉淀细胞（这应该在收集细胞后尽快完成以除去胰蛋白酶）。

（5）将细胞沉淀重悬于≤1 ml培养基A（无血清）中，然后用含血清的培养基A补足至所需体积以获得所需的细胞浓度（见下一步）。

（6）轻轻地重悬细胞并将悬浮液加到新的培养瓶或培养皿中。对于常规传代，最常用的稀释比例为1:6～1:10。这相当于接种浓度为$(8～15)\times10^6$个细胞/150cm^{2}培养瓶，传代频率为每周1次。

（7）在37℃下培养1.5～3 h后，使用MEMEarle's培养基（培养基B）替换MEMHank's培养基（培养基A），并在5%CO$_2$、37℃下培养，直至细胞长满或下一次细胞传代（通常为7 d）。传代频率不要超过每周1次，因为如果过频细胞会被迫过度工作，在其达到通常需要的20次传代前会耗竭（见本章备注4和5）。

（8）对于接种平板或多孔载玻片（如Lab-Tek® II），接种浓度为每毫升$(0.5～1)\times10^5$个细胞（6孔板2 ml/孔，24孔板1 ml/孔），多孔载玻片为200 μl/孔（Lab-Tek® II），确保培养基A与培养基B的使用顺序与（7）一致。这些细胞根据需要的生长程度，可在24～72 h使用，但培养的总时间不得超过7 d。为了防止长期过度增长（4～7 d），可以使用含有1%（v/v）马血清培养基B代替7%（v/v）马血清培养基B。

三、复制子生成

（一）RepRNA的特征

1. CSFV衍生的RepRNA概述　RepRNA来源于非致细胞病变的基因组CSFV株Alfort/187（图3-2），对人无致病性，因此是生物安全性疫苗载体。通过从病毒结构基因组中删除至少一个基因生成复制子[8,11,14]，将互补DNA（cDNA）拷贝插入到低拷贝数噬菌体质粒T7聚合酶启动子下游的片段中[26]。将独特的SrfⅠ和SfiⅠ限制性内切核酸酶位点置于精确的病毒基因组cDNA序列的3′端（图3-3A）用于质粒线性化和"逃逸"RNA转录。删除或突变N^{pro}基因可用于减弱Ⅰ型干扰素诱导的调节作用[14,27,28]。

2. RepRNA应注意的重要遗传事项　部分或完全去除编码病毒结构蛋白的复制子基因，同时保留编码聚合酶复合物的基因导致自我复制的RepRNA不能产生子代病毒[10]。针对CSFV的有效复制子疫苗是通过去除病毒糖蛋白E^{rns}（ΔE^{rns}RepRNA）并使用互补细胞系方法将ΔE^{rns}RepRNA包装在VRP中[8,11]。图3-3B显示了病毒基因组的示意图，图3-3A显示了复制子的线性化和转录本；荧光素酶基因插入也有一个更通用的术语"GOI"代表插入感兴趣的基因。尽管缺乏结构糖蛋白E^{rns}，RepRNA仍然可以翻译和复制，但无法产生传染性子代。RNA的5′非翻译区保留病毒核糖体进入位点以启动N^{pro}基因和GOI的翻译；GOI的插入

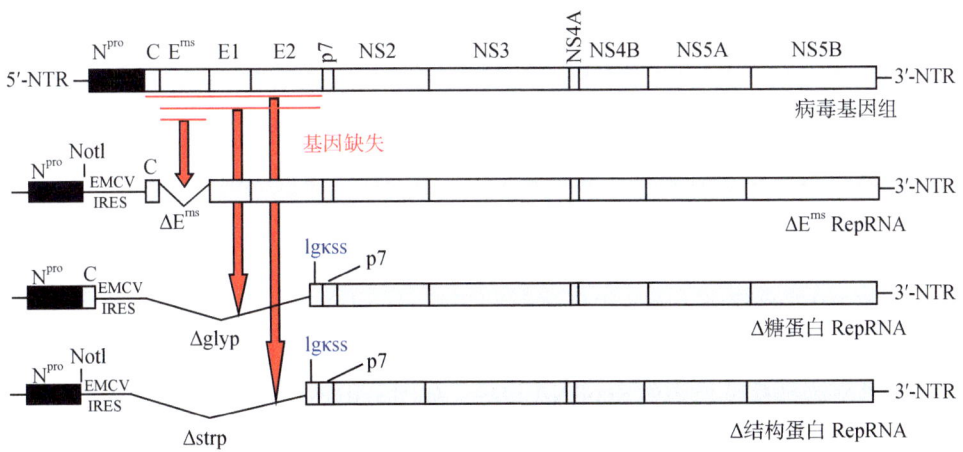

图3-2　复制子制备示意图

用于生成RepRNA构建体的CSFV基因组亲本（病毒基因组）的基因排列：ΔE^{rns}RepRNA代表E^{rns}基因缺失（ΔE^{rns}）；Δ糖蛋白或Δglyp RepRNA代表糖蛋白基因缺失（E^{rns}、E1、E2；Δglyc）；Δ结构蛋白或Δstrp RepRNA代表结构蛋白基因缺失（C、E^{rns}、E1、E2；Δstrp）。5′-NTR携带核糖体进入位点以启动翻译。必须使用Δglyp和Δstrp RepRNA构建体替换编码跨膜结构域的E2基因C端部分和位于Igκ基因（Igκss）的E2和p7之间的信号肽酶切割位点，确保聚合酶复合物（p7～NS5B）与ER正确匹配

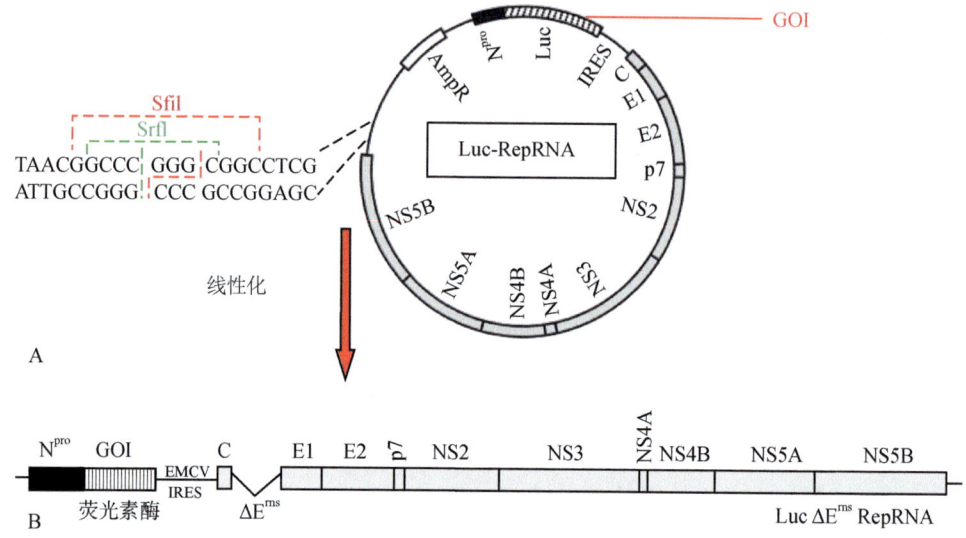

图3-3 基本复制子构建示意图

A. 由一个携带编码荧光素酶（Luc）的RepRNA质粒构建携带流感病毒基因的构建体（Luc）——Luc-RepRNA。通过NotI插入荧光素酶基因N^pro基因的限制性内切酶位点3′端（参见图3-2），EMC病毒（EMCV）内部核糖体位点（IRES）的上游的，允许重新启动下游基因的翻译，包括编码聚合酶复合物的基因（p7～NS5B）。在体外转录RNA之前，质粒用SrfI限制性内切核酸酶在RepRNA cDNA序列的3′端线性化。如果SrfI存在于目的基因（GOI）中，则可以使用SfiI限制性位点。这些用于线性化DNA质粒以产生具有精确3′端的RepRNA RNA的"逃逸"位点在左侧展开，显示SrfI（优选）和SfiI的序列和切割位点。B. 代表在GOI位置携带荧光素酶基因的ΔE^rms RepRNA的线性化序列。这是模板RepRNA序列用于产生编码其他GOI的RepRNA，荧光素酶基因可由GOI取代

是通过进一步修饰这些结构，以携带N^pro自身蛋白酶基因下游的一个独特的NotI限制性内切酶位点来实现的。脑心肌炎病毒内部核糖体进入位点（EMCV IRES）设计在GOI插入位点的下游，以启动第二个可读框的翻译，从而产生双顺反子RepRNA基因组。这允许翻译下游基因包括编码聚合酶复合物基因（p7～NS5）的EMCV IRES的翻译，因此提供了复制子复制的方法。总体来说，通过这种方式，RepRNA具有很高的增加DC内抗原负荷的潜力[5, 11-13]。

3. 用于流感疫苗递送的RepRNA构建　如图3-3B所示，复制子的第一个顺反子包含与终止密码子终止的GOI框内融合的N^pro基因，第二顺反子介导剩余病毒多聚蛋白的翻译（C～NS5B）[11]。笔者采用这种结构用于插入GOI，如编码流感病毒血凝素（HA, H5N1/Yamaguchi/2004和H1N1/California/2009），神经氨酸酶（NA, H1N1/California/2009）或核蛋白（NP, H5N1/Yamaguchi/2004）（图3-4）[12-14]。使用编码上述流感病毒抗原的基因替换了Luc-RepRNA中的荧光素酶基因（图3-4）。另一个必要的实验是通过优化易位进入内质网（ER）来改善编码GOI糖蛋白HA的

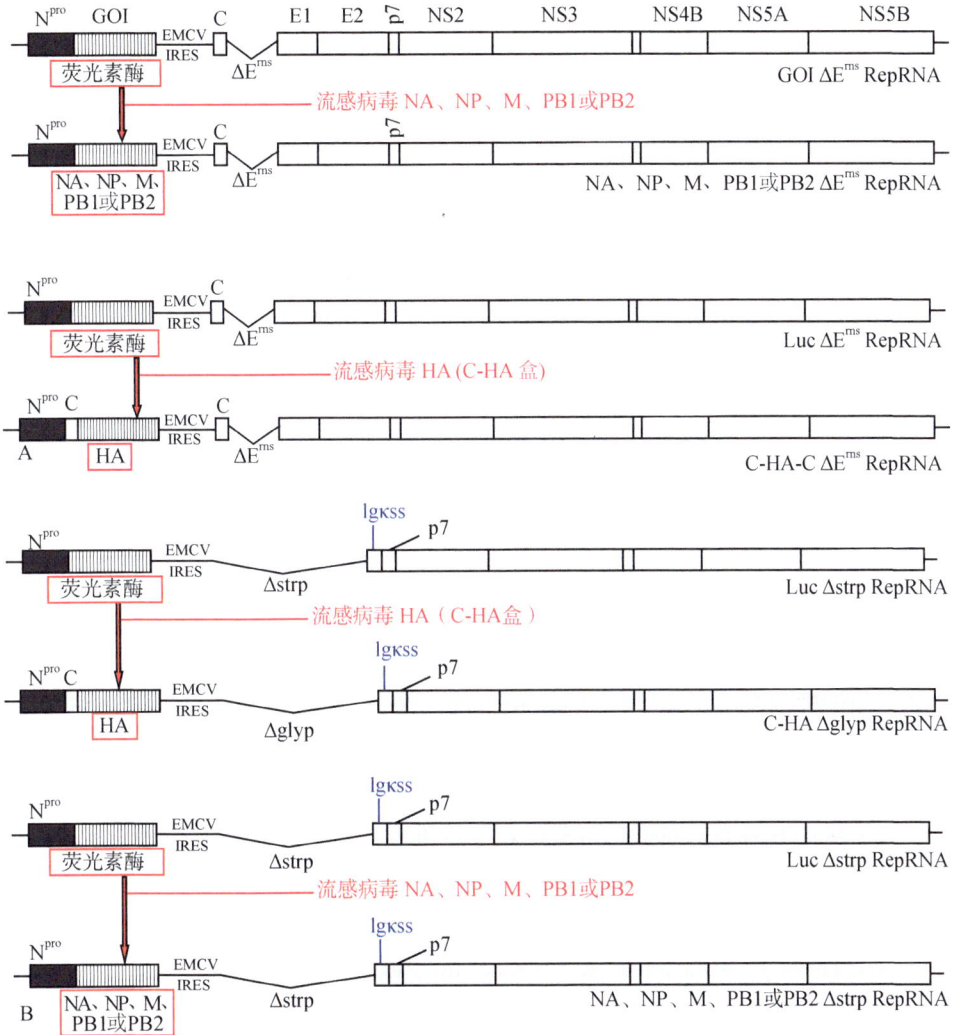

图3-4 编码流感病毒抗原的复制子构建体

该构建体的荧光素酶基因如图3-3所示被GOI基因取代,也就是编码流感病毒抗原。图3-2中显示的派生图例,用于产生ΔE^{rns} RepRNA、Δglyp RepRNA或ΔstrpR epRNA。A. 对于ΔE^{rns} RepRNA,荧光素酶基因在N^{pro}基因(NA、NP、M、PB1或PB2 ΔE^{rns} RepRNA)的3'端被编码流感病毒NA、NP、M、PB1或PB2的GOI取代。当GOI是糖蛋白基因时,如流感病毒HA,其位置必须位于编码RepRNA C蛋白基因的下游,即N^{pro}基因的3'端(C-HA-C ΔE^{rns}RepRNA)。这确保了糖蛋白(HA)的正确ER易位。B. 对于Δglyp RepRNA,糖蛋白GOI位于N^{pro}-C的下游,并且CSFV糖蛋白基因已经被删除;复制子被命名为Δglyp RepRNA(C-HA Δglyp RepRNA)。对于Δstrp RepRNA,其缺乏所有的CSFV结构蛋白(C和所有糖蛋白基因),荧光素酶基因被编码流感NA、NP、M、PB1或PB2的GOI在N^{pro}基因(NA、NP、M、PB1或PB2 ΔstrpRepRNA)的3'端取代表达。HA-糖蛋白GOI置于密码子优化的C蛋白基因的下游，紧跟N^{pro}，与第一个RepRNA序列的糖蛋白基因（缺失的E^{rns}基因）的天然位置有关[14]。用这种方法，C蛋白中代表删除E^{rns}的ER易位信号的C端被用来驱动HA-糖蛋白GOI的ER易位（图3-4）。另外，C基因密码子修饰和优化避免了与EMCV IRES下游C基因重复序列的同源重组。

（二）质粒DNA体外转录RepRNA

如图3-3A中所示，用SrfI内切核酸酶[11, 14]或SfiI内切核酸酶将质粒DNA构建体线性化[12]。通过使用MEGAscript T7试剂盒（Ambion）进行体外"逃逸"转录，可以从cDNA模板制备RepRNA[11, 14]。插入的覆盖SrfI位点的替代SfiI限制性内切酶位点，可确保用于线性化的酶的选择，这样就增加了结构的适用性，以及在面对可用内切核酸酶因商业原因变化时的适应性。通过该方法，体外转录通常每微克质粒模板产生10～25μg的RepRNA。

1.质粒DNA制备和线性化

（1）来自每个RepRNA的细菌大肠埃希菌XL-1蓝色甘油原种构建体储存在-80℃。或者，纯化的质粒可用于转化感受态大肠埃希菌XL-1蓝细胞。通常将冷冻甘油中细菌菌落接种在含50 μg/ml氨苄西林的LB琼脂上，37℃加湿孵育过夜进行复苏。取一个细菌的菌落（克隆），在补充有50 μg/ml氨苄西林的200 ml LB中扩增，用200 μl对数期LB预培养物接种，37℃振荡过夜。

（2）按照制造商针对低拷贝数质粒的标准程序进行操作（细胞悬浮的双倍体积，裂解和中和溶液），用NucleoBond®Xtra Midi质粒DNA纯化试剂盒提取并纯化质粒DNA（表3-1）。

（3）用分光光度测定法（NanoDrop 2000c，表3-2；DNA，A_{260}/A_{280}应为1.8～2）测定质粒DNA的浓度和纯度，并调整DNA浓度至1 μg/μl。

（4）然后将质粒DNA在"逃逸"位点线性化（见本章备注7）。参见表3-3。在37℃孵育至少2 h；孵育结束1.5 h后，通过凝胶电泳检查1 μl（100ng）得到的反应混合物。一旦线性化完成后，即进行"苯酚提取线性DNA"。

表3-3 用于一次SrfI限制性切酶消化反应的实验材料

成分	容量
NEB 10×CutSmart®缓冲液	5 μl
SrfI（NEB）(20 000 U/ml)	1 μl
质粒DNA	5 μg（通常5 μl）
无RNase H$_2$O	50 μl终体积

2.苯酚提取线性DNA

（1）将50μl的H_2O加入到50 μl线性化反应体系中，再加入苯酚-氯仿-异戊醇100 μl（P∶C∶I），用手摇20s，室温下，以12 000～14 000×g离心2 min（如施加较低的离心力，则需大于2 min）。

（2）将水相转移到一个新的1.5 ml螺旋帽微管（见本章备注8）中，其中含有100 μl的P∶C∶I；用手摇匀（约20s），室温下，12 000～14 000×g离心2 min（如施加较低的离心力，则需大于2 min）。

（3）将水相转入含100 μl氯仿∶异戊醇∶25∶1（C∶I）的新型螺旋帽微管中，用手摇20s，室温下，12 000～14 000×g离心2 min（如施加较低的离心力，则需大于2 min）。

（4）将水相转移到（小心不要将任何氯仿转移到）新的1.5 ml螺旋帽微管中，加入10 μl（体积的1/10）3 mol/L pH5.2无RNA酶（RNase）的NaOAc、2.5倍体积100%无RNase的乙醇（250 μl）；在冰上或-20℃下保存15～30 min，然后在4℃下，以14 000×g离心10 min。

（5）小心弃去上清液，用1 ml 75%无RNase乙醇冲洗沉淀，用手摇20s，4℃，14 000×g离心10 min。

（6）小心弃去大部分上清液（约1 ml），如果碰到细胞需要外加一次离心（4℃，14 000×g离心1 min），确保与管的方向和第一次离心步骤相同，并去除剩余的乙醇。去掉盖子，将细胞沉淀在37℃下干燥10 min。（切忌过度干燥！）

（7）当痕量75%无RNase的乙醇蒸发后，用10 μl不含RNase的H_2O重悬沉淀；在室温或37℃下静置至少10 min，然后漩涡并离心。保留0.5 μl（250ng）用于凝胶电泳与非线性质粒比较。

3.体外转录

（1）使用MEGAscript®T7转录试剂盒，按照表3-4准备每次反应所需试剂。（优选几次反应的RNA混合物，而不是来自一次反应的大体积量）。

（2）在37℃孵育2～3 h（更长的孵育将会导致更高比例的RNA转录本

表3-4 用一次应的体外转录混合物

成分	容量
线性化/苯酚提取DNA	4～5 μg（常规4～5 μl）
NTP混合物	8 μl
缓冲液10×	2 μl
T7聚合酶混合液	2 μl
无RNase H_2O	20 μl终体积

降解）。

（3）加入 1 μl 由 MEGAscript®T7 转录试剂盒提供的 turbo DNA 酶（DNase），37℃孵育 15 min（见本章备注 9）。

4. RNA 清洗步骤

（1）将 MicroSpin S-400 HR 凝胶过滤柱盖上盖子进行涡旋振荡，重新悬浮树脂；松开盖子并取下盖子插头；将柱子放入收集管中，在室温下 735×g 离心 1 min（为了达到包装凝胶最佳效果，时间和离心力 735×g 是关键控制因素）（见本章备注 10）。

（2）将色谱柱放入标记过的无 RNase 的 Eppendorf 管中；加 40 μl 不含 RNase 的 H_2O 至 21 μl RepRNA 样品（体外转录混合 + 1 μl turbo DNase™）中，将这 61 μl 混合液加到凝胶中间；避免移液器吸头接触凝胶。

（3）在室温下以 735×g 离心 2 min（再次提醒，时间和 735×g 对于最佳纯化至关重要），然后转移等分试样 3 μl 到新的 1.5 ml 螺旋帽微管中（然后样品必须储存在 −80℃）；保留 1 μl RepRNA 用于凝胶电泳实验。

5. RepRNA 理化性质评价

（1）使用 NanoDrop 测量测定 RepRNA 浓度并评估其纯度（见本章备注 11）。

（2）用体外转录物（RepRNA）在 1%（W/V）琼脂糖凝胶上跑胶以评估 RNA 的质量；首先在 130V 下进行不超过 10~15 min 的凝胶电泳直到拍摄第一张照片，然后可以延长到 30 min（图 3-5A，见本章备注 12）。电泳槽、TBE 缓冲液、浇铸板和用于电泳的任何其他材料保持尽可能无 RNase 状态。

（三）新鲜制备的 RepRNA 功能分析

1. RepRNA 电穿孔　RepRNA 的良好物理性质不能单独保证其功能活性。因此，通常采用所谓的"RepRNA 感染中心测定"（ICA）来量化转录物的特异性感染能力[29]。该实验使用培养基代替传统上与 ICA 一起用于病毒感染细胞的半固体覆盖物，因为 RepRNA 不能产生任何子代病毒，而且不会扩散到最初转染的细胞以外的细胞。

（1）通常在电穿孔 48 h 之前（一个 $150cm^2$ 的培养瓶产生 2~3 个电穿孔细胞），将融合的 SK-6 细胞按照 1∶4 稀释，分到 $150cm^2$ 的培养瓶；2~3 h 后，种子细胞的完全培养基 A 被更换为培养基 B。

（2）一旦 SK-6 细胞单层融合，取出培养基，用 5 ml 新鲜的预热（37℃）胰蛋白酶-EDTA（0.05%）冲洗两次，然后加入 7 ml 胰蛋白酶-EDTA 溶液并使细胞在 37℃下分离 5~10 min。

（3）通过用力敲击培养瓶来取出细胞，然后加入 3 ml 完全培养基 A（其中胰蛋白酶已经失活）重新悬浮细胞。将移液管插入培养瓶底部上下吹打细胞，避免

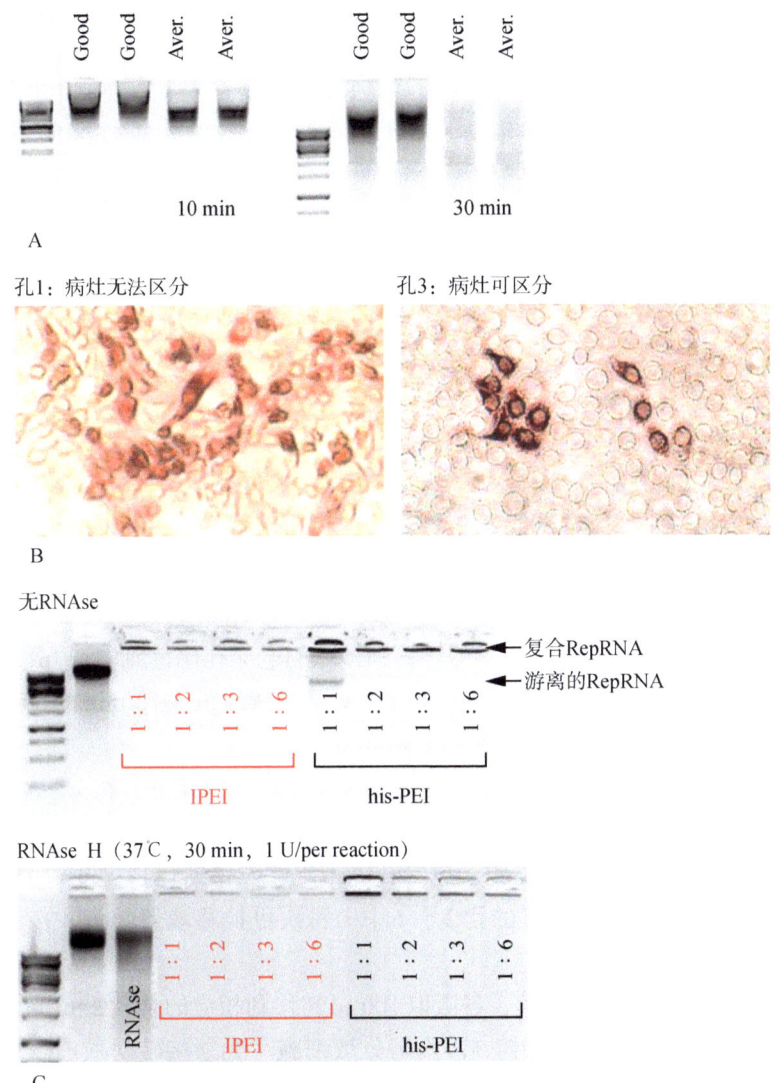

图3-5 A. RepRNA体外转录物理特性评估：通过1%（w/v）琼脂糖凝胶，130V 10 min后（左图）和30 min（右图）时的迁移情况来评价其物理特性。两种RepRNA产物质量良好（Good）并在电泳10 min和30 min后显示出一条带。相比之下，另外两个RepRNA产物具有平均质量（Aver.），并且在30 min后检测不到，表明相应的RepRNA已被降解。B.用电穿孔将RepRNA导入免疫过氧化物酶（E2）染色的SK-6细胞，在感染中心测定中分析；通常来自1～3个周期的SK-6细胞有丝分裂的2个、4个或8个细胞可以观察到。C.凝胶阻滞测定和RNAse保护。当用RNAse H处理时，裸露的RepRNA显示出特征性的降解碎片特性，而受RNase保护的复合RNA仍然与凝胶顶部的递送载体相关

产生泡沫,并转移到50 ml无菌离心管中;250×g离心沉淀细胞5 min;取样并计算细胞数。

(4)每次电穿孔使用一个6孔板。单独添加完全培养基A在孔1中分别在孔孔2~6,种入$7×10^5$个SK-6细胞(每孔2 ml,每毫升培养基$3.5×10^5$个细胞);在电穿孔前将细胞在37℃下黏附2~3 h。

(5)同时,用50 ml冷的无RNase的钙/镁(1×)($PBS^{+/+}$)重悬剩余的细胞;通过在250×g下离心5 min收集细胞;重复该步骤两次(总共3次洗涤步骤)。

(6)解冻1μg RepRNA,并加入10 μl不含RNase的H_2O到1.5 ml螺旋帽微管中。放在冰上。

(7)将细胞重悬于冷无RNase $PBS^{+/+}$中并调整细胞浓度为$2×10^7$/ml(将细胞一直保持放在冰上)。

(8)在冰上预冷电穿孔比色皿(2mm间隙,长电极);准备ECM 830方波电穿孔系统如下:电压设定为980V,2个脉冲(100μs),两脉冲之间的间隔为1s(如果是其他方案,使用电穿孔装置或其他细胞进行电穿孔条件必须预先优化)。

(9)将400 μl细胞($8×10^6$个细胞)加入到含有1μg RepRNA(10 μl)的试管中,上下抽吸5~6次混合,并立即转移到预冷的电穿孔比色皿中。

(10)立即进行电穿孔,然后让细胞在室温下恢复5~10 min。RNA混合细胞与电穿孔的间隔时间必须保持在最低限度。

(11)对于每次电穿孔,准备1个空的无菌5 ml管(孔1)和5个含有900 μl稀释缓冲液($PBS^{+/+}$加1%热灭活马血清)的管(孔2~6)。

(12)用600 μl稀释缓冲液重悬电穿孔的细胞并转移到管1;按照10倍连续稀释将100 μl细胞移液到准备好的管2~6中(每次更换移液器吸头并在每次稀释之间充分混合)。

(13)从管1~6稀释液中,各吸取100 μl转移到相应的含有2 ml完全培养基的孔中(孔1不应该有预种细胞);均匀分散细胞(无须旋转、敲击!)并让它们在37℃培养箱中培养4~6 h。

(14)用新鲜和预热的2 ml培养基B替换完全培养基A;48~72 h后,继续下面的步骤。

2.免疫过氧化物酶染色法对RepRNA的特定传染能力进行量化

(1)小心地从孔中吸出上清液并用$PBS^{+/+}$洗涤两次。

(2)加入80%乙醇(储存于-20℃),在冰上放置15 min进行固定并透化细胞;用$PBS^{+/+}$洗涤两次。

(3)在室温下,将固定细胞与$PBS^{+/+}$稀释的一抗(抗E2或抗NS3,表3-5)孵育30 min;用$PBS^{+/+}$洗涤两次。

(4)在室温下将细胞与用$PBS^{+/+}$稀释的二抗孵育30 min(抗小鼠Ig /HRP);

表 3-5 抗体列表

使用的抗体	稀释倍数	宿主	克隆	应用	参考	来源
Anti-E2	1:15～1:40, varies with batches	Mouse, IgG2b	HC/TC 26	FC, ICA RepRNA translation	–	Dr. Greiser-Wilke, Hannover, Germany
Anti-NS3	1:80	Mouse, IgG1	C16	FC, ICA RepRNA translation	–	Dr. Greiser-Wilke, Hannover, Germany
Anti-Mouse Ig/HRP (1.3 mg/ml)	1:200	Rabbit,	Polyclonal	ICA	P0260	Dako
Anti-CD172a (1 mg/ml)	1:1000	Mouse, IgG1	74-22-15 (PG2049)	FC, CM, ICA	–	Washington State University Monoclonal Antibody Center
Anti-CD172a (1 mg/ml)	1:1000	Mouse, IgG2b	74-22-15A (PG2031)	FC, CM, ICA	–	Washington State University Monoclonal Antibody Center
Wheat Germ Agglutinin, Alexa Fluor® 633 (1 mg/ml)	1:200	–	–	CM	W21404	Molecular Probes/ Invitrogen
Anti-HA (H5N1/Yamaguchi)	from a hybridoma	Fus. 82, mAK AIV H5 82_3C1_1G10_3E11	FC, CM, ICA RepRNA translation			
Anti-HA (H1N1/California) (1 mg/ml)	1:200	Mouse, IgG1	clone 26-D11	FC, CM, ICA RepRNA translation	IT-003-001 M4	Immuno-Tech
Anti-NP (H5N1/Yamaguchi)	Hybridoma: B lymphocyte	Mouse, IgG2a	HB-65™	FC, CM, ICA RepRNA translation	H16-L10-4R5	ATCC®
APC Annexin V Apoptosis Detection Kit with 7-AAD	1:40 1:40			FC Cell viability	640930	BioLegend, Lucerna, Switzerland
Goat anti-mouse IgG microbeads		Goat		Cell sorting	130-048-401	Miltenyi Biotec

续表

使用的抗体	稀释倍数	宿主	克隆	应用	参考	来源
Anti-EEA1（0.25 mg/ml）	1∶200	Mouse, IgG1	14/EEA1	CM RepRNA internalization	610456	BD Transduction Laboratories™
Anti-Clathrin（0.25 mg/ml）	1∶50	Mouse, IgG1	23/Clathrin HC	CM RepRNA internalization	610499	BD Transduction Laboratories™
Anti-Caveolin-1（0.25 mg/ml）	1∶200	Mouse, IgG2b	7C8	CM RepRNA internalization	MA3-600	Thermo Fisher Scientific™
Anti-CD9（1 mg/ml）	1∶200	Mouse, IgG2b	MM2/57	CM RepRNA internalization	AHS0902	Thermo Fisher Scientific
Anti-Calnexin（1 mg/ml）	1∶100	Rabbit, IgG	pAB; SPA-860	CM RepRNA internalization	ADI-SPA-860-D	Enzo

FC. 流式细胞术；CM. 共聚焦显微镜；ICA. 感染中心检测

用PBS$^{+/+}$洗涤两次。

（5）准备底物溶液（该溶液具有致癌性；穿戴适当的保护装置，并妥善丢弃）。适用于两块板的混合物：

12 ml 50 mmol/L NaOAc（pH＝5）。

0.5 ml H_2O_2（1%）。

0.5 ml 4 mg/ml 3-氨基-9-乙基咔唑-N, N-二甲基甲酰胺（AEC）（在使用前直接添加）。加入1 ml/孔的底物并室温孵育10～30 min。

（6）当信噪比最佳时（10～30 min，在显微镜下观察；不要染太久，以免背景过量；参见图3-5B，了解RepRNA翻译/复制的焦点如何出现），通过取出底物来终止反应（正确丢弃）。用PBS$^{+/+}$洗涤两次。

（7）每孔加入1 ml PBS$^{+/+}$；储存在4℃；染色稳定期限可达几周。

通过细胞的阳性染色，用显微镜计数分析每孔小病灶数。使用Lorenz和Bogel的公式，计算RepRNA（感染单位：IU/μgRNA）的特定感染力[30]。见图3-5B提供的实例。孔1、孔2的染色细胞巨大、重叠（染色细胞焦点无法区分）无法计数；在孔6中，没有可检测到的染色细胞。因此，从孔3～5计算焦点数和滴度如下：

孔3：10^{-3}μg RepRNA＝69焦点

孔4：10^{-4}μg RepRNA＝9焦点

孔5：10^{-5}μg RepRNA＝1焦点

→N＝69＋9＋1＝79

滴度＝79/111×10^5＝0.71×10^5＝7×10^4 IU/μg RNA

（四）RepRNA与合成递送工具整合

RepRNA是个大分子（12～15kb），具有较高的RNase敏感性，所以很少被DC内化整合。DC高效内化整合引起RepRNA细胞质内释放用于翻译和复制，是有效疫苗的绝对要求。内化可以通过下列方法完成：①RepRNA与PEI缩合；②RepRNA包封成壳聚糖纳米粒子；③RepRNA与阳离子脂质缩合。表3-6提供了不同配方所需的各种化合物组分清单。

1. 基于PEI的复合体

（1）复合配方：所有操作均要在无RNase的层流罩（超净工作台）内进行，用于配制配方所使用的RNaseZap®溶液、移液器、吸头、试管和任何其他消耗品必须不含RNase。下列给出1μg RepRNA的实验步骤；如果RepRNA量较高，则要相应地增加体积。依据聚合物的不同来源、不同的形态和不同的分子量，该实验方案中的RepRNA/聚合物重量值可做调整；下面给出了1∶1、1∶2、1∶3和1∶6比例的实例。

表3-6 用于各制剂配方的化合物列表

成分	储存浓度	来源
Polyethylenimine-based polyplex		
lPEI（MW 22 kDa）	1 mg/ml，store at −20 ℃	Pr. P. Guégan, Ivry-sur-Seine, France
his-PEI（PEI modified with 16 % histidine residues *per* molecule；MW = 34,5 kDa）	1 mg/ml，store at −20 ℃	Polytheragene, Evry, France[31]
OptiMEM I+ Glutamax		Gibco—Life Technologies, 51985
RNase-free HEPES solution	10 mM pH7.4，store at 4 ℃	Sigma-Aldrich, H3537-100ML
Chitosan nanoparticles		
Low viscosity chitosan from crustacean cell with deacetylation degree of approximately 95 %（MW 100 kDa）	1 %（w/v）in RNase-free H2O，store at −20 ℃	Primex, Siglufjordur, Iceland
Sodium triphosphate pentabasic（TPP），purum p.a.，≥98.0 %（T）	Powder store at RT	Sigma-Aldrich, 72061
Sodium alginate	Powder store at RT	Medipol SA, Lausanne, Switzerland（raw material：Keltone LVCR, ISP, San Diego, CA）
Lipofectamine® 2000 Reagent	Store at 4 ℃	11668-019
Lipoplexes with cationic lipids		
NL10	1 mM, stored at 4 ℃	OZ Biosciences, Marseille, France
NL21	1 mM, stored at 4 ℃	OZ Biosciences, Marseille, France
NL42	1 mM, stored at 4 ℃	OZ Biosciences, Marseille, France
DreamFect™	1 mM, stored at −20 ℃	OZ Biosciences, Marseille, France DF40500
Lullaby	1 mM, stored at 4 ℃	OZ Biosciences, Marseille, France LL70500
Dogtor	1 mM, stored at −20 ℃	OZ Biosciences, Marseille, France
EcoTransfect	1 mM, stored at 4 ℃	OZ Biosciences, Marseille, France ET10500
NL124	1 mM, stored at 4 ℃	OZ Biosciences, Marseille, France
Dog-CNE	1 mM, stored at 4 ℃	OZ Biosciences, Marseille, France
NL10-CNE	1 mM, stored at 4 ℃	OZ Biosciences, Marseille, France

1）用14μl 10mmol/L pH7.4的无RNase HEPES缓冲液稀释1μg RepRNA（"RepRNA溶液"）。

2）用10mmol/L pH7.4的无RNase HEPES缓冲液（"PEI溶液"）对线性PEI（lPEI）和（或）his-PEI进行双倍稀释（根据样品数量和RepRNA/聚合物重量值计算体积）（见本章备注13）。

3）滴加2μl、4μl、6或12μl的PEI溶液（分别为1∶1、1∶2、1∶3或1∶6比例）到14μl重组RNA溶液中，同时涡旋振荡，然后室温孵育30min。

4）用无血清Opti-MEM调节体积（200～500μl用于FACS，200μl用于共聚焦显微镜）。

5）将样本溶解在10 mmol/L pH 7.4的无RNase HEPES缓冲液和无血清Opti-MEM®溶液中，使用Zetasizer Nano ZS（MalvernInstruments, UK）或qNano（Izon, UK）测量尺寸、多分散指数（PDI）和ζ-电位[12]。

（2）多聚物对RepRNA的RNase的保护作用：保护RepRNA不被RNase降解是任何递送系统都必须达到的基本功能。这里使用凝胶电泳迁移率变化法研究了RepRNA与递送工具的相互作用及RNase保护作用。

1）制备PEI/RepRNA复合物，在含溴化乙锭的1%（w/v）琼脂糖凝胶上，在130 V的Tris-乙酸缓冲液中电泳30 min。通过GelDoc-It® TS成像系统可见ReRNA阻滞，并拍照。

2）在RNA凝胶阻滞实验中，将1U的RNase H加入到预先形成的复合物中，37℃下孵育30 min，然后按上述方式加载。通过GelDoc-It® TS成像系统可见ReRNA阻滞，并拍照，如图3-5C所示。

（3）猪和人细胞的聚合物内化整合：观察RepRNA与DC的相互作用，细胞的内吞和释放都需要标记RepRNA。使用荧光素或罗丹明Mirus标记试剂盒，以1∶2试剂/RepRNA重量值，或在合成过程中掺入Dy490-UTP标记的RepRNA都可以进行标记[12,13]。

1）Lab-Tek®Chamber Slides Ⅱ，每孔包被200μl用PBS⁻/⁻稀释的15μg/ml人纤维连接蛋白，使纤维连接蛋白在室温下黏附1 h。

2）用H_2O连续三次清洗Lab-Tek®实验孔以去除多余的纤维连接蛋白。每孔加入200μl细胞悬液——200 000个血DC（bDCs），或者用DMEM/10%血清/IL-4/GM-CSF稀释的MoDC（见"细胞准备与培养"），细胞放置过夜以便黏附。

3）Lab-Tek®Chamber 350×g，4℃下离心10 min，以确保不丢失任何松散的贴壁细胞。

4）用DMEM连续清洗Lab-Tek®Chamber三次，以去除可能干扰细胞内进程的残余血清。

5）DC在冰上预冷30 min，在37℃/39℃下暴露30 min（见"复合配方"），

用200 μl Opti-MEM溶液溶解1μg的复合重组RNA，然后将温度调至37℃/39℃，持续1 h。

6）用PBS⁺/⁺洗涤，然后进行经典的两步法细胞内染色，如前所述[12, 13, 32]。可用于共聚焦显微镜的各种抗体列于表3-5。

（4）复合物提供的RepRNA在转染细胞内的翻译/复制：笔者小组发现上述标记的RepRNA（见"猪和人细胞的聚合物内化整合"）废除了其翻译和复制能力（数据未显示）。因此研究递送未标记的RepRNA后RepRNA的翻译使用。该过程从"猪和人细胞的聚合物内化整合"中的1）～4）开始。

1）将细胞在37℃/39℃下暴露于聚合复合物2 h；用DMEM/10%血清/IL-4/GM-CSF洗两次（见"细胞准备与培养"）；在DMEM/10%血清/IL-4/GM-CSF中培养细胞48～72 h。

2）用PBS⁺/⁺洗涤，然后进行经典的两步操作法进行细胞内染色，如前所述[12, 13, 32]。可用于共聚焦显微镜的各种抗体，列于表3-5中。

（5）注射到小鼠体内的聚合物配方：小鼠的免疫试验由伯尔尼州动物福利委员会批准，许可证号为BE72/12，符合瑞士动物保护法。如前所述[12, 13]，BALB/c小鼠在第0天、28天和56天皮下接种疫苗。每种疫苗含有0.4 μg的RepRNA-HA和0.4 μg的RepRNA-NP。以下方案共给6只小鼠注射（由于注射器存在死体积浪费，按照7只小鼠计算体积）；应根据不同的小鼠数量进行体积调整。另外，类似方案可用于lPEI（本案例）或his-PEI。

1）在10 mmol/L pH7.4 HEPES缓冲液＋葡萄糖5%中稀释2.8μg RepRNA-HA（7只小鼠×0.4μg），终体积＝39.2 μl（RepRNA-HA溶液）。

2）根据RepRNA-IPEI比例，分别用2.8 μl/5.6 μl/8.4 μl/16.8 μl 10mmol/L pH7.4 HEPES缓冲液稀释2.8 μl/5.6 μl/8.4 μl/16.8 μl IPEI（1 mg/ml）（"IPEI溶液"）。

3）滴加IPEI溶液到RepRNA-HA溶液中，同时涡旋振荡，在室温下孵育30 min（"IPEI/RepRNA-IIA"）。

4）随后，用RepRNA-NP代替RepRNA-HA重复步骤1）～3）得到（"IPEI/RepRNA-NP"）。

5）当30 min的孵育时间结束后，将IPEI/RepRNA-HA和IPEI/RepRNA-NP溶液混合以便进行基因突变（总体积＝78.4 μl）。

6）用1321.6 μl [pH7.4 HEPES缓冲液＋5%葡萄糖] 加到1400 μl。

7）皮下注射；每只小鼠用200 μl（见本章备注14）。

2.壳聚糖纳米粒子

（1）壳聚糖纳米粒子配方：所有操作均要在无RNase的层流罩（超净工作台）内进行，用于配制配方所使用的RNaseZap®溶液、移液器、吸头、试管和任何其他消耗品必须不含RNase。下列给出含有1 ml终体积的8μg RepRNA壳聚糖纳米粒子的实验方案；如果RepRNA浓度较高，体积必须相应增加。

1）制备1%（w/v）壳聚糖储备溶液，将壳聚糖置入无RNase的水中，缓慢加入1mol/L HCl直至所有壳聚糖溶解（HCl必须使用0.2μm过滤器过滤）；溶液的pH应为3.5～4.0。这个步骤必须在搅拌条件下缓慢进行。随着壳聚糖溶解，溶液的pH会增加，因此必须多次加入HCl保持pH低于4.0。当溶液的pH增加不高于4时，壳聚糖将完全溶解。该溶液分装后可以在-20℃下储存1年。避免将分装试样冻融两次以上。

2）按照1∶10比例，用无RNase的H_2O稀释1%壳聚糖原液制备0.1%（w/v）壳聚糖溶液；用0.2 μm过滤器过滤。

3）制备不含RNase的0.1%（w/v）藻酸盐水溶液。最高速度涡旋振荡2 min以溶解藻酸盐；用0.2 μm过滤器过滤。

4）用不含RNase的水制备0.1%（w/v）TPP。短时涡旋振荡溶液以确保TPP完全溶解；用0.2 μm过滤器过滤（见本章备注15）。

5）吸取25 μl的0.1%TPP和8 μg RepRNA，混合（加入TPP之前，调整RepRNA浓度到1～2 μg/μl）；在室温下孵育10 min（TPP/RepRNA溶液）。

6）取250 μl 0.1%壳聚糖溶液置于5 ml玻璃容器中，磁力搅拌；采用最大速度搅拌但避免溶液产生气泡（见本章备注16）；搅拌下滴加TPP/RepRNA溶液，室温搅拌2 h（壳聚糖/TPP/RepRNA溶液）。

7）用不含RNase的水稀释壳聚糖/TPP/RepRNA溶液至500 μl；再搅拌10 min。

8）壳聚糖纳米粒子包被步骤：将500 μl 0.1%藻酸盐溶液置于带有磁力搅拌器的5 ml玻璃容器中；采用最大速度但避免产生气泡；使溶液的pH达到8.5～9.0。

9）用带有21～22G皮下注射针头的1 ml注射器吸入500 μl壳聚糖/TPP/RepRNA溶液，搅拌下慢慢加到0.1%藻酸盐溶液中；始终监控pH，必要时用0.1 mol/L NaOH溶液（用0.2 μm过滤器过滤，无RNase）调整pH；避免pH低于6.5（壳聚糖/TPP/RepRNA /藻酸盐溶液）；在室温下搅拌2 h；应在同一天内使用。

10）将样本溶解在10mmol/L pH7.4无RNase HEPES缓冲液和无血清Opti-MEM®溶液中，采用Zetasizer Nano ZS（Malvern Instruments,UK）或qNano（Izon, UK）测量尺寸、多分散指数和ζ-电位[12]（见本章备注17）。

（2）由壳聚糖纳米粒子提供RepRNA的保护作用免除RNase破坏：对于壳聚糖纳米粒子提供的RNase保护作用测定，多聚物对RepRNA的RNases的保护作用"中描述的实验步骤不适用，因为体积太小，无法点样到琼脂糖凝胶上。因此，使用先前描述的方法——10%（w/v）聚丙烯酰胺中加入133mmol/L Tris-HCl、45.5 mmol/L 硼酸和3.2 mmol/L EDTA的35%（w/v）尿素凝胶[13, 33]。

（3）壳聚糖纳米粒子细胞内化整合：该过程从"猪和人细胞的聚合物内化整合"中的1）～4）开始。

1）将DC在冰上预冷30 min；然后将壳聚糖纳米粒子放置在37℃，2～24 h。

2）用PBS$^{+/+}$洗涤，然后用经典的两步操作法进行细胞内染色，如前所述[12, 13, 32]。可用于共聚焦显微镜的各种抗体列于表3-5。

（4）由壳聚糖纳米粒子提供的在转染细胞中的RepRNA翻译/复制：该过程从"猪和人细胞的聚合物内化整合"中的1）～4）开始。

1）将细胞在DMEM＋10%血清中于37℃下暴露于壳聚糖纳米粒子2 h；用DMEM＋10%血清＋IL-4＋GM-CSF洗涤2次；将细胞在DMEM＋10%血清＋IL-4＋GM-CSF溶液中培养48～72 h。

2）用PBS$^{+/+}$洗涤，然后用经典的两步操作法进行细胞内染色，如前所述[12, 13, 32]。可用于共聚焦显微镜的各种抗体列于表3-5。

（5）用于注射小鼠的壳聚糖纳米粒子配方：小鼠的免疫试验由伯尔尼州动物福利委员会批准，许可证号为BE72/12，符合瑞士动物保护法要求。如前所述，在第0天、第28天和第56天通过皮下注射为BALB/c小鼠接种疫苗[12, 13]。每次接种疫苗注射0.4μg RepRNA-HA和0.4μg RepRNA-NP。该方案是针对6只小鼠给出的（由于注射器存在体积浪费，按照7只小鼠计算体积）；对于不同数量的小鼠，计算相应的体积。

1）按照子标题"壳聚糖纳米粒子配方"中描述的相同配方配制壳聚糖/TPP/RepRNA-NP/藻酸盐溶液和壳聚糖/TPP/RepRNA-HA/藻酸盐溶液"。

2）将350 μl的两种配方混合（总体积＝700 μl）。

3）依次加入35 μl BPPcysMPEG（2μg/μl）、31 μl无菌无RNase水和350 μl 4×无菌PBS$^{-/-}$。

4）皮下注射；每只小鼠用200 μl。

3.基于脂质的脂质复合物

（1）脂质复合物配方：所有步骤均应在无RNase和无菌条件下使用无RNase的设备和试剂进行。下列方案显示了1μg阳离子脂质的RepRNA的配方，该脂质体从OzBio-sciences®获得，即NL10、NL21、NL42、Dogtor（DOG）、DreamFect™（DREAM）、Lullaby（LUL）、Ecotransfect、NL124、Dogtor-Cationic纳米乳液（DOG-CNE）和NL10-阳离子纳米乳液（NL10-CNE）。通常，对于前1～7个脂质，按照3：1（w/v）的RepRNA-脂质比例来配制阳离子脂质复合物，对于第8～10个脂质，比例为1：1（v/v），然而，该比例可以相应地变化。

1）用总体积为50 μl的无血清Opti-MEM®稀释1μg RepRNA（RepRNA溶液）。

2）在稀释前将使用脂质放在室温至平衡，3 μl脂质用47 μl无血清Opti-MEM®（脂质溶液）进行稀释（见本章备注18）。

3）将脂质溶液与RepRNA溶液或50 μl NL124/DOG-CNE/NL10-CNE缓慢滴加混合。

4）短时涡旋混合混合物，使脂质与RepRNA分子在室温下混合20 min（对于DOG-CNE和基于NL10-CNE的复合物应在4℃下混合1 h）。

5）将样品用无RNase水稀释，使用Zetasizer Nano ZS（Malvern Instruments, UK）或qNano（Izon，UK）进行脂质体复合物的大小、多分散指数和ζ-电位评估[12]。

（2）脂质体复合物保护RepRNA免于RNase降解：成功递送工具的基本特性就是保护RepRNA不被RNase降解。RepRNA与递送工具的相互作用和RNase保护作用可以通过凝胶电泳迁移率变动分析进行评估。

1）制备了脂质-RepRNA复合物，将其加到含溴化乙锭的1%琼脂糖凝胶上，在130V的三乙酸缓冲液中跑胶30 min。由GelDoc-It TS成像系统观察ReRNA延迟并拍照。

2）在RNase分析中，将1U的RNase H添加到预制的脂质复合物中，37℃下孵育30 min，按照"多聚体对ReRNA的RNase的保护作用"中的方法进行样品加载。由GelDoc-it TS成像系统观察ReRNA延迟并拍照。如图3-5C所示。

（3）脂质复合物的细胞内化：为了观察RepRNA分子与DC的相互作用及它们通过各种内吞途径的转运和细胞溶质释放过程，使用带有荧光素分子标记的Mirus®标记试剂盒按照1∶1试剂/RepRNA重量值标记RepRNA[13]。该过程从子标题"猪和人细胞的聚合物内化整合"中1）~4）开始。

1）用脂质复合物将DC在37℃刺激30 min或1 h（参见"脂质复合物配方"，每孔1μg复合物RepRNA，加200 μl Opti-MEM®溶液）。

2）随后，细胞用DMEM洗涤1次以除去多余的脂质复合物，按照先前描述，对感兴趣的抗原进行染色[12,13,32]。各种可用于共焦显微镜的抗体见表3-5。

（4）脂质体复合物提供RepRNA在感染细胞内的翻译/复制

1）为了研究RepRNA的脂质介导的翻译，按照"脂质复合物的细胞内化"所述，用未标记的RepRNA刺激细胞，随后持续培养细胞（DMEM＋10%血清＋IL-4＋GM-CSF）48 h或72 h，以促进RepRNA翻译。

2）细胞用PBS$^{+/+}$至少洗涤一次，按照前面描述的经典的两步细胞内染色方案[12,13,32]对抗原进行染色。表3-5列出了可用于共聚焦显微镜的各种抗体。

（5）用于注射小鼠的脂质复合物：使用的实验动物得到了伯尔尼州当局及瑞士联邦政府的批准（许可证号为BE 72/12）。如前所述在第0天、第28天和第56天皮下为BALB/c小鼠皮下接种疫苗[12,13]。以每只动物每接种周期0.4 μg RNA构建体（RepRNA-HA和RepRNA-NP）进行接种。以下是供6只动物使用疫苗混合物的接种方案。

1）用PBS$^{+/+}$稀释12 μg RepRNA-HA 和12 μg RepRNA-NP（每种RepRNA，6只小鼠×2μg）使最终体积为300 μl（RepRNA溶液）。

2）使用前让所有相关的阳离子脂质平衡至室温。

3）依据所用的脂质不同：用204 μl PBS$^{+/+}$稀释96 μl的Dogtor或Lullaby；或用228 μl PBS$^{+/+}$稀释72 μl电转液；或使用未经稀释的DOG-CNE和NL124。

4）以逐滴的方式添加300 μl的Dogtor、Lullaby或电转液到含300 μl RepRNA溶液的试管中，短时涡旋振荡。室温下让脂质、RepRNA分子复合20 min。同样，加入300 μl未稀释的DOG-CNE或NL124到含有300 μl RepRNA溶液的分离管中，在4℃下使DOG-CNE与RepRNA复合1 h，NL124在室温下放置20 min。

（五）实验数据读出

1.体外数据读出　表3-5列出了流式细胞仪和共聚焦显微镜所使用的抗体清单。共聚焦显微镜可使用Leica TCS-SL或Nikon EclipseTi显微镜。这两种技术以前都有详细描述[12, 13, 32, 34-36]。

荧光素酶报告试验采用的标准程序如前面所述[11, 37]。

2.体内数据读出　对于体液反应评估，通过间接酶联免疫吸附测定（ELISA）法，评估血清抗HA和抗NP的抗体滴度[12, 13]。对于细胞反应评估，使用标准T细胞再刺激试验[12, 13]或细胞因子分析试验[12, 38-40]。

四、合成RepRNA递送系统的应用

（一）用于递送RepRNA到DC的可生物降解配方

2008年第一次提出合成、可生物降解颗粒的自扩增RepRNA疫苗的递送系统后[14]，络合RNA递送到DC的方法已经适用于多糖、多聚复合物和脂质复合物。基于壳聚糖的纳米粒子（由于它们的凝胶状基质结构称为纳米凝胶）和多聚复合物配方已经证明了RepRNA递送到DC的有效性。RepRNA在物理上与递送工具相关，这很重要，由于RNA单独不能进入DC，或者在没有运载工具的情况下在体内不能诱导免疫反应[12-14]。RepRNA可递送到DC，有利于作为疫苗的携带GOI的RepRNA翻译，以及DC中RNA的复制。反过来，这与体内对由GOI编码的抗原的体液和细胞介导的免疫反应的诱导有关，如流感病毒HA和NP。

（二）RepRNA递送到DC的前景

由于基于RepRNA的疫苗适应GOI编码疫苗的抗原选择的能力，以及其自我复制或自我放大特性，因此很容易递送许多疫苗抗原，特别是弱免疫原性抗原，包括肿瘤抗原。这些RepRNA分子可以在无细胞条件下生产。因为递送工具和配

方中的组分最终都进入疫苗，所以重要的考虑因素是，如何避免使用复杂和昂贵的基础设施进行细胞培养或卵培养，以及避免潜在的通过动物、植物或微生物对产品的污染。

既保护RepRNA又能促进递送的可生物降解的运载工具技术已经被攻克，它可诱导有效免疫防御系统发育。RepRNA如果是非致细胞病变的，与源自CSFV的RepRNA一样，则递送到DC后，可确保细胞的存活以维持抗原合成，进一步增强免疫防御系统的发育。在至关重要的抗原递呈细胞（如DC）中，RepRNA的翻译促进了参与诱导体液免疫和CMI防御的免疫系统核心的抗原产生。

RepRNA的自扩增特性、可生物降解和运载工具的生物安全性，促进了新型合成疫苗的开发，目前正在评估保护性流感疫苗的免疫稳健性和广谱性。RepRNA可快速进行修饰并快速制备递送工具，有助于解决紧急情况，如在流行病和大流行期间。递送载体的阳离子性质对于RNA递送是有利的，但也提供了潜在的与合成佐剂的缔合能力。实际上以上提到的用于体内评估RepRNA递送的佐剂已被证明是特别有效的。

五、总结

RepRNA疫苗是可进行完全合成和生物降解的。因此，它们没有受到与目前更为传统的疫苗生产方法有关的生产滞后和风险的困扰。它们在预防和治疗方面有很高的潜力。然而，RepRNA庞大而复杂的性质需要特别的研究来克服其在生物环境中生存（保护）和跨越细胞膜屏障（DC靶向）的能力。本章提供了笔者小组目前基于PEI、壳聚糖或阳离子脂质的制剂，用于将编码流感病毒抗原的RepRNA传递给DC。重要的是，其合成载体对DC的靶向作用可以通过细胞穿透肽（CPP）或针对细胞表面受体的配体（如病原体相关分子模式）的形成来进行调控。这依次影响到DC摄取的内源性细胞途径、RepRNA胞质易位、翻译/自我复制，并最终影响到RepRNA疫苗成功的可能性。

六、备注

1.在这个阶段，重要的是将离心速度从$350\times g$降低到$250\times g$，以去除血小板。

2.为了提高DC的纯度，洗脱的部分可以从第二个或者以上的MS或LS色谱柱进行富集。使用新柱，按照"人DC和单核细胞分离"中（19）～（26）所述，重复磁力分离程序。

3.仅使用马血清，绝不使用牛血清。牛血清可能含有瘟病毒（牛性腹泻病毒）或瘟病毒RNA，干扰SK-6中的RepRNA细胞，导致污染和假阳性结果。

4.该方案设计为每5～7天进行一次传代。在特殊情况下，有可能以较短的间隔传代这些细胞。然而，应尽可能避免这种情况，因为它将迫使细胞更快地代谢，最终会导致其长得更慢，看起来更像颗粒，对病毒或复制子感染的敏感性也会降低。

5. 人们倾向于把传代的代数限制在一定的范围内。笔者小组倾向于传代到20次，然后从液氮储存罐中拿出一个新的安瓿来重新开始复苏。这确保细胞对CSFV感染仍然最敏感，从而确保复制能力。尽管如此，这些细胞可以在第20代以后继续传代，直到有增加粒度的迹象、细胞生长放缓或复制子翻译和复制的能力降低为止。这时就必须从液氮储存罐中解冻新细胞，或进行克隆，以分离出可以提供复制子翻译/复制能力最高的细胞。从液氮罐取出新安瓿进行新鲜培养是最好的选择。

6. SK-6细胞在传代后可能倾向于在细胞的"岛"中生长，然后才开始形成单层细胞。由于这一点，人们经常说，不能形成一个完整的单层细胞，但有空白区域。但这不是问题，细胞仍然可以每周传递一次。

7. 限制性内切酶的识别位点被设计为包含SrfI和SfiI两种限制性内切酶位点；SrfI酶切是首选的，因为它会产生钝端（图3-3A）。如果GOI包含SrfI，可以使用SfiI。

8. 在这一阶段，必须确保所有的管、加样头和液体是无RNase的。

9. 核苷修饰的RepRNA也可以用同样的方法制备。以5-甲基-CTP、伪-UTP或2-Thio-UTP部分或完全替代UTP或CTP，可以提高其稳定性，保护其不受核酸酶的影响。

10. 拆卸插头时，使用手套避免接触柱尖。使用RNaseZap RNase去污液清洗离心机盖和转子，然后在旋开柱时避免转录本对RNase的暴露。

11. 对于RNA，A_{260}/A_{280} 和 A_{260}/A_{230} 的值必须分别为 $1.8 \sim 2.1$ 和大于2；如果没有，则建议启动新的RepRNA生产。

12. 从笔者的经验来看，经过10 min的凝胶电泳后，RepRNA显示的细条带是衡量RepRNA质量的一个指标。然而，平均质量的RepRNA也可能在短时间内显示一条细条带。因此，电泳时间必须延长到30 min：不稳定的RepRNA会逐渐降解，不能根据经验判断（图3-5A）。

13. 可以用CPP执行"预步骤"。将2 μl、4 μl、6 μl或12 μl（分别为1:1、1:2、1:3或1:6）的PEI溶液添加到的0.5μmol/L的Arga（BAP-301）、HIV-1 TAT（47~57）（BAP-303）、渗透蛋白（BAP-306）中或CyloP-1（BAP-307）中，它们全部来自德国Tübingen EMC微收集有限公司；同时涡旋振荡，在室温下孵育30 min。

14. "注射到小鼠体内的聚合物配方"中5）后，将70μg佐剂，如Pam3Cys-SK4和S-[2, 3-bispalmitoyiloxy-(2R)-propyl]-R-cysteinyl-amido-monomethoxy

聚乙二醇（BPPcysMPEG）加入到重悬液体中，使终体积为1400 μl（然后每只小鼠接受10μg佐剂）。

15. 所有0.1%（w/v）壳聚糖、海藻酸钠和TPP溶液必须在同一天制备。

16. 在该配方的这一步，在搅拌10 min时，才可将Lipofectamine® 2000试剂滴加到壳聚糖中。8 μl/ml是Lipofectamine® 2000的最有效浓度。然后在壳聚糖/Lipofectamine®2000中滴加TPP/RepRNA溶液，在室温下壳聚糖/Lipofectamine®2000/TPP/RepRNA溶液搅拌2 h。程序的其余部分保持不变。

17. 透明质酸作为海藻酸钠的替代物，可用于修饰壳聚糖纳米粒子表面。因此，有可能省去TPP。此外，还可以利用糖结合物来修饰纳米颗粒表面，将特定的细胞表面或胞内受体靶向DC。

18. 使用前，NL124、DOG-CNE和NL10-CNE不需要在培养基中稀释。

致谢

感谢Markus Gerber和Samira Locher对RepRNA技术的帮助和支持，以及Brigitte Herrmann对DC研究的帮助；感谢Patrick Midoux和Laure Magrangeas-Janot在复合技术方面的帮助，Olivier Zelphati和Florent Poulges对脂质复合物技术的帮助，以及Kai Schulze对获得性免疫反应分析的帮助。这项工作由居里夫人协会Replixcel项目（251420）和欧盟FP7项目UniVax（HEALTH-F3-2013-60173）资助。

参 考 文 献

[1] Atkins GJ，Fleeton MN，Sheahan BJ（2008）Therapeutic and prophylactic applications of alphavirus vectors. Expert Rev Mol Med 10：e33

[2] Khromykh AA（2000）Replicon-based vectors of positive strand RNA viruses. Curr Opin Mol Ther 2：555-569

[3] Ljungberg K，Liljestrom P（2015）Self-replicating alphavirus RNA vaccines. Expert Rev Vaccines 14：177-194

[4] Lundstrom K（2002）Alphavirus-based vaccines. Curr Opin Mol Ther 4：28-34

[5] McCullough KC，Bassi I，Démoulins T，Thomann-Harwood LJ，Ruggli N（2012）Functional RNA delivery targeted to dendritic cells by synthetic nanoparticles. Ther Deliv 3：1077-1099

[6] Pijlman GP，Suhrbier A，Khromykh AA（2006）Kunjin virus replicons：an RNA-based, non-cytopathic viral vector system for protein production, vaccine and gene therapy applications. Expert Opin Biol Ther 6：135-145

[7] Rayner JO，Dryga SA，Kamrud KI（2002）Alphavirus vectors and vaccination. Rev Med Virol 12：279-296

[8] Frey CF, Bauhofer O, Ruggli N, Summerfield A, Hofmann MA, Tratschin JD (2006) Classical swine fever virus replicon particles lacking the Erns gene: a potential marker vaccine for intradermal application. Vet Res 37: 655-670

[9] Maurer R, Stettler P, Ruggli N, Hofmann MA, Tratschin JD (2005) Oronasal vaccination with classical swine fever virus (CSFV) replicon particles with either partial or complete deletion of the E2 gene induces partial protection against lethal challenge with highly virulent CSFV. Vaccine 23: 3318-3328

[10] Moser C, Stettler P, Tratschin JD, Hofmann MA (1999) Cytopathogenic and noncytopathogenic RNA replicons of classical swine fever virus. J Virol 73: 7787-7794

[11] Suter R, Summerfield A, Thomann-Harwood LJ, McCullough KC, Tratschin JD, Ruggli N (2011) Immunogenic and replicative properties of classical swine fever virus replicon particles modified to induce IFN-alpha/beta and carry foreign genes. Vaccine 29: 1491-1503

[12] Démoulins T, Milona P, Englezou PC, Ebensen T, Schulze K, Suter R, Pichon C, Midoux P, Guzman CA, Ruggli N, McCullough KC (2016) Polyethylenimine-based polyplex delivery of self-replicating RNA vaccines. Nanomedicine 12 (3): 711-722

[13] McCullough KC, Bassi I, Milona P, Suter R, Thomann-Harwood L, Englezou P, Démoulins T, Ruggli N (2014) Self-replicating replicon-RNA delivery to dendritic cells by chitosan-nanoparticles for translation in vitro and in vivo. Mol Ther Nucleic Acids 3: e173

[14] Tratschin JD, Ruggli N, McCullough KC (2008) Pestivirus replicons providing an RNA-based viral vector system. PCT/ EP2009/003892 WO 2009146867

[15] McCullough KC, Milona P, Démoulins T, Englezou P, Ruggli N (2015) Dendritic cell targets for self-replicating RNA vaccines. J Blood Lymph 5: 132. doi: 10. 4172/2165-7831. 1000132

[16] McCullough KC, Milona P, Thomann-Harwood L, Démoulins T, Englezou P, Suter R, Ruggli N (2014) Self-amplifying replicon RNA vaccine delivery to dendritic cells by synthetic nanoparticles. Vaccines 2: 735-754

[17] Banchereau J, Briere F, Caux C, Davoust J, Lebecque S, Liu YJ, Pulendran B, Palucka K (2000) Immunobiology of dendritic cells. Annu Rev Immunol 18: 767-811

[18] Medzhitov R, Janeway C Jr (2000) Innate immune recognition: mechanisms and pathways. Immunol Rev 173: 89-97

[19] Mellman I, Steinman RM (2001) Dendritic cells: specialized and regulated antigen processing machines. Cell 106: 255-258

[20] Steinman RM (1991) The dendritic cell system and its role in immunogenicity. Annu Rev Immunol 9: 271-296

[21] Steinman RM (2012) Decisions about dendritic cells: past, present, and future. Annu Rev Immunol 30: 1-22

[22] Steinman RM, Hemmi H (2006) Dendritic cells: translating innate to adaptive immunity. Curr Top Microbiol Immunol 311: 17-58

[23] Summerfield A, Horn MP, Lozano G, Carrasco CP, Atze K, McCullough K (2003) C-kit positive porcine bone marrow progenitor cells identified and enriched using recombinant stem

cell factor. J Immunol Methods 280: 113-123

[24] Carrasco CP, Rigden RC, Schaffner R, Gerber H, Neuhaus V, Inumaru S, Takamatsu H, Bertoni G, McCullough KC, Summerfield A (2001) Porcine dendritic cells generated in vitro: morphological, phenotypic and functional properties. Immunology 104: 175-184

[25] Kasza L, Shadduck JA, Christofinis GJ (1972) Establishment, viral susceptibility and biological characteristics of a swine kidney cell line SK-6. Res Vet Sci 13: 46-51

[26] Ruggli N, Tratschin JD, Mittelholzer C, Hofmann MA (1996) Nucleotide sequence of classical swine fever virus strain Alfort/187 and transcription of infectious RNA from stably cloned full-length cDNA. J Virol 70: 3478-3487

[27] Ruggli N, Summerfield A, Fiebach AR, Guzylack-Piriou L, Bauhofer O, Lamm CG, Waltersperger S, Matsuno K, Liu L, Gerber M, Choi KH, Hofmann MA, Sakoda Y, Tratschin JD (2009) Classical swine fever virus can remain virulent after specific elimination of the interferon regulatory factor 3-degrading function of Npro. J Virol 83: 817-829

[28] Ruggli N, Tratschin JD, Schweizer M, McCullough KC, Hofmann MA, Summerfield A (2003) Classical swine fever virus interferes with cellular antiviral defense: evidence for a novel function of N (pro). J Virol 77: 7645-7654

[29] Mayer D, Hofmann MA, Tratschin JD (2004) Attenuation of classical swine fever virus by deletion of the viral N (pro) gene. Vaccine 22: 317-328

[30] Lorenz RJ, Bogel K (1973) Laboratory techniques in rabies: methods of calculation. Monograph series. World Health Organization 23 (23): 321-335

[31] Bertrand E, Goncalves C, Billiet L, Gomez JP, Pichon C, Cheradame H, Midoux P, Guegan P (2011) Histidinylated linear PEI: a new efficient non-toxic polymer for gene transfer. Chem Commun (Camb) 47: 12547-12549

[32] Sharma R, Ghasparian A, Robinson JA, McCullough KC (2012) Synthetic virus-like particles target dendritic cell lipid rafts for rapid endocytosis primarily but not exclusively by macropinocytosis. PLoS One 7: e43248

[33] Python S, Gerber M, Suter R, Ruggli N, Summerfield A (2013) Efficient sensing of infected cells in absence of virus particles by plasmacytoid dendritic cells is blocked by the viral ribonuclease E (rns.). PLoS Pathog 9: e1003412

[34] Démoulins T, Bassi I, Thomann-Harwood L, Jandus C, Kaeuper P, Simon HU, von Gunten S, McCullough KC (2013) Alginate-coated chitosan nanogel capacity to modulate the effect of TLR ligands on blood dendritic cells. Nanomedicine 9: 806-817

[35] Démoulins T, Milona P, McCullough KC (2014) Alginate-coated chitosan nanogels differentially modulate class-A and class-B CpG-ODN targeting of dendritic cells and intracellular delivery. Nanomedicine 10: 1739-1749

[36] Thomann-Harwood LJ, Kaeuper P, Rossi N, Milona P, Herrmann B, McCullough KC (2013) Nanogel vaccines targeting dendritic cells: contributions of the surface decoration and vaccine cargo on cell targeting and activation. J Control Release 166: 95-105

[37] Liniger M, Summerfield A, Zimmer G, McCullough KC, Ruggli N (2012) Chicken cells sense influenza A virus infection through MDA5 and CARDIF signaling involving LGP2. J

Virol 86: 705-717

[38] Mittal A, Schulze K, Ebensen T, Weissmann S, Hansen S, Guzman CA, Lehr CM (2015) Inverse micellar sugar glass (IMSG) nanoparticles for transfollicular vaccination. J Control Release 206: 140-152

[39] Mittal A, Schulze K, Ebensen T, Weissmann S, Hansen S, Lehr CM, Guzman CA (2015) Efficient nanoparticle-mediated needlefree transcutaneous vaccination via hair follicles requires adjuvantation. Nanomedicine 11: 147-154

[40] Rharbaoui F, Drabner B, Borsutzky S, Winckler U, Morr M, Ensoli B, Muhlradt PF, Guzman CA (2002) The Mycoplasma-derived lipopeptide MALP-2 is a potent mucosal adjuvant. Eur J Immunol 32: 2857-2865

第四章
动物RNA复制子的跨衣壳包装病毒纳米疫苗的植物表达

Yiyang Zhou, Alison A. McCormick, Christopher M.Kearney

摘要

在本实验方案中,概述了如何在一级生物安全水平(BSL1)环境中生产活病毒纳米疫苗。以烟草花叶病毒(tobacco mosaic virus,TMV)外壳蛋白包装的动物病毒载体RNA可在植物中完全组装。将含有各组分的农杆菌培养物接种到烟草叶中,4 d后收获自组装的杂合纳米疫苗,并通过简单的聚乙二醇(PEG)沉淀纯化。病毒RNA载体来源于BSL1昆虫兽棚病毒(flock house virus,FHV),该病毒在人和动物细胞中复制但不系统播散。本章还提供了一种聚乙二醇纯化方案,用于收集和纯化这些疫苗,以便进行免疫试验。

关键词:跨衣壳包装,病毒疫苗,农杆菌接种,聚乙二醇纯化

一、前言

本系统包括一种RNA的复制型病毒疫苗。这比单一蛋白疫苗或病毒样颗粒疫苗(VLP)具有优势,因为病毒RNA复制会引发强烈的免疫激活[1-3]。为了避免使用完整的感染性病毒,编码在独立的遗传单元上的病毒外壳蛋白可用于反式包装载体RNA。以这种方式,复制的病毒RNA就可以在其到达靶细胞的过程中受到保护,并且可以作为纳米颗粒被吸收。烟草花叶病毒(TMV)是提供外壳蛋白以产生稳定纳米颗粒的极好候选者[4]。一种独特的包装序列(组装信号,Oa[5])可被TMV外壳蛋白识别,因此任何含Oa RNA序列[6-8]的RNA均可被TMV外壳蛋白跨衣壳包装。实验证明,TMV病毒粒子具有高度的稳定性[4],跨衣壳包装疫苗显示出较好的抗体应答和树突状细胞活化特性[6, 9]。

本系统中,烟草(*Nicotiana benthamiana*)被用来表达组装杂合纳米颗粒。基于植物的体内表达系统很好地解决了动物细胞系和细胞培养的高费用和生物安全问题。此外,通过使用BSL1昆虫病毒,即FHV,本系统可以在BSL1环境中完全独立包装疫苗,而不会引入任何内毒素或外来的人类病毒[6, 10]。FHV RNA1被用作疫苗病毒载体,在没有RNA2的情况下,RNA1亦可在植物和哺乳类动物细胞中复制且不会引起系统播散[11]。病毒RNA在植物细胞中的真实体内复制也克服

了在体外RNA合成中5'加帽效率低下的难题[8]。最后，一种未经纯化的原料植物材料很有可能直接用于兽医疫苗接种。

本实验方案利用农杆菌接种技术为植物组织中表达异源基因提供了一种快速方便的途径。将感兴趣的基因导入大肠杆菌穿梭载体中的T-DNA克隆框中，然后将穿梭载体转移到根癌农杆菌中，则农杆菌将很容易将T-DNA片段随机整合到植物染色体中[12]。与使用植物原生质体[13]或叶盘[14]从组织培养中再生整个植株相比，农杆菌接种使用的是整个非无菌植株的叶片[15]。由于在接种后一周内即可收获蛋白质，因此这被认为是一个瞬时的表达系统，而不是一个长期的表达系统。与长期表达的转基因植物相比，这样可以获得更高的产量、更快的建立表达系统和更少的维护。

笔者小组曾经报道过本系统成功应用于生产杂合FHV RNA跨衣壳纳米疫苗[8]。简言之（图4-1），一个非致病性、多宿主的BSL1 FHV[11,16-18] RNA被设计成含有TMV粒子的包装信号（组装起源于Oa）。狐尾草嵌纹病毒（foxtail mosaic virus，FoMV）是一种植物病毒，由于缺乏TMV Oa，其自身不能被外壳蛋白包裹，却能高水平表达TMV外壳蛋白。将这两个病毒组分引入分离的农杆菌接种物中，与基因沉默抑制基因p19（由农杆菌接种物中的35S启动子驱动[19]）共同递送到植物叶片。通过简单的聚乙二醇沉淀法在叶片组织中收集到了高度纯化的杆状纳米疫苗，表明TMV外壳蛋白成功地对FHV病毒RNA进行了跨衣壳包装。

以下描述了进行农杆菌接种和疫苗纯化的全部细节。基于植物表达除了可以

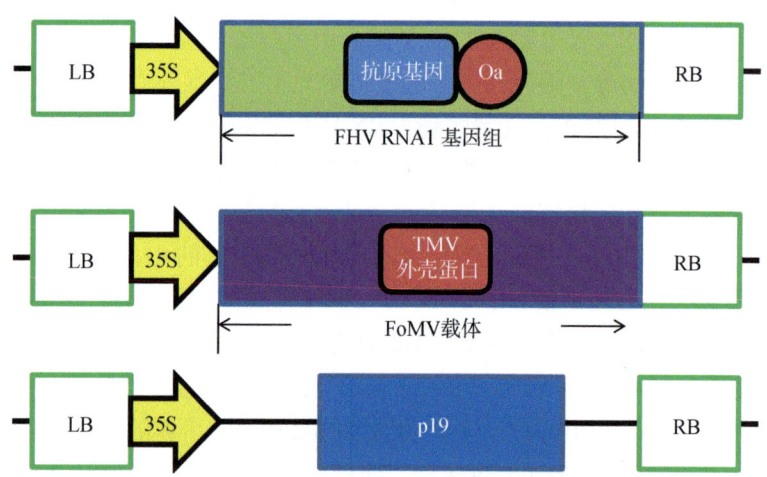

图4-1　农杆菌联合接种方案，用于生产跨衣壳包装疫苗

花椰菜花叶病毒35S启动子（35S）和终止子（未显示）位于病毒载体基因组或p19序列（下）两端。左侧（LB）和右侧（Rb）序列是为了将T-DNA插入到植物染色体上。FHV病毒载体上插入的TMV包装序列（Oa）能够被FoMV植物病毒载体表达的TMV外壳蛋白识别并跨衣壳包装

第四章 动物RNA复制子的跨衣壳包装病毒纳米疫苗的植物表达 73

包装FHV疫苗外，本方法利用TMV外壳蛋白可能亦可在植物中跨衣壳包装其他病毒疫苗。

二、材料

（一）农杆菌接种

1. 根癌农杆菌株：GV3101（见本章备注1）。
2. LB-琼脂平板：5g NaCl，5g 酵母膏，10g Bacto胰蛋白胨，每升15g 琼脂，含有适当的抗生素（见本章备注2）。
3. LB培养基：5g NaCl，5g 酵母膏，每升10g Bacto胰蛋白胨，含有适当浓度的抗生素（见本章备注2）。
4. L-Mesa培养基（LB-MES乙酰丁香酮）：20 mmol/L MES（pH7.5）和200 μmol/L 乙酰环酮（LB培养基中的最终浓度），并配以适当浓度的抗生素。在50 ml蒸馏水中加入5.33g MES一水合物，用KOH调节pH至5.7，制得0.5mol/L MES储备液。MES培养基可进行高压灭菌或无菌过滤。用二甲基亚砜（DMSO）溶剂制备0.1mol/L乙酰环酮储备液，并将其分成等份试样。乙酰环酮需要新鲜配制使用。
5. 诱导培养基：10 mmol/L $MgCl_2$，10 mmol/L MES（pH5.7）和200μmol/L 乙酰环酮（在蒸馏水中的最终浓度）（见本章备注3）。
6. 无针注射器（1 ml或3 ml）。
7. 植物宿主：烟草（见本章备注4）。

（二）纳米粒子的收集和纯化

1. Oak Ridge离心管。
2. 精细级搅拌机或研杵和研钵。
3. 病毒粒子提取缓冲液（1×）：50 mmol/L乙酸钠，0.86 mol/L NaCl（5%，w/v），0.04% 偏亚硫酸氢钠（w/v），用乙酸调节pH至5.0。
4. 50 mmol/L Tris-HCl，pH7.2。
5. 聚乙二醇（PEG）溶液：20%（w/v）PEG 8000溶液和20%（w/v）PEG/NaCl溶液。20%PEG和20%PEG/NaCl溶液均用PEG 8000制备。配制100 ml溶液，称20 g PEG 8000（或20 g PEG 8000和20 g NaCl），加入80 ml蒸馏水。放在60℃水浴并不断搅拌以帮助溶解，等到PEG完全溶解，加入蒸馏水至100 ml。20%PEG/NaCl溶液热时会分层，当溶液冷却至室温时分层将消失，旋转搅拌确保完全混合。两种溶液均可在4℃保存几周。但是建议使用新鲜溶液。
6. 磷酸盐缓冲液（10×）：分别制备0.1 mol/L Na_2HPO_4（pH9.0）和0.1 mol/L

KH$_2$PO$_4$（pH4.4），在烧杯中加入100 ml Na$_2$HPO$_4$缓冲液，用KH$_2$PO$_4$缓冲液调节pH至7.2（见本章备注5）。

三、方法

（一）农杆菌接种

以下步骤2～4必须在无菌罩（洁净工作台）中进行。使用的缓冲液容器、镊子、移液器和其他工具使用前必须用70%乙醇溶液擦拭。移液器吸头和Eppendorf管通过高压灭菌消毒。

1.构建含有FHV复制子和CP序列的质粒，经大肠埃希菌制备的质粒通过电穿孔转化农杆菌感受态细胞，并在含有抗生素的琼脂平板上涂板筛选（见本章备注6）。

2.用牙签从琼脂平板上轻轻挑取FHV载体（含有TMV装配信号Oa）的农杆菌克隆和表达TMV外壳蛋白的FoMV载体的农杆菌克隆，并转移到3 ml含有适当抗生素的LB肉汤培养基中。同时进行农杆菌35S/ p19的培养（见本章备注2）。

3.用28℃摇床培养，直到对数晚期或静止期（见本章备注7）。

4.孵育后，将农杆菌培养物制备成10%甘油储备液，并在-80℃储存以备将来使用。另外，将250 μl LB培养物加入5 ml L-MESA中培养，加入适当浓度的抗生素，孵育8～16 h后测量在600 nm波长处的OD（OD$_{600}$）值（见本章备注8）。

5.以4000×g离心10 min沉淀细胞，去除上清液后用5 ml诱导培养基彻底重悬沉淀（见本章备注9）。

6.重悬的细胞需要在室温下静置（不摇动）3 h至过夜（见本章备注10）。

7.轻轻混合含有Oa的FHV、含衣壳蛋白的FECT和35S/p19的等量接种物。用1～3 ml无针注射器从叶片下部渗透培养液进行农杆菌接种。在渗透的另一边，用戴手套的手指堵住洞（图4-2）（见本章备注4）。

8.如果将报告基因（如eGFP）用作FHV载体中的抗原序列（图4-1），则最早在接种后48 h就会检测到微弱的荧光，而"无外壳蛋白"的接种对照（仅接种FHV载体而不接种含外壳蛋白的载体）则发出更亮的荧光（图4-3）。这表

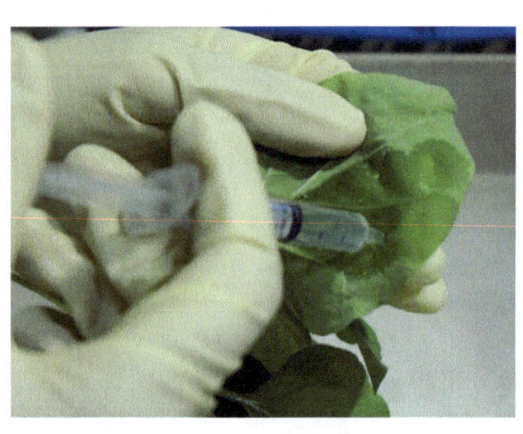

图4-2　农杆菌接种技术

无针注射器从背面接种烟草，缓慢推动让农杆菌溶液渗透到叶组织。戴手套的手指轻轻地阻挡并支撑叶片的另一面

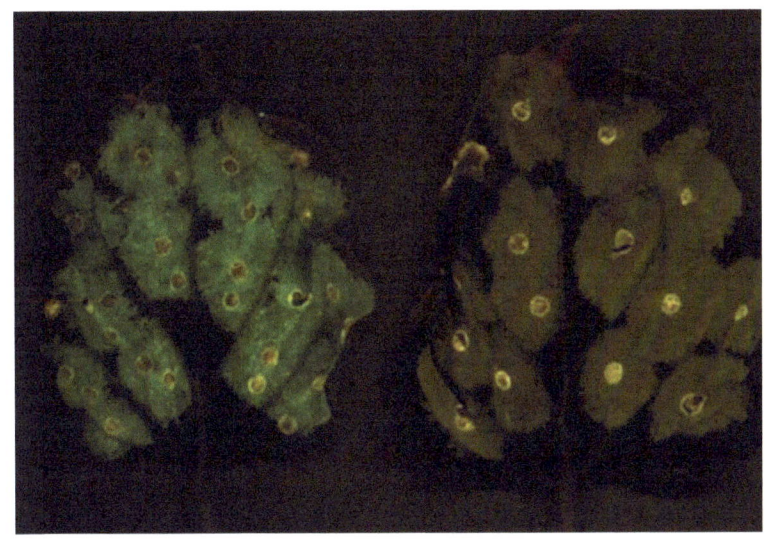

图 4-3 荧光减弱表明反式包装成功

左图：将 FHV 疫苗载体（含 TMV 包装信号 Oa）和携带 35S/p19 沉默抑制物农杆菌接种于叶片中，可见较强的 GFP 荧光。右图：当含有 CP 的载体与上述共培养物共接种时，荧光较弱，表明 RNA 载体模板被成功反式包装

明含有 Oa 的载体和含有 CP 的载体均接种成功（见本章备注 11）。保持植物继续生长 7 天，然后进行疫苗收集。

（二）病毒纳米疫苗的提取和纯化

除非另有说明，所有缓冲液都应预冷。所有操作在条件允许的情况下均应在冰上进行。

1. 收获接种的叶子，并切除含有较少细胞质且难以研磨的叶片中脉。记录新鲜叶组织的重量。将叶片组织与 2 倍体积（2 ml/g 鲜重）的病毒粒子提取缓冲液混合。用搅拌机将叶片彻底匀浆。

2. 通过四层纱布将匀浆好的材料倒入适当大小的烧杯中。尽量从纱布中挤出剩余的液体。测量 pH。可以留出少量液体用于 SDS 聚丙烯酰胺凝胶电泳（SDS-PAGE）分析（见本章备注 12）。

3. 用铝箔盖住烧杯口，用橡皮筋固定。把温度计插入烧杯。将烧杯置于 60℃水浴中 15 min。偶尔旋转烧杯（见本章备注 13）。

4. 在冰水浴中搅拌烧杯，使温度降至 15℃。将匀浆转移到 Oak Ridge 离心管中。记录每一管的体积。在冰上放置 15 min（见本章备注 14）。

5. 4℃，$6000\times g$ 离心 10 min，上清液应该几乎清亮。将上清液转入新的离心管中。记录体积。收集一份用于 SDS-PAGE 的样本（见本章备注 15）。

6. 将新配制的20%（w/v）PEG 8000加入到上清液中，使终浓度为4%（w/v），用于沉淀纳米颗粒。搅拌均匀，放置在冰上至少1 h（见本章备注16）。

7. 4℃，$10\,000\times g$离心10 min，小心去除所有残余的上清液，不要碰到下面沉淀的细胞。用一半体积的50mmol/L Tris-HCl（pH7.5）重悬沉淀（见本章备注17）。

8. 将重悬溶液于$10\,000\times g$离心10 min。将上清液收集到新的试管中，记录体积（见本章备注18）。

9. 再用20% PEG/20% NaCl溶液沉淀纳米颗粒，使最终浓度为4% PEG/4% NaCl。搅拌均匀，放置在冰上至少1 h。

10. 4℃，$10\,000\times g$离心10 min。按上述操作去除上清液。

11. 用适量的10mmol磷酸盐缓冲液重悬病毒颗粒。于$10\,000\times g$离心10 min并去除沉淀，澄清的纳米颗粒溶液可用于SDS-PAGE分析（见本章备注19）。

12. 可以选择进行第三轮PEG沉淀，以获得纯度更高或浓度更高的纳米颗粒，即重复步骤9～11。

13. 在动物实验之前，推荐用BCA蛋白测定法和SDS-PAGE分析来评估纳米颗粒疫苗的浓度和纯度。

四、备注

1. 也可使用其他根癌农杆菌菌株。然而笔者小组发现现有的菌株GV3101效果最佳。

2. 在先前的研究中[8]，农杆菌菌株GV3101含有利福平耐药基因和庆大霉素耐药基因。另外在FHV和FECT载体骨架编码的卡那霉素抗性基因也被插入到GV3101中。建议用三联抗生素对液体和固体培养物进行筛选，庆大霉素终浓度为25 μg/ml，卡那霉素为50 μg/ml，利福平为10 μg/ml。

3. 制备1mol/L $MgCl_2$储备液并灭菌。

4. 此时建议采用"无外壳蛋白"进行对照，方法是仅混合FHV和35S/p19接种物并单独接种植株或叶子。通过比较可发现植株与植株、叶与叶之间的差异。接种20天龄且带4～6个完全打开的叶子的植株可观察到最佳结果。20 d龄以上的植株FHV载体表达量显著降低。然而根据观察，FECT载体的表达似乎受植物年龄影响较小。植株应该在28℃、高湿度的室内生长，保持足够的照明、适当的施肥和浇水；过少和过度施肥、过度浇水的植株会显著降低载体表达量。

5. 这些缓冲液是10×。重新悬浮病毒颗粒时，应将其稀释到1×。

6. 带有目的基因的质粒应该插入到载体植物启动子和终止子序列之间（如花椰菜花叶病毒35S启动子和终止子[20]）。在以前的应用中[8]，病毒载体是基于CB301来源的质粒JL22[21]构建的。JL22[21]是一种小型双元载体，可以插入类

7. 通常摇床速度为 180～250 r/min，28℃，持续 16～24 h。当没有 28℃摇床时，室温孵育也可以，但需要较长的时间和更快的速度。均匀而致密的培养物对于农杆菌接种是最佳的，但这可能会产生一定程度的结块，从而影响重悬、OD 值的准确测量和叶片的接种。然而，蛋白质的最终产量很少会受到结块的影响。

8. 对于含有 FECT 和 35S/p19 的农杆菌接种物，OD_{600} 值为 0.6～0.8 时是最优的。低于 OD_{600} 值将会导致表达量减少。然而，对于含有 FHV 的农杆菌接种物 OD 值对其影响不大。据观察，OD_{600} 在 0.2～0.8 时，FHV 载体的目的蛋白表达水平变化不大，而更高的 OD 值可能会对植株细胞造成更大的坏死作用。

9. 上清液的去除必须尽可能彻底。或者去除上清液后额外增加一次洗涤步骤，即沉淀经 1mol/L $MgCl_2$ 重悬后，再离心并去除上清液。

10. 诱导培养基中的乙酰环酮可激活农杆菌的 DNA 转移活性[22,23]。因此，接种前必须进行孵育（不要摇动）。在本实验室中经过 4～6 h 的孵育一般即可获得较好的结果。如果需要的话，也可以孵育更长的时间直至过夜。

11. 推测荧光降低的原因是外壳蛋白与 FHV RNA 上 Oa 序列的过早结合阻止了 FHV 载体上报告基因的进一步表达[8]。

12. 匀浆混合物的 pH 应在 5.0 左右。然而，根据叶片的数量和所表达的蛋白质，pH 可能在 5.0～6.0。在此情况下，应通过浓 H_3PO_4 调节 pH 至 5.0。由于蛋白在匀浆中的浓度可能较高，pH 计可能反应缓慢，建议逐滴加酸并充分搅拌。

13. 60℃水浴有助于去除核酮糖 -1,5- 双磷酸羧化酶/加氧酶（rubisco）。

14. 匀浆可以通过刻度移液管转移到 Oak Ridge 离心管，并记录体积。如果没有 Oak Ridge 离心管，可以使用与转子和速度兼容的其他离心管。每管的匀浆体积不应过低，否则离心可能不会产生固体颗粒。

15. 如果上清液保持"浑浊"，并在上清液中可见大的颗粒，则可通过两层纱布过滤到离心管中收集。

16. 在冰上 1～2 h 后沉淀完全。然而，如果有必要，时间可以进一步延长至过夜。

17. 当无 Oak Ridge 离心管时，可使用低速管，在 $6000 \times g$ 下离心 45 min 至 1 h，去除上清液后再次离心。上清液可用吸管去除，也可用棉签吸掉。重悬溶液的 pH 应大于 7.2，否则用 NaOH 调节 pH 到 7.2 以上。

18. 本离心步骤最好在室温下进行。

19. 最终缓冲液的体积通常为原始匀浆体积的 3%～5%。但是，可以根据需要进行调整。如果澄清后的溶液看起来仍略呈绿色，则可通过过夜冷却和最大速度离心进行更彻底的澄清。

参 考 文 献

[1] Diebold SS, Kaisho T, Hemmi H, Akira S, Reis e Sousa C (2004) Innate antiviral responses by means of TLR7-mediated recognition of single-stranded RNA. Science 303: 1529-1531

[2] Lund JM, Alexopoulou L, Sato A, Karow M, Adams NC, Gale NW, Iwasaki A, Flavell RA (2004) Recognition of single-stranded RNA viruses by Toll-like receptor 7. Proc Natl Acad Sci U S A 101: 5598-5603

[3] Schwarz K, Storni T, Manolova V, Didierlaurent A, Sirard JC, Rothlisberger P, Bachmann MF (2003) Role of Toll-like receptors in costimulating cytotoxic T cell responses. Eur J Immunol 33: 1465-1470

[4] Fraile A, Escriu F, Aranda MA, Malpica JM, Gibbs AJ, Garcia-Arenal F (1997) A century of tobamovirus evolution in an Australian population of Nicotiana glauca. J Virol 71: 8316-8320

[5] Turner DR, Butler PJ (1986) Essential features of the assembly origin of tobacco mosaic virus RNA as studied by directed mutagenesis. Nucleic Acids Res 14: 9229-9242

[6] Smith ML, Corbo T, Bernales J, Lindbo JA, Pogue GP, Palmer KE, McCormick AA (2007) Assembly of trans-encapsidated recombinant viral vectors engineered from tobacco mosaic virus and Semliki Forest virus and their evaluation as immunogens. Virology 358: 321-333

[7] Sacher R, French R, Ahlquist P (1988) Hybrid brome mosaic virus RNAs express and are packaged in tobacco mosaic virus coat protein in vivo. Virology 167: 15-24

[8] Zhou Y, Maharaj PD, Mallajosyula JK, McCormick AA, Kearney CM (2015) In planta production of flock house virus transencapsidated RNA and its potential use as a vaccine. Mol Biotechnol 57: 325-336

[9] Kemnade JO, Seethammagari M, Collinson-Pautz M, Kaur H, Spencer DM, McCormick AA (2014) Tobacco mosaic virus efficiently targets DC uptake, activation and antigen-specific T cell responses in vivo. Vaccine 32: 4228-4233

[10] Lundstrom K (2003) Semliki Forest virus vectors for gene therapy. Expert Opin Biol Ther 3: 771-777

[11] Johnson KL, Ball LA (1999) Induction and maintenance of autonomous flock house virus RNA1 replication. J Virol 73: 7933-7942

[12] Francis KE, Spiker S (2005) Identification of Arabidopsis thaliana transformants without selection reveals a high occurrence of silenced T-DNA integrations. Plant J 41: 464-477

[13] De Buck S, Jacobs A, Van Montagu M, Depicker A (1998) Agrobacterium tumefaciens transformation and cotransformation frequencies of Arabidopsis thaliana root explants and tobacco protoplasts. Mol Plant-Microbe Interact 11: 449-457

[14] van der Meer IM (2006) Agrobacterium-mediated transformation of Petunia leaf discs. Methods Mol Biol 318: 265-272

[15] Liu Z, Kearney CM (2010) An efficient Foxtail mosaic virus vector system with reduced en-

vironmental risk. BMC Biotechnol 10: 88

[16] Selling BH, Allison RF, Kaesberg P (1990) Genomic RNA of an insect virus directs synthesis of infectious virions in plants. Proc Natl Acad Sci U S A 87: 434-438

[17] Dasgupta R, Cheng LL, Bartholomay LC, Christensen BM (2003) Flock house virus replicates and expresses green fluorescent protein in mosquitoes. J Gen Virol 84: 1789-1797

[18] Maharaj PD, Mallajosyula JK, Lee G, Thi P, Zhou Y, Kearney CM, McCormick AA (2014) Nanoparticle encapsidation of flock house virus by auto assembly of tobacco mosaic virus coat protein. Int J Mol Sci 15: 18540-18556

[19] Scholthof HB (2006) The Tombusvirus-encoded P19: from irrelevance to elegance. Nat Rev Microbiol 4: 405-411

[20] Odell JT, Nagy F, Chua NH (1985) Identification of DNA sequences required for activity of the cauliflower mosaic virus 35S promoter. Nature 313: 810-812

[21] Lindbo JA (2007) High-efficiency protein expression in plants from agroinfection-compatible tobacco mosaic virus expression vectors. BMC Biotechnol 7: 52

[22] Schrammeijer B, Beijersbergen A, Idler KB, Melchers LS, Thompson DV, Hooykaas PJ (2000) Sequence analysis of the vir-region from Agrobacterium tumefaciens octopine Ti plasmid pTi15955. J Exp Bot 51: 1167-1169

[23] Sheikholeslam SN, Weeks DP (1987) Acetosyringone promotes high efficiency transformation of Arabidopsis thaliana explants by Agrobacterium tumefaciens. Plant Mol Biol 8: 291-298

第二部分

非复制 mRNA 载体

第五章

RNActive®技术：稳定的和具免疫原性mRNA疫苗的生产与测试

Susanne Rauch，Johannes Lutz，Aleksandra Kowalczyk，Thomas Schlake，
Regina Heidenreich

摘要

开发有效的mRNA疫苗对mRNA的稳定性及诱导足够免疫刺激的能力方面提出了一些挑战，而且需要专业的技术平台来生产和检测。这一章主要介绍通过改变mRNA的序列和形成核酸-鱼精蛋白复合物的方法（RNActive®技术）来生产免疫原性增强的稳定mRNA。所采用的方法包括mRNA疫苗的合成、纯化和鱼精蛋白络合，以及在体内和体外评价疫苗质量和免疫原性的方法。

关键词：mRNA疫苗，RNActive®，鱼精蛋白络合，GC富集，佐剂，稳定mRNA

一、前言

mRNA疫苗相比传统疫苗具有许多优势：任何蛋白或者蛋白组合都可以通过递送最小的基因构架来实现，且其表达能够自我限制，安全性高。在接种者细胞中表达的抗原能够提供正确的蛋白修饰且无须复杂的蛋白质或粒子纯化步骤。然而，mRNA作为疫苗的应用一直受到分子不稳定、mRNA递送表达水平低和免疫刺激不足等因素的影响。为了克服这些问题，已经找到了若干种解决办法，其中一种将在下一章中介绍。本章中所述技术称为RNActive®，它是通过丰富mRNA中可读框（ORF）中鸟嘌呤和胞嘧啶（GC）的含量，以及引入调控元件［非翻译区和poly（A）尾］，从而提高翻译效率，延缓mRNA的衰减，达到对mRNA进行修饰的作用。重要的是，该mRNA由常规核苷酸组成，不需要化学修饰核苷酸的掺入。对mRNA序列修饰，可以提高mRNA在体外和体内的稳定性和蛋白表达[1]。为了增强其免疫刺激能力，该方法中的部分mRNA与鱼精蛋白（一种阳离子肽，能与核酸形成稳定的复合物）形成稳定的复合物。因此，最终疫苗由两部分组成：裸mRNA和mRNA-鱼精蛋白复合物。注射疫苗后，裸mRNA作为翻译模板，而鱼精蛋白mRNA复合物激发强的Toll样受体（TLR）活化[2,3]。mRNA疫苗作用模式的示意图如图5-1所示。利用这一技术，在癌症免疫治疗[4,5]和传

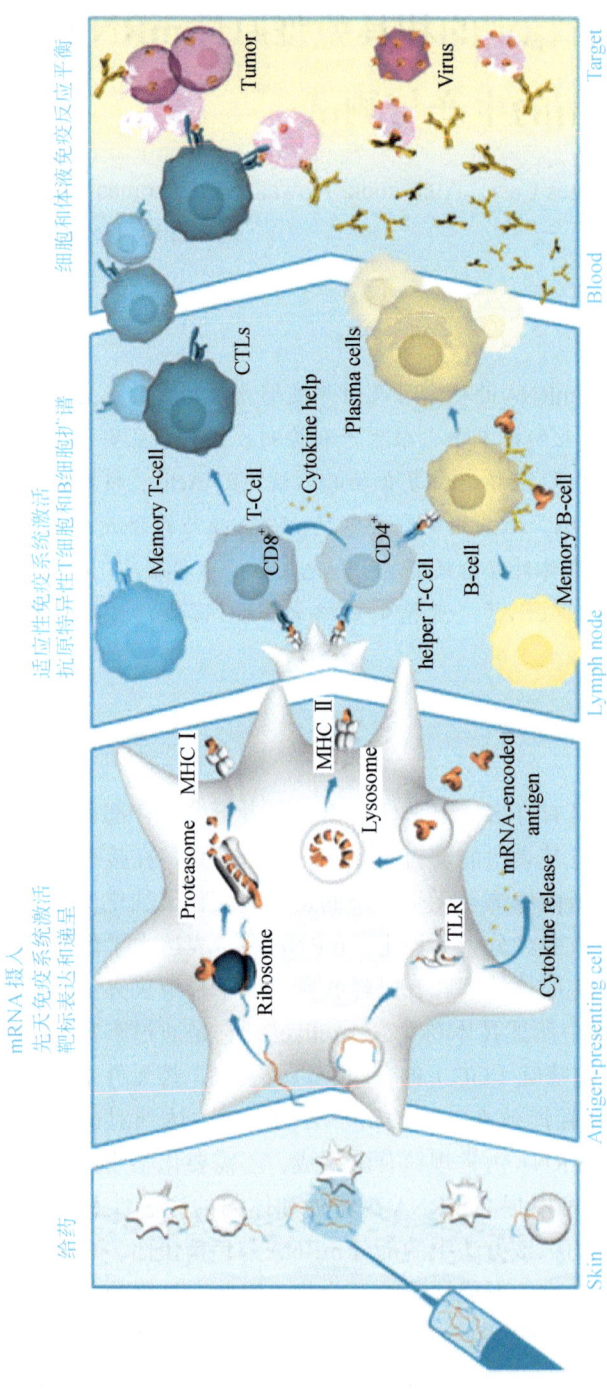

图 5-1　RNActive® 疫苗接种产生稳定的细胞和体液免疫反应

RNActive® 疫苗经皮内注射后，编码抗原的裸 mRNA 被多种细胞摄取并表达为蛋白质。mRNA-鱼精蛋白复合物被固有受体识别，如 Toll 样受体，从而激活了包括抗原递呈细胞（APC）在内的天然免疫系统。激活后的 APC 递呈来源自 MHC-Ⅰ或 MHC-Ⅱ受体上内源表达或吞噬抗原的多肽，从而有效启动获得性免疫系统，扩增抗原特异性 T 和 B 细胞，引起细胞和体液免疫应答染病疫苗[6]领域都取得了令人鼓舞的成果。

下一章将介绍RNActive®疫苗的生产和鱼精蛋白复合物的形成，以及它们的应用和相关的功能测试方法。

二、材料

（一）培养基

Opti-MEM®培养基（Gibco），X-Vivo 15（Lonza）无血清培养基，α-MEM完全培养基（含10%胎牛血清、1%双抗、1% L-谷氨酰胺、10 mmol/L HEPES、50 μmol/L β-巯基乙醇。

（二）试剂

RNA酶清除试剂：RNase-ExitusPlus™；乳酸林格液；Lipofectamine®2000（Invitrogen）；100 mg/ml盐酸氯胺酮溶液；2%甲苯噻嗪。

D-荧光素钠盐：取1 g溶于50 ml杜氏磷酸盐缓冲液中，无菌过滤器过滤（0.2 μm过滤器），分装成1 ml等份试样，于-80℃避光保存。

编码 *Photinus pyralis* 荧光素酶（PpLuc）的mRNA；Beetle-Juice BIG试剂盒。

QuantiLum®重组荧光素酶；碱性裂解缓冲液：Tris-HCl（25 mmol/L），EDTA（2 mmol/L），甘油[10%（w/v）]，Triton X-100[1%（w/v）]；PpLuc。

稀释缓冲液：（在碱性裂解缓冲液中制备）乙酰化牛血清白蛋白（BSA）（1 g/L），二硫苏糖醇（DTT）（2 mmol/L）。

包被缓冲液：15 mmol/L Na_2CO_3，15 mmol/L $NaHCO_3$，0.02% NaN_3，pH9.6。

封闭缓冲液：含0.05%吐温-20的PBS（pH7.4），1% BSA，0.02% NaN_3。

不含NaN_3的封闭缓冲液：含0.05%吐温-20的PBS（pH7.4），1% BSA，无菌过滤；洗涤缓冲液：含0.05%吐温-20的PBS（pH7.4）；四甲基联苯胺（TMB）。

20%硫酸（H_2SO_4）。

Permwash：含0.5% BSA的1×PBS，0.1%皂苷，0.02% NaN_3。

PFEA：含2%胎牛血清的1×PBS，2 mmol/L EDT，0.01% NaN_3。

佛波酯（phorbol 12-myristate 13-acetate，PMA）/离子霉素；刺激物（如HA）：甲型甲感（H1N1）肽混合物（0.5 μg/ml），流感HA肽1（461~469）LYEKVKSQL（5 μg/ml），流感HA肽2（518~526）IYSTVASSL（5 μg/ml），重组蛋白A/California/07/09重组蛋白（2.5 μg/ml）；Visine Intensiv。

（三）仪器

U-100胰岛素0.5 ml注射器：BD Micro Fine™＋，0.30mm（30G）×8mm；

1 ml Sub-Q注射器：BD Plastipak™，26G×½"（0.45 mm×12.7 mm）；动物剪刀 ISIS GT 420；带控制单元的加热仪；IVIS Lumina Ⅱ系统；Living Image®软件；Synergy™HT酶标仪；组织破碎仪；LIA 96孔板；96孔ELISA板（无色平底，Maxisorp）；ELISA板酶标仪（Tecan Sunrise）。

三、方法

（一）mRNA合成

最近报道了一种详细的合成mRNA的方法[7]。虽然报道的方法使用的是修饰的核苷酸，但它也可以用于合成的未修饰的mRNA。此外，大多数实验步骤是利用商业化的试剂盒，其中的说明书提供了关于实验方法的详细信息。因此，以下大纲着重于对关键步骤的解释，目的是提供有用的注释。

1.体外转录对DNA模板序列的最低要求是具有T7、T3或SP6启动子和感兴趣的基因。为了有效翻译，翻译起始点应该尽可能接近Kozak共有序列（A/GCCATGG；起始密码子）。使用5'和（或）3'非翻译区元件可以进一步改善蛋白质表达。在这里，广泛使用的珠蛋白序列是一个良好的开始[8]。同样，也可以使用感兴趣基因的天然mRNA序列。此外，编码poly（A）尾的模板可以作为酶促多聚腺苷酸化的替代（见步骤7）。重要的是，如果使用质粒DNA作为模板，则mRNA序列后面应该有一个独特的限制性位点（见步骤3）。

2.体外转录的DNA模板可以通过选择标准方法生成（见本章备注1）。重点应放在使用高质量的DNA试剂，比如若以质粒DNA为模板，所选择的方法应保证材料中不含内毒素。

3.为了避免不想要的序列污染mRNA，环状DNA必须使用限制性内切酶线性化，限制性内切酶可以直接切掉假定的mRNA序列的下游（见本章备注2）。如果一个线性模板的下游及mRNA末端与预期的不一致，则也应该以类似的方式切割。

4.线性化DNA经酚-氯仿提取，沉淀纯化。

5.对于体外转录，可以使用诸如CellScript或ThermoFisher等供应商的RNA转录试剂盒。如果用共转录代替酶（见步骤7）加帽，rGTP必须被转录组合中的帽状模拟物部分替代（见本章备注3）。RNA合成完成后，用不含RNase的DNase消化去除模板DNA是很重要的。

6.少量的RNA可以被纯化用于进一步的酶处理（见步骤7），最简便的方法是使用旋转柱层析纯化（Qiagen，Macherey-Nagel）。超过柱容量的样本可以通过LiCl沉淀来纯化。

7.如果在体外转录过程中RNA没有被加帽，可用CellScript的加帽系统和2'-

O-甲基转移酶试剂盒,用酶促方法生成cap1结构。如果要酶促加入poly(A)尾,则可使用酵母(USB)或细菌poly(A)聚合酶试剂盒(如CellScript)。如果RNA被两种酶修饰,根据步骤6,在聚腺苷酸化之前,应该纯化加帽产物。

(二)mRNA纯化

在完成mRNA的合成后,制备mRNA疫苗之前,必须除去制剂中的杂质。污染物可能会降低mRNA疫苗的活性,或引起不良生物学效应。此外,它们可能导致生产批次的差异,使结果不可信。

LiCl沉淀可能通过辅以苯酚/氯仿萃取,其通常能很好地清除大部分污染物,如蛋白质、DNA和非结合核苷酸。旋转柱层析可以去除少量的失败转录本,但只能用于纯化少量的mRNA。总之,强烈推荐使用高效液相色谱法(HPLC)进行mRNA的纯化。HPLC不仅可以去除所有上述污染物,而且具有清除体外转录反应中可能出现的更大失败转录本的潜力。最近有关杂志报道了一种详细的HPLC纯化mRNA的方法[9]。

(三)鱼精蛋白制剂

良好的疫苗既能提供抗原又能刺激天然免疫系统,如佐剂。虽然mRNA能够与各种细胞受体相互作用,引起细胞因子的分泌和天然免疫系统的激活,但是就疫苗而言,mRNA本身可能并不能够引起足够的免疫刺激作用[10]。这里介绍的RNActive®疫苗,它包含mRNA与鱼精蛋白的络合物,可作为免疫刺激组分[11]。

1.将鱼精蛋白溶于乳酸林格液中。

2.搅拌下,缓慢地将鱼精蛋白-乳酸林格液加入到一半量的mRNA中,直到mRNA和鱼精蛋白的质量比达到2∶1。

3.将溶液继续搅拌10 min,以确保形成稳定的络合物。

4.加入剩余的一半游离mRNA,并稍加搅拌。

5.用乳酸林格液调节疫苗的最终浓度。

(四)转染

mRNA转染细胞后,其编码的抗原蛋白的表达可以通过流式细胞术(膜结合蛋白或细胞质蛋白)、蛋白质印迹法(Western 印迹法)或ELISA(分泌蛋白质)来检测。在此,介绍一个mRNA转染的详细实验方案。下列实验中的所有数量均适用于6孔板的转染。如果使用其他板式,请相应地调整所使用的所有材料。

1.在第0天,HEK 293T细胞以$5×10^5$/孔的浓度接种于6孔板中,以确保转染当天（第1天）70%～90%的融合率。

2.转染采用2μl Lipofectamine®试剂与1μg RNA的比例，用1μg和2μg mRNA转染细胞。做2个平行孔。

3.转染当天，用Opti-MEM培养基制备适量的Lipofectamine®试剂，室温孵育5 min。

4.用Opti-MEM培养基分别稀释1 μg和2 μg mRNA。如有需要，预稀释mRNA到0.5 μg/μl。将Lipofectamine®试剂和Opti-MEM稀释后的mRNA按1∶1比例（v/v）轻度混合，总体积为500 μl，室温下孵育20 min。

5.用500 μl含谷氨酰胺的无FBSDMEM培养基洗涤细胞两次。细胞内加入2 ml DMEM。

6.在每个孔中加入500 μl的mRNA-脂质复合物，轻轻混合。

7.细胞在37℃ CO_2培养箱中孵育4～6 h。

8.孵育后，用2 ml含10% FBS的新鲜DMEM培养基替换培养基。

9.将细胞在CO_2培养箱中37℃孵育24～48 h，为了确定蛋白质的表达水平，分析这两个时间点是有用的。

10.根据mRNA编码蛋白的细胞定位，收集细胞（膜结合蛋白和细胞内蛋白）或上清液（分泌蛋白质），并通过流式细胞术、Western印迹法或ELISA对其进行分析（见本章备注4）。图5-2为典型的流式细胞仪直方图，从图中可以看到，mRNA转染后，H1N1流感病毒HA蛋白在293T细胞中的表达。

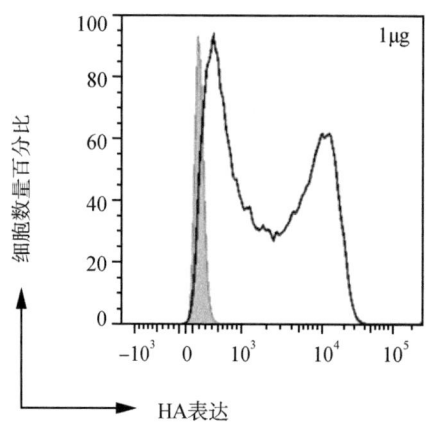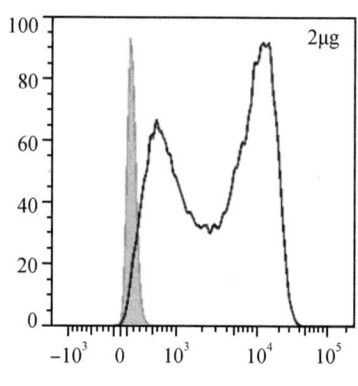

图5-2 mRNA转染后，H1N1流感病毒的HA蛋白在HEK 293T细胞中的表达

将HEK 293T细胞用1μg（左侧黑线）或2μg编码HA蛋白的mRNA转染（右侧黑线）。转染24 h后收集细胞，用流式细胞仪检测HA的表达。模拟转染细胞作为阴性对照（填充直方图）

（五）体外刺激

RNA可通过细胞内受体（如TLR7、TLR3）和细胞质（RIG-Ⅰ、MDA-5）受体识别，从而诱导促炎细胞因子的产生。人外周血单个核细胞（PBMC）表达两种受体，可用于体外检测mRNA疫苗的刺激能力。

1. 在无菌条件下，从全血中分离PBMC，或使用冷冻PBMC（见本章备注5）。计数细胞。

2. 用温的X-Vivo 15培养基（含1%青霉素-链霉素）稀释PBMC至2×10^6/ml。倒转试管3次以混合。

3. 将细胞悬液倒入无菌组织培养盘中。采用多通道移液器，在96孔板中每孔加入100 μl细胞悬浮液（2×10^5个细胞）。

4. 盖上盖子，把板放在37℃培养箱中培养1～4 h。

5. 孵育后，加入100 μl一定浓度的刺激剂。将mRNA稀释至40 μg/ml，加入mRNA和阳性对照（见本章备注6），加入100 μl的细胞悬浮液（每孔的终体积为200 μl）。将PBMC在没有刺激物的培养基中孵育，并作为阴性对照测定其细胞因子的生成。每个样本测试3次。

6. 用吸管吹吸使混合。将盖子盖在培养板上，在37℃（加湿/5% CO_2）孵育16～24 h。

7. 用多通道移液器将无细胞上清液180 μl转移到96孔圆底板上。上清液可以直接使用，也可以在-20℃冷冻备用。

8. 用ELISA或流式细胞小球微陈列术（CBA）检测上清液中的细胞因子/趋化因子的生成（如TNF、IFN-α、CXCL10）。图5-3显示了采用不同mRNA疫苗制剂刺激PBMC后上清液中TNF的浓度。

（六）皮内注射和肌内注射

皮内注射和肌内注射已成功地应用于mRNA疫苗并能够诱导强的免疫反应[6, 12]。皮内给药的优点是抗原在表皮（如朗格汉斯细胞）和真皮（如皮肤树突状细胞、巨噬细胞）的抗原递呈细胞附近表达，而肌内注射的优点是使用简单。mRNA疫苗的其他给药途径包括鼻内给药[13]或全身给药[14]。

1. 腹腔麻醉

（1）计算小鼠盐酸氯胺酮的用量［氯胺酮盐酸盐（100 mg/ml）1 μl/g体重］及甲苯噻嗪［甲苯噻嗪（2%）0.5 μl/g体重］的需要量。用无菌的1×PBS制备麻醉剂到总体积为5 μl/g体重。

（2）在Falcon管中混合组分，颠倒几次，用1 ml Sub-Q注射器吸取所需体积混合液。

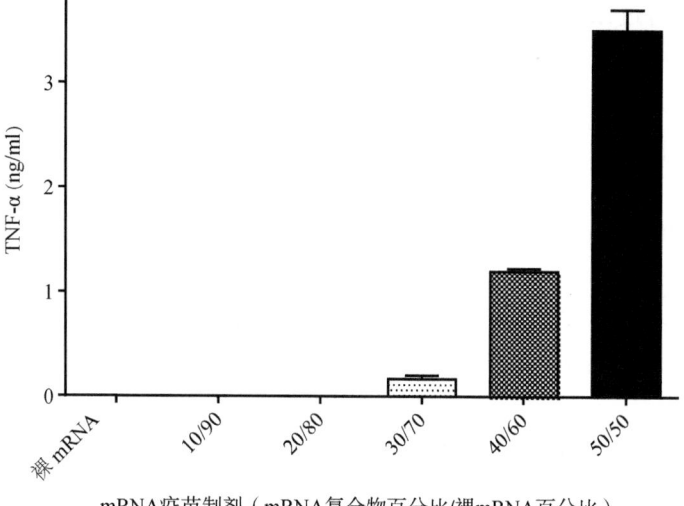

图5-3 以不同mRNA疫苗制剂体外刺激PBMC

RNActive®疫苗是由鱼精蛋白复合物mRNA（组分1）和裸mRNA（组分2）组成的双组分疫苗。用40 μg的不同剂型（组分1百分比组分2百分比）刺激PBMC。刺激24 h后，收集上清液，用ELISA法检测TNF的表达

（3）用一只手抓住小鼠的尾根部，将小鼠放在笼盖上。

（4）另一只手的拇指和示指抓住小鼠颈部和背部的皮肤褶皱，用手掌和环指握住小鼠尾根部。可以把小鼠左后腿固定在环指和小指之间。

（5）稍微后倾固定的小鼠头部，使其低于身体，便于后端升高。

（6）将1 ml Sub-Q注射器的针头插入小鼠腹部左下方，腹部表面与针头成10°～30°。

（7）腹腔注射麻醉药5 μl/g体重，麻醉小鼠。之后将Visine Intensiv 滴到双眼，以防其眼部干燥。将不带盖的笼子放置在加热的操作垫上，将其设置为39℃，维持1 h。

2. 背部皮内注射

（1）用0.5 ml胰岛素注射器，吸取溶液（按每只小鼠100 μl mRNA溶液）（见本章备注7）。盖好注射器针帽。含mRNA溶液的注射器可在室温下保存，直至使用。

（2）按照上述方法麻醉小鼠。

（3）将要注射的区域（图5-4A）剃毛。

（4）将小鼠放在一张桌子上，将要注射的区域（通常是背部）朝上。

（5）使用直镊子拉起一个凸出皮肤0.5mm以上的褶皱，如图5-4B所示。

（6）用0.5 ml胰岛素注射器，刺穿非常接近表面皮肤的褶皱。

（7）将针头与镊子平行，针头斜面朝上，使针头的一半插入皮肤（图5-4C）。注意针不能刺穿褶皱的另一边皮肤。如果发生这种情况，则重新定位，将针插入另一个不同的位置。

（8）取出镊子，用针挑起并保持皮肤的褶皱形状，如图5-4D所示。

（9）缓慢地注入溶液（每个注入点最大量25 μl），以便形成一个水泡，如图5-4E所示。注射溶液时必须感受到阻力。如果感觉不到阻力，则取出针头，重新开始（见本章备注8）。

（10）可以注射多处，但注射水泡应该至少有1cm的间隔。

（11）把小鼠放回笼内，将Visine Intensiv滴在其双眼上，然后将无盖的笼子在加热的操作垫上放置1 h。

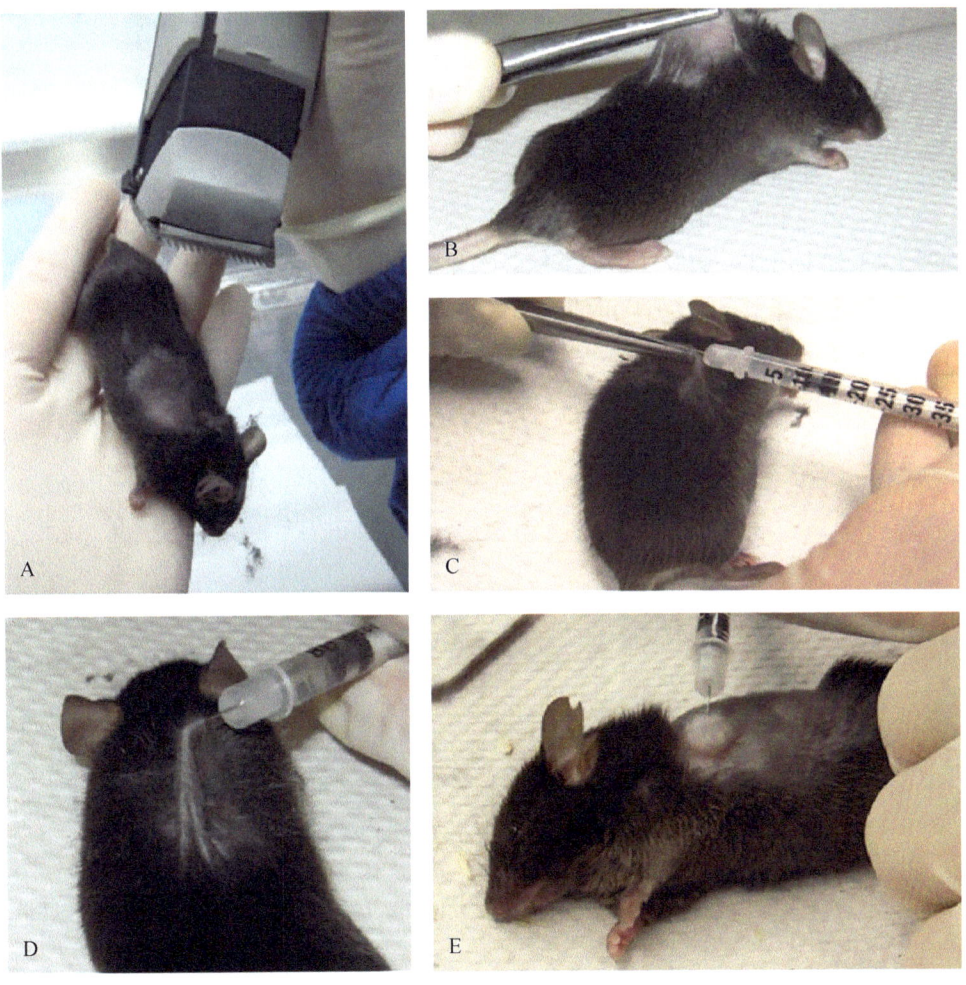

图5-4　皮内注射

3. 肌内注射

（1）按上文所述方法，麻醉小鼠，并将小鼠背部朝下放置。

（2）用棉签，蘸取70%乙醇擦拭小鼠腿部。

（3）用拇指和示指轻轻地将小鼠后腿拉直。

（4）用中指固定小鼠。

（5）将针插入小鼠胫骨后肌中部。

（6）注射RNA溶液。胫骨肌内注射剂量为每一注射部位25 μl。

（七）活体成像检测皮内注射荧光素酶mRNA后荧光素酶的表达

编码荧光素酶的mRNA是检测体内mRNA表达的有效工具，可用于比较不同mRNA制剂的转染效率或可视化mRNA的靶向。皮内注射荧光素酶mRNA后，可测量其表达动力学指标（图5-5）。

（1）用BALB/c小鼠进行皮内注射。小鼠麻醉和剃毛方法如上所述。

（2）将编码PpLuc的裸mRNA用乳酸林格缓冲液配制，在皮内注射或者肌内注射时，每个部位注射5 μg mRNA。如果进行皮内注射，可以在小鼠背部的4个部位注射，如图5-5所示。

（3）在注射24 h后或在多个时间点检测荧光素酶的表达，如图5-5所示。

（4）如上所述，腹腔注射盐酸氯胺酮和甲苯噻嗪混合物麻醉小鼠。

（5）腹腔注射（ip）150 μl的荧光素溶液（20 g/L）（ip，3 mg/150 μl）。

（6）注射荧光素10 min后，用IVIS Lumina Ⅱ系统进行光学成像。

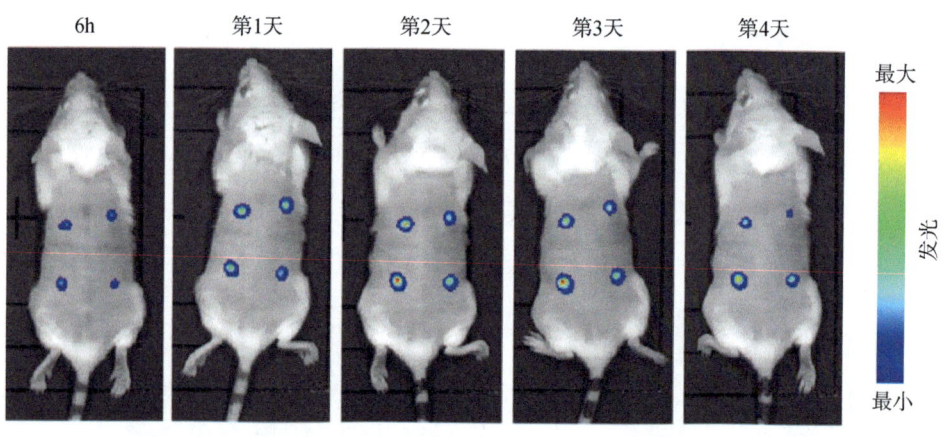

图5-5　皮内注射后荧光素酶在体内的表达

向BALB/c小鼠在4个位点皮内注射，每个位点含有10μg荧光素酶编码mRNA。在不同时间点注射荧光素酶后，通过体内成像法检测荧光素酶的表达

（八）组织裂解液中荧光素酶表达的检测

除了体内成像外，还可以在组织裂解物中测量编码荧光素酶mRNA的表达。

1. 制备PpLuc测量缓冲液和PpLuc标准品（见本章备注9）

（1）按照操作手册，制备包括D-荧光素酶和ATP的Beetle-Juice。等分试剂，在-20℃/-80℃储存。

（2）用PpLuc稀释缓冲液稀释PpLuc至终浓度为100 ng/ml（1.64nmol/L）。冷冻25 ml等分试剂。-80℃储存。

2. 组织样本的制备

（1）将小鼠安乐处死，将注射部位剃毛。

（2）准备皮肤或肌肉组织，放置在含有金属珠的2 ml Eppendorf管中（见本意备注10）。

（3）将Eppendorf管冻结在液氮中，-80℃储存。

3. 组织裂解液的制备

（1）在-20℃放置组织裂解器摇床盒30 min。

（2）在室温下，于10 ml基础裂解缓冲液中加入20 μl DTT和100 μl苯甲基磺酰氟（PMSF）。

（3）将带金属珠子的冷冻组织标本放入组织裂解液中，以30 Hz的频率分别对皮肤和肌肉组织匀浆3 min和2 min。

（4）皮肤样品中加入600 μl的裂解缓冲液，肌肉样品中加入800 μl，在30 Hz下再匀浆4 min。

（5）在15 000 r/min，4℃下离心10 min。

（6）将上清液转至新的Eppendorf管，冷冻待用。

4. 用样品和Ppluc标准品制备LIA板

（1）解冻PpLuc测量缓冲液，用铝箔包裹管子。在整个测量过程中，确保缓冲液处于室温（20～25℃）。

（2）将白色的LIA板底部放置在冰上待测。

（3）解冻组织溶解物，涡旋振荡。将样品放在冰上。

（4）每个样品取50 μl转移到LIA板上。第一块板的前8孔留空，作为PpLuc标准品对照和空白对照。

（5）用滴定法测量PpLuc标准品。吸取50μl乙酰化BSA（20 g/L）加入到Eppendorf管，加入2 μl的DTT（1mol/L）和948 μl基础裂解缓冲液。涡旋振荡Eppendorf管。准备3支Eppendorf管，分别加入180 μl的PpLuc稀释缓冲液。吸取20 μl 100 ng/ml PpLuc标准品加入到第1支Eppendorf管中，混合并吸取20μl转至下一支Eppendorf管。使3支Eppendorf管中PpLuc浓度分别为10 ng/ml、1 ng/ml和

0.1 ng/ml。

(6)将每个标准品取50 μl和等量PpLuc稀释缓冲液依次转移到LIA板上。

(7)立即使用合适的设备进行测量,如Plate Reader Synergy™ HT。

(九)小鼠预防性疫苗接种

(1)按照Petsch等[6]关于编码流感血凝素mRNA的制备方法,通过T7聚合酶的体外核转录终止分析法(in vitro run-off transcription)制备编码抗原的mRNA。

(2)根据计划分析的要求选择小鼠品系。

(3)按照上文所述的皮内注射方法,麻醉小鼠和剃毛。

(4)用100 μl乳酸林格缓冲液稀释80μg编码抗原的mRNA(见本章备注11)。

(5)如上文所述,在小鼠背部4个部位进行皮内注射。用量为每个注射部位20 μl。

(6)在初次免疫后21 d用相同量的RNA进行加强免疫。如果需要,21 d后再进行第二次加强免疫。

(7)通常通过如下所述的细胞内细胞因子染色和流式细胞术在加强免疫后7 d分析脾细胞的T细胞应答。脾细胞也可以在稍后的时间点制备。但是,这将降低抗原特异性T细胞的产生频率,因为T细胞应答已经处于减弱阶段。

(8)可以按下文所述检测小鼠血清中的抗体反应。因此,血液样本通常是在初次免疫后21 d和增强疫苗接种后14 d采集。

(十)评估mRNA疫苗的免疫原性

1. ELISA mRNA疫苗的免疫原性可以通过检测疫苗诱导的抗体效价来评估。为此,应进行ELISA,以确定能够结合到特定抗原的抗体滴度。重要的是,ELISA将检测所有的结合抗体,其中包括抗原和能够中和目标病毒的抗体。

病毒中和抗体是一种能够直接抑制病毒传染的功能性抗体,可以介导对多种病原性病毒的保护。为了分析这一抗体子集,需要测定病毒中和滴度(VNT)。根据病毒的不同,VNT的测定通常是通过菌斑试验来完成的,它评估了血清抑制病毒的致细胞病变(CPE)能力;如果病毒不溶解,可通过免疫荧光染色或基于细胞的报告基因检测来评估。测定血清功能效价的一个特例是血凝抑制试验(HI),它检测血清阻断红细胞受体与某些病毒(如流感病毒)表面血凝素糖蛋白结合的能力。这种检测不是病毒中和的直接试验,而是监测血清阻断病毒受体结合的能力。

下面描述的ELISA对血清IgG滴度是特异性的,但可以通过选择不同的检测抗体来检测从血清或黏液中分离出的所有抗体。为了评估mRNA疫苗的免疫原性，应分析疫苗接种后的不同时间点。通常，最高的抗体滴度可出现在最后一次接种2周后。

（1）选择合适的包被试剂。理想情况下，使用作为疫苗的mRNA编码的蛋白质包被。如果抗原编码病毒表面抗原，灭活病毒也可用于包被。

（2）按照每板所需的包被试剂浓度，准备11 ml的包被缓冲液。当包被试剂的最佳浓度未知时，通过试验确定合适的浓度。

（3）使用多通道移液器，吸取100 µl的包被溶液加入到96孔板的每个孔中。

（4）盖上盖子，用Parafilm膜包好，4℃下孵育过夜。

（5）弃去溶液，并在纸上轻拍几次板，以除去所有残留的液体。

（6）用200 µl的洗涤缓冲液洗板3次。每次清洗完毕后，除去所有残留液体。

（7）使用多通道移液器，每孔加入200 µl封闭液。

（8）盖上盖子，用Parafilm膜包好，37℃孵育2 h。

（9）弃去溶液并除去所有残留液体。

（10）用于检测1∶50血清稀释度：对于每种待测血清，在A行的孔中加入122.5 µl封闭缓冲液，并在B-H行下一行中移取100 µl缓冲液。在A行的孔中移取2.5 µl血清，并通过吸放混合均匀。从A行转移25 µl到B行。上下混合均匀，剩余行重复上述操作。在H行，仔细混合，在最后的稀释步骤中丢弃25 µl溶液。如有必要，调整开始稀释浓度和稀释步骤。始终要有一个加有封闭液的孔，作为每个板的背景对照。

（11）盖上盖子，在室温下孵育2～4 h。

（12）丢弃溶液并去除残余液体。

（13）用200 µl的洗涤缓冲液洗板3次。每次清洗完毕后，除去所有残留液体。

（14）准备11 ml不含NaN_3的封闭缓冲液，以及每板检测项目要求的相应检测抗体。

（15）使用多通道移液器，每孔加入100 µl稀释后的抗体。

（16）盖上盖子，在室温下孵育1～1.5 h。如果使用生物素偶联的检测抗体来检测，然后与HRP-链霉亲和素孵育，则在200 µl洗涤缓冲液中洗涤3次，并在室温下用不含NaN_3的HRP-链霉亲和素封闭缓冲液孵育30 min。

（17）弃去上清液并去除所有残留液体。

（18）用200 µl的洗涤缓冲液洗板3次。每次清洗完毕后，除去所有残留液体。

（19）在每孔中加入100 µl TMB底物，于室温下孵育。当血清孔开始变蓝或按照厂家说明书发生变化时，每孔加入100 µl 20% H_2SO_4以停止反应。

（20）在波长450 nm下测定吸光度值（见本章备注12）。

2. 细胞内细胞因子染色（ICS） 一种测定疫苗有效性的重要方法是分析抗原特异性T细胞。这种方法可以通过检测细胞内细胞因子染色来实现。在mRNA疫苗方面，$CD4^+$和$CD8^+$ T细胞的应答通常都可以检测到。为此，实验分析效应细胞$CD4^+$和$CD8^+$ T细胞在抗原特异性刺激下细胞内细胞因子的产生，特别是IFN-γ、TNF和IL-2。$CD8^+$ T细胞可被8～10个氨基酸的多肽刺激，而$CD4^+$ T细胞的刺激则可用长度约为15个氨基酸的蛋白质或肽进行。如果要同时刺激$CD4^+$和$CD8^+$ T细胞，则可使用具有重叠的15肽的肽库。

（1）脾细胞计数（无论是刚分离出来的还是从冷冻样本中分离出来的）（见本章备注13）。

（2）每个样本每个孔吸取$2×10^6$个细胞，加入到96孔圆底板中，注意板布局。对于冷冻细胞，可选择使用3个孔，每个孔$2×10^6$个细胞。另有1个孔加入PMA/离子霉素作为阳性对照，1个孔加入未染色细胞。

（3）用α-MEM完全培养基将刺激剂稀释至合适的浓度，其中内含终浓度为2.5 μg/ml的α-CD28。

（4）用α-MEM完全培养基制备PMA/离子霉素溶液（终浓度为PMA 5 ng/ml，离子霉素500 ng/ml）作为阳性对照。

（5）离心板（500 r/min，4℃，3 min），弃去上清液，用多通道移液器上下吸移或轻度涡旋振荡重悬细胞。

（6）吸取200 μl的刺激剂和α-CD28抗体或PMA/离子霉素阳性对照，加到对应孔中。

（7）用多通道移液器混合细胞，于37℃孵育，孵育时间取决于使用的刺激剂。一般情况下，对于刺激蛋白质或肽，分别孵育24 h或1 h。

（8）用布雷菲德菌素（bregeldin）A和（或）莫能星（monensin）阻断蛋白质的分泌。为检测IFN-γ、TNF和IL-2，采用以下方案，并取得了良好的结果：用α-MEM完全培养基稀释BD GolgiPlug™（1∶200）和BD GolgiStop™（1∶300），吸取该混合液孔加入到所有含有刺激物的孔中，每孔50μl（终浓度BD Golgi Plug™ 1∶1000和BD GolgiStop™0.67∶1000）。混合每孔，在37℃下孵育5～6 h（见本章备注14）。

（9）离心板（500 r/min，4℃，3 min），弃去上清液，重悬细胞。在每孔中加入200 μl的α-MEM完全培养基。

（10）将板在4℃下过夜。

（11）离心板（500 r/min，4℃，3 min），弃去上清液，重悬细胞。用200 μl PBS清洗细胞2次。

（12）进行活死细胞染色。该方法是基于405 nm下可激发的染料［LIVE/DEAD™ FixableAqua Stain（分子探针）］而建立的。用PBS将Aqua Stain溶液按照1∶1000比例稀释,每孔加入200 μl(无未染色对照)。于4℃避光孵育细胞30 min。

(13)离心板(500r/min,4℃,3 min),弃去上清液,重悬细胞。用200 μl PBS+0.5% BSA 洗涤细胞2次。

(14)制备抗体/FcγR阻滞剂混合物用于细胞表面染色:CD4-V 450(1∶200)、CD8-PE-Cy7(1∶200)、Thy1.2-FITC(1∶300)、FcγR阻滞剂(1∶100)(PBS+0.5% BSA,每孔100 μl)。

(15)离心板(500 r/min,4℃,3 min),弃去上清液,重悬细胞。

(16)每孔加入100 μl抗体混合物(不包括未染色的对照组),在4℃下孵育30~45 min。

(17)离心板(500 r/min,4℃,3 min),弃去上清液,重悬细胞。用200 μl PBS+0.5% BSA 清洗细胞两次。

(18)每孔加入200 μl细胞固定和渗透液(Cytofix/Cytoperm),于室温下避光孵育20 min。可4℃孵育过夜。

(19)离心板(500 r/min,4℃,3 min),弃去上清液,重悬细胞。用200μl的洗涤缓冲液(Permwash)洗涤细胞2次。

(20)可选:用100 μl Permwash+2%大鼠血清阻断细胞。在室温下避光孵育15 min。离心板(500 r/min,4℃,3 min),弃去上清液,重悬细胞。

推荐该步骤用来减少产生的低水平细胞因子的细胞内染色及未知抗体产生的背景。

(21)准备细胞内染色的抗体混合物(1∶100):IFN-γ-APC、TNF-PE、IL-2-PerCpCy5.5或IL-17-PerCpCy5.5(溶解于Permwash中,每孔100 μl)。

(22)每孔加入100 μl抗体混合物(除去未染色控制组),于4℃避光孵育30 min。

(23)离心板(500 r/min,4 ℃,3 min),弃去上清液,重悬细胞,用200 μl Permwash洗涤细胞2次。

(24)离心板(500 r/min,4 ℃,3 min),弃去上清液,每孔用200 μl PFEA 重悬细胞。

(25)如必要,则将板避光保存在4 ℃条件下,最多可保存2 d,直到进行FACS分析。

3.验证实验 为了证明某一种疫苗的有效性,可能需要进行一项验证试验。如果不明确对某特定病原体是否有明确的相关保护作用,这样做是特别有必要的。有时可以在人类模拟验证模型(如疟疾或呼吸道合胞病毒)的背景下进行,但大多数情况下需要使用合适的动物模型系统。

四、备注

1.质粒制剂通常用作体外转录模板。用于分离高质量质粒DNA的试剂盒可以从Qiagen和Macherey-Nagel等不同供应商处获得；模板可以直接由聚合酶链反应产生[15]，尽管这样可以克服克隆的困难，节省时间，但与质粒相比，模板保真度通常较低。

2.对于线性化，5'突出端更优于平端，而不是3'突出端，因为后者可能导致不依赖于SP6启动子的T7、T3而合成不需要的mRNA，这可能会影响疫苗。

3.如果RNA转录试剂盒没有帽类似物，则可以在市场上购买，如来自TriLink。当有不同的类似物供选择时，反向帽类似物（ARCA）应该具有最佳的表达结果。CAPE类似物和rGTP最常用的使用比例为4∶1，这似乎是获得良好的加帽效率（约80%）和高RNA产量的最佳折中方案。提高这一比例会提高加帽效率而降低RNA产量，而降低这一比例则会使RNA分子加帽效率更低。

4.对于膜结合蛋白的检测，可以采用Western印迹法或FACS分析。FACS分析用解离缓冲液（40 mmol/L Tris-HCl pH7.5/150 mmol/L NaCl/1mmol/L EDTA）从平板上去除细胞，防止胰蛋白酶裂解膜结合蛋白。检测细胞质蛋白的最佳方法是Western印迹法或FACS分析，必须对其进行细胞内染色。ELISA和Western印迹法可检测可溶性蛋白的表达。

5.由于供体及其多变性，使用2~3种不同供体中分离出来的PBMC。

6.下面的试剂可用作阴性对照：R848（TLR7/8激动剂；InvivoGen；10 ng/ml~10 μg/ml）和poly（I∶C）HMW（TLR3激动剂；InvivoGen；30 ng/ml~10 μg/ml）。

7.在层流柜中处理RNA，并使用无RNase试剂和过滤吸头，以避免RNase污染。使用前用RNase去污液清洁工作台表面，如使用RNase-ExitusPlus™。

8.与皮内注射相反，皮下注射时没有产生阻力。水泡定义不太明确，更多的是椭圆形。

9.为了稳定PpLuc标准品，需要加入乙酰化BSA。这不是细胞或组织样本所必需的。

10.皮肤样本应该没有头发或脂肪残留，这可能会干扰测量。

11. 80 μg是评价免疫原性的良好起点。一旦建立了疫苗的免疫原性，就可以测试较低数量的RNA。

12.如果实验中的背景过高，可以尝试在封闭液中使用1%的牛奶替代BSA或使用更高比例的BSA。确保ELISA板在实验过程中不变干，应仔细遵循有关洗涤步骤的要求操作。如果背景只出现在单个孔中，可能是由于孔中有气泡，这些气泡在测量前必须除去。

13. 新鲜分离的脾细胞可储存在4℃过夜。如果采用冷冻脾细胞，样本中将含有更高比例的死细胞。

14. 使用不同的细胞因子需要选择不同的蛋白质分泌抑制剂及孵育时间。

致谢

这项工作部分由德国联邦教育和研究部（BMBF，基金号：031A061A）资助。

参 考 文 献

[1] Schlake T, Thess A, Fotin-Mleczek M, Kallen K-J (2012) Developing mRNA-vaccine technologies. RNA Biol 9: 1319-1330. doi: 10. 4161/rna. 22269

[2] Kallen K-J, Heidenreich R, Schnee M et al (2013) A novel, disruptive vaccination technology: self-adjuvanted RNActive (®) vaccines. Hum Vaccin Immunother 9: 2263-2276. doi: 10. 4161/hv. 25181

[3] Kallen K-J, Theß A (2014) A development that may evolve into a revolution in medicine: mRNA as the basis for novel, nucleotide-based vaccines and drugs. Ther Adv Vaccines 2: 10-31. doi: 10. 1177/2051013613508729

[4] Kübler H, Scheel B, Gnad-Vogt U et al (2015) Self-adjuvanted mRNA vaccination in advanced prostate cancer patients: a first-inman phase I/IIa study. J Immunother Cancer 3: 26. doi: 10. 1186/s40425-015-0068-y

[5] Sebastian M, Papachristofilou A, Weiss C et al (2014) Phase Ib study evaluating a self-adjuvanted mRNA cancer vaccine (RNActive®) combined with local radiation as consolidation and maintenance treatment for patients with stage IV non-small cell lung cancer. BMC Cancer 14: 748. doi: 10. 1186/1471-2407-14-748

[6] Petsch B, Schnee M, Vogel AB et al (2012) Protective efficacy of in vitro synthesized, specific mRNA vaccines against influenza A virus infection. Nat Biotechnol 30: 1210-1216. doi: 10. 1038/nbt. 2436

[7] Pardi N, Muramatsu H, Weissman D, Karikó K (2013) In vitro transcription of long RNA containing modified nucleosides. Methods Mol Biol 969: 29-42. doi: 10. 1007/ 978-1-62703-260-5_2

[8] Strong TV, Hampton TA, Louro I et al (1997) Incorporation of beta-globin untranslated regions into a Sindbis virus vector for augmentation of heterologous mRNA expression. Gene Ther 4: 624-627. doi: 10. 1038/sj. gt. 3300423

[9] Weissman D, Pardi N, Muramatsu H, Karikó K (2013) HPLC purification of in vitro transcribed long RNA. Methods Mol Biol Clifton NJ 969: 43-54. doi: 10. 1007/ 978-1-62703-260-5_3

[10] Thess A, Grund S, Mui BL et al (2015) Sequence-engineered mRNA without chemical nucleoside modifications enables an effective protein therapy in large animals. Mol Ther 23:

1456-1464. doi: 10. 1038/mt. 2015. 103

[11] Fotin-Mleczek M, Duchardt KM, Lorenz C et al (2011) Messenger RNA-based vaccines with dual activity induce balanced TLR-7 dependent adaptive immune responses and provide antitumor activity. J Immunother 34: 1-15. doi: 10. 1097/CJI. 0b013e3181f7dbe8

[12] Geall AJ, Verma A, Otten GR et al (2012) Nonviral delivery of self-amplifying RNA vaccines. Proc Natl Acad Sci U S A 109: 14604-14609. doi: 10. 1073/pnas. 1209367109

[13] Kreiter S, Selmi A, Diken M et al (2010) Intranodal vaccination with naked antigen-encoding RNA elicits potent prophylactic and therapeutic antitumoral immunity. Cancer Res 70: 9031-9040. doi: 10. 1158/0008-5472. CAN-10-0699

[14] Midoux P, Pichon C (2015) Lipid-based mRNA vaccine delivery systems. Expert Rev Vaccines 14: 221-234. doi: 10. 1586/1476058 4. 2015. 986104

[15] Warren L, Manos PD, Ahfeldt T et al (2010) Highly efficient reprogramming to pluripotency and directed differentiation of human cells with synthetic modified mRNA. Cell Stem Cell 7: 618-630. doi: 10. 1016/j. stem. 2010. 08. 012

第六章

核苷修饰的mRNA传染病疫苗

Norbert Pardi, Drew Weissman

摘要

近年来,大量研究表明mRNA具有产生针对病原体的强力免疫应答的能力,使其成为疫苗研制的一个新平台(Weissman, Expert Rev Vaccines 14: 265-281, 2015; Sahin et al., Nat Rev Drug Discov 13: 759-780, 2014)。修饰核苷在mRNA的制备中具有许多优点,且目前在临床治疗蛋白传递工具方面正处于复兴阶段。修饰核苷在预防传染病的疫苗中的应用才刚刚开始被报道,但它在产生有效和长效抗体应答方面具有优势。快速蛋白质液相层析(FPLC)纯化和mRNA中修饰核苷的替换使其具有非炎症性和高度可翻译性(Kariko et al., Immunity 23: 165-175, 2005; Kariko et al., MolTher 16: 1833-1840, 2008; Kariko et al., Nucleic Acids Research 39: e142, 2011),这些是临床治疗相关性的关键特征。将mRNA构建成脂质纳米粒(LNP)可以防止其降解,高效蛋白质产生增加了疫苗的持续时间(Pardi et al., J ControlRelease, 2015)。这里将报道一种简单的接种方法,将LNP包裹的含1-甲基假尿苷的FPLC纯化的mRNA接种于小鼠体内。此外还描述了评估这种疫苗产生的抗原特异性T细胞和B细胞应答的方法。

关键词:mRNA,修饰核苷,假尿苷,脂质纳米粒,传染病,疫苗

一、前言

癌症和传染病的核酸疫苗研究开始于20世纪90年代[1,2]。当时大多数研究都集中在DNA上,而mRNA疫苗接种研究进展缓慢。然而,与其他核酸的方法相比,mRNA疫苗具有一些优势,如可直接进入胞质迅速产生蛋白质,不与染色体整合使mRNA成为一个完全可控的递送平台。

已经研制出来几种抗传染病的mRNA/自复制RNA疫苗,但没有一种含有被认同具有提高安全性和翻译功能的修饰核苷。一种可引起小鼠、雪貂和猪保护性免疫应答的鱼精蛋白复合物的流感mRNA疫苗已经被报道[3]。关于纳米粒子或纳米乳液复合自复制RNA疫苗的研究表明,低剂量给药可诱导对一系列感染性病原体的强T细胞和B细胞免疫应答[4-7]。一个有效的方法是将体外产生编码HIV-1抗原mRNA的自体树突状细胞经体外电穿孔后再次注射给进行抗反转录病毒治疗的

HIV-1感染者[8, 9]。这种疫苗形式引起强烈的CD4$^+$和CD8$^+$T细胞免疫应答，并已进入Ⅰ/Ⅱ期临床试验[10]，但目前不适用于大规模免疫项目。

虽然体外转录未修饰mRNA已成为一种有吸引力的新治疗手段，但一些问题如mRNA不稳定、翻译量少和体内递送等仍有待解决。笔者小组曾证明，编码序列的密码子优化、引入起稳定作用的5′和3′非翻译区序列、用修饰核苷，（包括假尿苷、1-甲基假尿苷和5-甲基胞嘧啶）取代尿苷、加入cap1和poly（A）尾修饰结合FPLC纯化，可使mRNA无炎症性且具有高度可译性[11-13]。此外，笔者小组最近已经证明，可电离的氨基脂质纳米粒（LNP）是良好的mRNA体内载体[14]。在皮肤中发现大量不同种类的免疫细胞，使之成为接种疫苗的最佳解剖结构[15]。该方法描述了编码免疫原的核苷修饰mRNA-LNP复合物的经皮内给药途径。根据免疫原和所需的反应水平可以进行单次或多次免疫。这种新的疫苗形式诱导了强烈的抗原特异性T细胞和B细胞免疫应答，表明LNP形式的核苷修饰mRNA在抗感染病原体和潜在的其他疫苗靶点接种方面具有优势。

二、材料

（一）mRNA制备与纯化

1. 在所需mRNA序列的3′端，用适当的限制性内切酶酶切，将质粒线性化。
2. 苯酚-氯仿-异戊醇（25∶24∶1），pH8.0。
3. 氯仿。
4. 超纯水（UP）。
5. 7.5mol/L LiCl，3.0mol/L NaOAc，pH5.5。
6. 异丙醇。
7. 75%乙醇溶液。
8. 硅化微离心管（Research Products International Corp，Mount Prospect，IL）。
9. 体外转录试剂盒（Ambion，Grand Island，NY），包括未修饰的核苷三磷酸溶液、反应缓冲液、DNase和RNA聚合酶。
10. CellScript（Madison，WI）的INCOGNITO 试剂盒（T7±ARCA），带有Ψ和m5C，带有Ψ的T7，带有Ψ的SP6和没有修饰核苷的试剂盒；SP6-Scribe，T7 mScript和T7-Scribe。
11. 修饰的核苷三磷酸（NTP）：转录试剂盒（TriLink，San Diego，CA）Ψ、m1Ψ、M5C和转录试剂盒（CellScript）。
12. AKTApurifier10 FPLC，带有Frac-920馏分收集器（GE Healthcare Bioscients，Piscataway，NJ）和TL 105柱加热器（Timberline Tools，Boulder，CO）或类似配置的可用于体外转录mRNA FPLC纯化的系统。

13. ScriptCap m7G 加帽系统和 2'-O-甲基转移酶试剂盒（CellScript），可将 cap1 修饰引入 FPLC 纯化的 mRNA 中。

14. 酵母 poly（A）聚合酶多聚腺苷化试剂盒（600 U/μl）（USB，Cleveland，OH），如果需要，可用于加入 poly（A）尾。

（二）mRNA 的 LNP 络合

1. 离子化阳离子脂质体，随 LNP 配方的不同而变化。
2. 磷脂酰胆碱，随 LNP 的不同而变化。
3. 胆固醇，随 LNP 配方的不同而不同。
4. PEG-脂质，随 LNP 配方的不同而变化。
5. 乙醇。
6. 动态光散射仪，如 Zetasizer Nano ZS（Malvern Instruments Ltd，Malvern，Worchestershire，UK）。

（三）小鼠皮内 mRNA-LNP 给药

1. 小鼠（近交或远交品系，包括 BALB/c、C57BL/6 等，按实验要求选择）。
2. 异氟烷（Piramal Healthcare Limited，Coldstream，KY）和调节雾化器（Forane model 100F regulated nebulizer，Ohio Medical Products，Madison，WI），用于麻醉小鼠。
3. 电动剃须刀，用于去除动物背部的毛。
4. 3/10 cc 29½G 胰岛素注射器（BD Biosciences，Franklin Lakes，NJ），用于给小鼠皮内注射 mRNA-LNP。
5. Dulbecco 磷酸盐缓冲液（DPBS）用于稀释 mRNA-LNP。

（四）小鼠眼眶采血

1. 微型离心管。
2. 微血细胞比容毛细管（Fisher Science，Pittsburg，PA）。
3. 纸巾和 Kimwipes（纸巾品牌）。
4. 异氟烷和调节雾化器，用于麻醉小鼠。
5. 抗凝剂：0.3mol/L EDTA，pH7.4。

（五）脾和淋巴结分离

1. 剪刀和钳子。
2. 超纯水和 75% 乙醇。
3. RPMI 1640 培养基，含 2mmol/L L-谷氨酰胺（LifeTechnologies）和 10% 胎

牛血清（HyClone），或按实验要求准备。

4. 15 ml 锥形管（BioExpress，Kaysville，UT）。

5. 异氟烷和调节雾化器，用于麻醉小鼠。

（六）小鼠脾细胞和淋巴结细胞的刺激和染色

1. 含 2 mmol/L L-谷氨酰胺和 10% FCS 的 RPMI 1640 培养基。

2. FACS 缓冲液：含 1% FCS 的 PBS，FACS 管 12 mm×75 mm（Fisher Scientific），15 ml 和 50 ml 锥形管，Eppendorf 管。

3. 10 ml 注射器（BD Biosciences），尼龙网，100 μm 细胞过滤器（BioExpress），100mm×15mm 培养皿（Crystalgen，Commack，NY），血细胞计（Reichert Technologies，Buffalo，NY）。

4. 与免疫原相对应的肽库，如 HIV-1 B 亚型（MN）、环境肽集（NIH AIDS Reagent Program）或流感血凝素（HA）肽库［BEI Resources、NIH 生物防御和新发感染研究资源库（Biodefense and Emerging Infections Research Resources Repository）、NIAID、NIH］，或纯化的免疫原蛋白或编码免疫原的 mRNA。

5. GolgiPlug（布雷菲德菌素 A，BD Biosciences）和 GolgiStop（monensin，BD Biosciences）。

6. PMA 和离子霉素（Sigma）。

7. 抗体：抗 CD4 PerCP/Cy5.5（Clone GK1.5，Biolegend），抗 CD8a PB（Clone 53-6.7，Biolegend），抗 CXCR5 BV605（Clone L138D7，Biolegend），抗 PD-1 BV785（Clone 29F.1A12，Biolegend），抗 Bcl6 PE（Clone K112-91，BD Biosciences），抗 ICOS BV421（Clone 7E.17G9，BD），抗 CD27 PE（Clone LG.3A10，BD Biosciences），抗 CD107a FITC（Clone 1D4B，BD），抗 CD3 APC-Cy7（Clone 145-2C11，BD Biosciences），抗 TNF-α PE-Cy7（Clone MP6-XT 22，BD Biosciences），抗 IFN-γ AF 700（Clone XMG 1.2，BD Biosciences）和抗 IL-2 APC（Clone JES6-5H4，BD Biosciences）。根据实验情况，还可以使用其他的抗体。

8. 活/死细胞染色试剂盒（LIVE/DEAD Fixable Aqua Dead Cell Stain Kit，Life Technologies）。

9. Cytofix/Cytoperm 试剂盒（BD Biosciences）。

10. FoxP3 转录因子缓冲液试剂盒（eBioscience）。

11. 固定缓冲液：新鲜配制的含 1% 多聚甲醛的 PBS。

（七）补偿对照制备

1. ArC Amine 反应补偿珠试剂盒 ArC Amine Reactive Compensation Bead Kit（Life Technologies）和抗鼠和抗仓鼠补偿珠（BD Biosciences）或与相应物种匹配

的染色抗体。

2. Aqua Blue 和所有用于脾和淋巴结驻留细胞染色抗体。

3. FACS管，FACS缓冲器。

4.固定缓冲液：含1%多聚甲醛的PBS。

（八）流式细胞术与T细胞数据分析

1. LSR Ⅱ（BD Biosciences）或类似功能的流式细胞仪。

2.用于数据分析的FlowJo 9.8.5、Excel（Microsoft）、Prism 5.0f（GraphPad）、PESTLE 1.7和SPICE 5.35软件。

（九）ELISA

1.检测抗体：山羊抗小鼠IgG HRP络合物（Sigma）。

2.包被抗原：纯化的免疫原或相关蛋白，如用于HIV包膜反应的HIV-1 gp120或用于流感HA响应的HA。

3.阻断缓冲液：含2% BSA（Sigma）的PBS。

4.清洗缓冲液：含0.05%吐温-20的PBS。

5.底物溶液（KPL Inc，Gaithersburg，MD）：TMB过氧化物酶基质和过氧化物酶底物溶液B混合物（比例1∶1）。

6.终止溶液：1mol/L硫酸。

7. 免疫子immuon4 HBx高结合板（Thermo Scientific）。

8.阳性对照mAb或亲和纯化多克隆抗体，用作阳性对照。

9. Dynex MRX Revelation（或类似）酶标仪（DYNEXT echnologies，Chandtilly，VA）。

（十）病毒中和、细菌保护和抗癌试验

参见前文所描述的病毒、细菌或癌症试验。

三、方法

用线性化质粒体外转录mRNA并进行FPLC纯化，去除双链RNA污染。用牛痘病毒加帽酶和2′-O-甲基转移酶法加入cap1。之后mRNA被构建在含有可电离氨基的LNP中。

用渐增剂量的mRNA-LNP进行小鼠皮内免疫。mRNA-LNP的最佳剂量和免疫次数取决于抗原的免疫原性。在每次免疫前采集血液，用血浆进行ELISA和功能检测，以定量和定性测定B细胞的应答。最后一次免疫后2周，处死动物，采集脾脏、淋巴结和血液，分析抗原特异性T细胞和B细胞应答。如果只分析B细

胞的应答，免疫后延长时间可以使抗体反应进一步成熟。脾细胞和（或）淋巴结细胞用适当的肽库、全蛋白刺激或用编码mRNA转染，并用抗体对细胞表面标记物和细胞内细胞因子进行染色。样品用多色流式细胞仪进行分析，并使用适当的计算机软件对数据进行评估。

（一）mRNA生产和纯化

用适当的体外转录试剂盒从线性化质粒中合成mRNA[16]（可参见参考文献中关于质粒线性化和mRNA制备的详细信息和重点）。然后对mRNA进行FPLC纯化，并添加cap1[17]（参见参考文献中关于FPLC净化的详细资料）。酶加poly（A）尾是可选择的方法之一，因为可以在质粒DNA中编码poly（A）尾。

1.将100μg质粒与50U的限制性内切酶在100μl反应体积中线性化1 h至过夜，这取决于限制性内切酶的最适条件。

2.用琼脂糖凝胶电泳、溴化乙锭（EtBr）染色分析DNA，证实质粒DNA完全断裂。

3.用50 μl苯酚-氯仿-异戊醇提取线性化质粒DNA。将线性化质粒DNA溶于超纯水。

4. 10 μl的体外转录反应体积：在硅化微离心管中加入1μg线性化质粒、反应缓冲液、适当的核苷三磷酸溶液和RNA聚合酶。

5.37℃体外转录反应孵育2～4 h。

6.每10 μl反应加入1 μl DNase，于37℃孵育15 min。

7.用冷LiCl沉淀mRNA，在-20℃孵育过夜。

8.将沉淀的mRNA在13 000×g离心5 min，用冷的75%乙醇溶液洗3次，溶于超纯水中。采用琼脂糖凝胶电泳分析mRNA。

9.按照参考文献［17］中的方法用FPLC纯化mRNA，并加入3 μl糖原、1/10体积NaOAc和1体积异丙醇进行mRNA沉淀。

10.沉淀过夜后，将mRNA在13 000×g离心5 min，用冷的75%乙醇溶液洗3次，溶于超纯水中。采用琼脂糖凝胶电泳分析mRNA。

11.使用从CellScript购置的试剂盒，进行酶法加帽和2′-O-甲基化修饰，在硅化微离心管中加入60μg体外转录的FPLC纯化的mRNA和超纯水，使最终体积为67.5 μl，在65℃下孵育5 min。

12.将反应管置于冰上20s，之后离心5s。加入10 μl 10×反应缓冲液、10 μl GTP、5 μl SAM、2.5 μl Script Guard RNase抑制剂、5 μl ScriptCap m7G加帽酶、5 μl 2′-O-甲基转移酶，最终体积为100 μl。

13.于37℃孵育1 h。

14.每100 μl反应体积用50 μl冷LiCl溶液沉淀，在-20℃下孵育过夜。

15. 孵育过夜后，用13 000×g离心5 min，用冷的75%乙醇溶液洗3次，溶于超纯水中。采用琼脂糖凝胶电泳分析mRNA。

16. mRNA的多聚腺苷化是可选的。在硅化微离心管中加入33 pmol的mRNA，相当于约10μg的1kb的RNA，最终体积为16.2 μl。

17. 加入1.3 μl ATP储存液，5 μl 5×反应缓冲液和2.5 μl poly（A）聚合酶。于37℃孵育1 h。

18. 每25 μl反应体积，加入12.5 μl冷LiCl溶液沉淀mRNA，在-20℃孵育过夜。

19. 用13 000×g离心5 min，用75%冷乙醇溶液洗涤3次，用超纯水溶解。采取琼脂糖凝胶电泳分析mRNA。

（二）mRNA的LNP络合

由于脂质合成和微流控混合的综合要求，LNP-mRNA复合物通常是由专业公司（Arcturus、Acuitas等）制造的。用自组装的方法将mRNA包裹在LNP中，在pH4.0的条件下，mRNA水溶液与溶解在乙醇中的脂质可迅速混合。LNP含有不同摩尔/摩尔比的离子化阳离子脂质/卵磷脂/胆固醇/聚乙二醇-脂质，其封装率（RNA/总脂质体）一般为0.05（w/w）。用Zetasizer Nano ZS或类似仪器对LNP进行动态光散射测量，其直径为60～100 nm。某些mRNA-LNP制剂存储在-80℃条件下，而另一些则需要存储在4℃条件下。详细信息见相关参考文献［18］。

（三）小鼠mRNA-LNP皮内给药

1. 在微型离心管或15 ml锥形管中，用PBS稀释mRNA-LNP，并放在冰上。
2. 用电动剃须刀去除老鼠背部的毛。
3. 给药前，用3.3%异氟烷麻醉动物。
4. 用3/10 cc 29½G胰岛素注射器皮下注射30 μl的液体。每只动物背部采取4点注射（4×30 μl）（见本章备注1）。
5. 把动物放回笼子，确认它已经从麻醉中完全苏醒。

（四）小鼠眼眶取血

1. 在微离心管中按1/10比例加入EDTA（如100 μl血加10 μl EDTA）。
2. 用3%异氟烷麻醉动物。
3. 使用微血细胞比容毛细管从小鼠眼眶静脉窦采集血液（见本章备注2）。
4. 将毛细血管中带有EDTA的血液加到微离心管中。
5. 在获得所需的血量后，轻轻地用Kimwipe（纸巾）擦眼眶静脉窦，以进一步止血，并去除眼球多余血液。

6. 在眼部涂抹眼膏。

7. 把动物放回笼内，确认它已经完全从麻醉中苏醒。

8. 将血以 $1000 \times g$ 离心 10 min，将血浆移入干净的微离心管。存放在 $-80\ ℃$ 处待用。

（五）脾、淋巴结分离

1. 用3%异氟烷麻醉动物。

2. 全身麻醉后通过颈椎脱位处死小鼠（每次一只）。

3. 用剪刀打开动物的胸部和腹部，切除脾脏和淋巴结。

4. 将器官置于含有 5 ml 培养基的 15 ml 锥形管中，放在冰上。

（六）小鼠脾细胞和淋巴结细胞刺激和染色

1. 将脾脏/淋巴结放入 5 ml 含完全培养基的培养皿中，用 10 ml 注射器将脾脏在细胞过滤器上研磨。

2. 通过尼龙网过滤悬浮液并将其放入 15 ml 锥形管。

3. 将锥形管以 $350 \times g$ 离心 7 min。

4. 去除上清液，将细胞沉淀重悬于 10 ml PBS 中。

5. 将锥形管以 $350 \times g$ 离心 7 min。

6. 去除上清液，将细胞沉淀重悬于 2 ml 培养基中。

7. 可以用 AKC 裂解缓冲液裂解红细胞，但这样会损害生物活性。

8. 使用血细胞计数器计数有核细胞（见本章备注3）。

9. 制备有核细胞浓度为 10^7/ml 的细胞悬浮液。使用培养基稀释肽或蛋白，或用转染试剂稀释免疫原编码的 mRNA，方法的选择见本章备注4。

10. 计算每只动物所需的样本体积，包括每次染色加 100 µl 细胞悬浮液到 FACS 管的量。每管加 50 µl 稀释肽。计算动物数量时，应始终包括不接受刺激的阴性对照动物数。使用 PMA（10 ng/ml）和离子霉素（250 ng/ml）刺激样品作为阳性对照。

11. 将样品在 37 ℃ 孵育 1 h。

12. 向 FACS 管中加入总体积为 50 µl 稀释的 GolgiPlug（1:100 培养基）和 GolgiStop（1:143 培养基）溶液。如果进行 CD107a 染色，请在这一步向细胞中添加抗体。

13. 用铝箔包裹样品并在 37 ℃ 下孵育 5 h。

14. 向样品中加入 2 ml PBS。

15. 将 FACS 管以 $350 \times g$ 离心 7 min。

16. 倒出上清液，并用纸巾去除 FACS 管中的所有液滴。

17. 在PBS中稀释Aqua Blue储备液（1∶60），用5 μl稀释溶液重悬细胞。

18. 于室温下避光孵育10 min。同时，在FACS缓冲液中制备表面染色的混合物，包括相应的抗体：抗CD4、抗CD8、用于Th1细胞群的抗CD27和抗CD4、抗CXCR5、抗ICOS、用于滤泡辅助性T（Tfh）细胞群的抗PD-1或研究的任何细胞群抗体。

19. 将细胞重悬于50 μl表面染色主混合物中。

20. 于室温下避光孵育30 min。

21. 向样品中加入3 ml FACS缓冲液。

22. 将FACS管以350×g离心7 min。

23. 从FACS管中倒出上清液，用纸巾除去任何液滴。

24. 对于Th1细胞群，用250 μl Fix/Perm溶液重悬细胞，对于Tfh细胞群，用1 ml FoxP3 Fix/Perm（1份浓缩物和3份稀释剂）稀释溶液。

25. 于室温下避光孵育20 min（Th1）或1 h（Tfh）。同时，用稀释的Perm/Wash（Th1）或FoxP3 Perm缓冲液（Tfh）制备细胞内染色预混液，包括适当的抗体：抗CD3a、抗IFN-γ、用于Th1细胞群的抗IL-2和抗CD3、抗Bcl6、用于Tfh细胞群的抗TNF-α和抗IL-2，或任何开发的细胞群抗体。

26. 将细胞重悬于50 μl细胞内染色预混液中。

27. 在室温下避光孵育1 h。

28. 加入2 ml稀释的Perm/Wash（Th1）或FoxP3 Perm缓冲液（Tfh）到样品中。两者均用蒸馏水以1∶10比例稀释。

29. 以350×g（Th1）或700×g（Tfh）离心FACS管7 min（见本章备注5）。

30. 倒出上清液并用纸巾除去FACS管中所有液滴。

31. 将细胞重悬于200 μl固定缓冲液中。

32. 将细胞避光保存在4℃，直至进行流式细胞术分析。

（七）补偿对照实验准备

1. 在分析样品之前准备补偿对照。使用ArC Amine Reactive Compensation Bead试剂盒用于水蓝补偿与抗鼠和抗仓鼠补偿珠子［或标记的单克隆抗体（mAb）的任何物种来源］作为抗体补偿对照。

2. 准备水蓝补偿对照：加入30 μl珠子于FACS管中，再加入0.25 μl水蓝（未稀释）原液。在室温下避光孵育30 min。加入1 ml FACS缓冲液并以700×g离心5 min，除去上清液，向管中加入300 μl固定缓冲液。

3. 抗体补偿对照：FACS管中加40 μl珠子。向每个管中加入和用于每个样品染色相同量的抗体。在室温下避光孵育30 min。向珠子中加入300 μl固定缓冲液。

4. 在流式细胞仪分析前将样品避光置于4℃。

5.可选：替代珠子，可使用脾细胞或淋巴结残留细胞获得补偿对照。

（八）流式细胞术和T细胞数据分析

使用多色流式细胞仪收集数据。首先，使用补偿珠设置补偿矩阵。确认流式细胞仪设置合适，每种荧光都可以检测到且不会受到其他干扰，并且可以鉴定所需细胞群。接下来，运行所有样品并收集每个样本至少100 000个数据。可选择需要的软件进行分析数据：FlowJo 9.8.5、Excel、Prism 5.0f、PESTLE1.7或SPICE 5.35。

（九）ELISA

1.用适当的抗原包被ELISA板。室温孵育1 h或4℃过夜（取决于抗原）。
2.在水槽上轻拍板后，在纸巾上轻拍，以完全除去未结合的包被抗原。
3.加入100 μl封闭缓冲液，在室温下孵育1 h。
4.用300 μl洗涤缓冲液洗涤板3次，每次洗涤后完全除去残留液体。
5.用封闭缓冲液稀释板上的血浆样品和标准品（每孔100 μl），在室温下孵育1 h。
6.用300 μl洗涤缓冲液洗涤板3次，每次洗涤后完全除去残留液体。
7.用封闭缓冲液稀释检测抗体（每孔100 μl），在室温下孵育1 h。
8.用300 μl洗涤缓冲液洗涤板3次，每次洗涤后完全除去残留液体。
9.以1:1的比例（每孔100 μl）加入TMB底物混合物，将板在室温下孵育20 min或直至形成适当颜色。
10.加入1mol/L硫酸（每孔50 μl）以停止反应。
11.用酶标仪读取450 nm处的光密度值（见本章备注6）。

（十）病毒中和，细菌保护和抗癌分析

按照实验方法对感兴趣的病原体或抗原靶标进行操作。

四、备注

1.若要成功进行皮内注射，请将针头以小角度插入，即在表皮浅层下。皮内注射成功后，即便注入少量（30 μl）液体，也会出现硬小泡。
2.将微血细胞比容管快速旋转进入眶窦。当管子通过眼下方时，确保眼部不会受损。稍微改变管子的角度，可以增加血流量。
3.从小鼠脾脏中可获得4000万至1亿个细胞。按1:1000的比例稀释少量细胞悬液，用于血细胞计数。
4.大多数肽库的浓度为1 mg/ml。用培养基稀释肽的比例是1:200，每个样品

使用50 μl稀释肽。

5. FoxP3 Fix/PERM溶液处理细胞后，以700×g离心，因大多数细胞在较低的离心速度下会丢失。

6.加入终止液后15 min内读取光密度值。

参 考 文 献

[1] Yang B，Jeang J，Yang A et al（2014）DNA vaccine for cancer immunotherapy. Hum Vaccin Immunother 10：3153-3164
[2] Villarreal DO，Talbott KT，Choo DK et al（2013）Synthetic DNA vaccine strategies against persistent viral infections. Expert Rev Vaccines 12：537-554
[3] Petsch B，Schnee M，Vogel AB et al（2012）Protective efficacy of in vitro synthesized, specific mRNA vaccines against influenza A virus infection. Nat Biotechnol 30：1210-1216
[4] Geall AJ，Verma A，Otten GR et al（2012）Nonviral delivery of self-amplifying RNA vaccines. Proc Natl Acad Sci U S A 109：14604-14609
[5] Hekele A，Bertholet S，Archer J et al（2013）Rapidly produced SAM（（R））vaccine against H7N9 influenza is immunogenic in mice. Emerg Microbes Infect 2：e52
[6] Brito LA，Chan M，Shaw CA et al（2014）A cationic nanoemulsion for the delivery of next-generation RNA vaccines. Mol Ther 22：2118-2129
[7] Bogers WM，Oostermeijer H，Mooij P et al（2015）Potent immune responses in rhesus macaques induced by nonviral delivery of a self-amplifying RNA vaccine expressing HIV type 1 envelope with a cationic nanoemulsion. J Infect Dis 211：947-955
[8] Routy JP，Boulassel MR，Yassine-Diab B et al（2010）Immunologic activity and safety of autologous HIV RNA-electroporated dendritic cells in HIV-1 infected patients receiving antiretroviral therapy. Clin Immunol 134：140-147
[9] Van Gulck E，Vlieghe E，Vekemans M et al（2012）mRNA-based dendritic cell vaccination induces potent antiviral T-cell responses in HIV-1-infected patients. AIDS 26：F1-F12
[10] Allard SD，De Keersmaecker B，de Goede AL et al（2012）A phase I/IIa immunotherapy trial of HIV-1-infected patients with Tat, Rev and Nef expressing dendritic cells followed by treatment interruption. Clin Immunol 142：252-268
[11] Kariko K，Buckstein M，Ni H et al（2005）Suppression of RNA recognition by toll-like receptors: the impact of nucleoside modification and the evolutionary origin of RNA. Immunity 23：165-175
[12] Kariko K，Muramatsu H，Welsh FA et al（2008）Incorporation of pseudouridine into mRNA yields superior nonimmunogenic vector with increased translational capacity and biological stability. Mol Ther 16：1833-1840
[13] Kariko K，Muramatsu H，Ludwig J et al（2011）Generating the optimal mRNA for therapy: HPLC purification eliminates immune activation and improves translation of nucleoside-modified, protein-encoding mRNA. Nucleic Acids Res 39：e142

[14] Pardi N, Tuyishime S, Muramatsu H et al (2015) Expression kinetics of nucleoside-modified mRNA delivered in lipid nanoparticles to mice by various routes. J Control Release. doi: 10. 1016/j. jconrel. 2015. 08. 007

[15] Klechevsky E (2013) Human dendritic cells-stars in the skin. Eur J Immunol 43: 3147-3155

[16] Pardi N, Muramatsu H, Weissman D et al (2013) In vitro transcription of long RNA containing modified nucleosides. Methods Mol Biol 969: 29-42

[17] Weissman D, Pardi N, Muramatsu H et al (2013) HPLC purification of in vitro transcribed long RNA. Methods Mol Biol 969: 43-54

[18] Semple SC, Akinc A, Chen J et al (2010) Rational design of cationic lipids for siRNA delivery. Nat Biotechnol 28: 172-176

第七章

抗过敏的预防性mRNA疫苗的生产和评价

Richard Weiss，Sandra Scheiblhofer，Josef Thalhamer

摘要

由于世界范围内过敏反应的增加和治疗干预效果有限，人们已经认识到预防过敏疫苗接种的必要性。mRNA和DNA疫苗具有预防过敏的能力，被认为是通过防止Th2致敏的免疫学途径发挥作用的。而且mRNA疫苗必须满足给健康儿童接种的严格安全要求。本章描述了传统的及自复制mRNA疫苗的制备，以及在动物模型中检测其预防效果的方法。

关键词：mRNA疫苗，自复制mRNA，遗传免疫，预防，Th1/Th2应答，过敏，BALB/c

一、前言

虽然香柏和花生过敏的治疗性DNA疫苗最近已经进入临床试验阶段[1]，但这种疫苗不太可能满足健康个体预防接种所需的严格安全要求。mRNA疫苗已重新成为一种很有希望的替代方法，以避免DNA疫苗相关的危险因素。笔者小组以前已经证明，mRNA疫苗有可能防止过敏，即产生Th2引起的免疫反应，其特征是变应原特异性IgE和标志性细胞因子IL-4、IL-5和IL-13的高水平表达[2,3]。值得注意的是，现在预防过敏疫苗接种的要求与传统疫苗明显不同。虽然预防传染病的疫苗旨在诱导高滴度的保护性抗体和（或）细胞免疫，但针对过敏的预防性疫苗引入了一种免疫偏倚，这种偏倚随后在与相应的变应原自然接触后得到增强。研究已经证明，即使是疫苗引起的几乎无法检测到的初级免疫反应，也足以防止过敏致敏[4]。此外，研究还可以证明疫苗接种后的记忆应答是长期持久的，并且通过重复的呼吸道变应原刺激来维持，并不诱发不良的副作用[5]。因此，抗过敏性疾病的mRNA疫苗满足所有预防过敏疫苗安全有效的要求。

本章描述了从市场可获得载体制备的传统及自复制mRNA。然而常规的mRNA疫苗受限于有效翻译抗原所需的简单"小部件"，而自复制mRNA疫苗利用复制酶，可扩增mRNA疫苗并触发其他的免疫刺激通路。关于这种疫苗更详细的描述请参见本系列的另一本书[6]。另外，本章提供了疫苗的质量控制方法，以及对参数进行优化的建议。最后，本章讨论了疫苗的体内递送，描述了评估疫苗有效性的方法。更详细的评估致敏小鼠细胞免疫反应和肺功能的方法在其他文献中也有介绍[7]。

二、材料

（一）质粒构建

1. pTNT（Promega）。
2. pSinRep5（Thermo Fisher）。
3. 限制酶，小牛肠碱性磷酸酶（CIAP），T4 DNA连接酶，相应的缓冲液。
4. 琼脂糖凝胶DNA电泳设备。
5. 凝胶提取试剂盒。

（二）质粒纯化和线性化

1. 大肠埃希菌XL1-蓝色感受态细胞（Thermo Fisher）。
2. 标准Luria肉汤（LB）培养基。
3. 氨苄西林。
4. 质粒DNA制备试剂盒。
5. BamHI和NotI限制性内切酶和相应的缓冲液。
6. MaXtract™高密度，2 ml（Qiagen）。
7. 苯酚-氯仿-异戊醇（PCI）25∶24∶1。
8. 氯仿-异戊醇（CI）24∶1。
9. 3mmol/L NaAc，pH5.2，无RNase。
10. H_2O，无RNase。
11. 100%乙醇，不含RNase。
12. 70%乙醇，不含RNase。
13. 带过滤加样头，不含RNase。

（三）体外RNA的转录

所有试剂都应不含RNase。

1. 5×T7反应缓冲液：400mmol/L HEPES-KOH pH7.5，120mmol/L $MgCl_2$，10mmol/L 亚精胺，200mmol/L DTT。
2. 5×SP6反应缓冲液：400mmol/L HEPES-KOH，pH7.5，160mmol/L $MgCl_2$，10mmol/L 亚精胺，200mmol/L DTT。
3. rNTP混合物：25mmol/L rATP，25mmol/L rCTP，25mmol/L rGTP，25mmol/L rTTP。
4. T7和SP6 RNA聚合酶，高浓度（200 U /μl）（Thermo Fisher）。

5. 无机焦磷酸酶（NEB）。

6. 无RNase的DNase（Thermo Fisher）。

7. 5mol/L 乙酸铵，pH6.2～7.5。

8. H_2O，不含RNase。

9. 70%乙醇，不含RNase。

10. 带过滤加样头，不含RNase。

（四）RNA加帽

所有试剂必须无RNase。

1. ScriptCap m7G 加帽试剂盒（CELLSCRIPT）。

2. 5mol/L 乙酸铵，pH6.2～7.5。

3. H_2O，无RNase。

4. 70%乙醇，不含RNase。

5. 带过滤加样头，无RNase。

（五）RNA质量控制

所有试剂必须无RNase。

1. 琼脂糖。

2. 20×RNA缓冲液：500mmol/L BES 或 MOPS，300mmol/L NaAc，10mmol/L Na_2 EDTA，pH6.8。

3. RNA 上样缓冲液（FOFAL）：1 ml 加入 50 μl 20×RNA 缓冲液，500 μl 甲酰胺（>99%），184 μl 甲醛（37%），134 μl 甘油（87%），5 μl 溴化乙锭（10mg/ml），117 μl H_2O，不含RNase。

4. 用于琼脂糖凝胶电泳的RNA标记物。

5. BHK-21 细胞系（ATCC编号：CCL-10）。

6. BHK-21 生长培养基：DMEM，10%FBS，4.5 g/L 葡萄糖，4 mmol/L L-谷氨酰胺，2.2 g/L $NaHCO_3$。

7. TurboFect 转染试剂（Thermo Fisher）。

8. 无 Ca^{2+} 和 Mg^{2+} 的 DPBS。

9. 裂解液：100 mmol/L 磷酸钾，pH7.8，0.2%Triton X-100。

10. 30%（w/v）三氯乙酸（TCA）。

11. 2×SDS-样品缓冲液：200 mmol/L β-巯基乙醇，4%（w/v）SDS，20%（v/v）甘油，0.2%（w/v）溴酚蓝，100mmol/L Tris-HCl，pH6.8。

12. 用于SDS-PAGE 和 Western 印迹法的设备。

13. 针对由RNA编码的蛋白质的免疫血清（见本章备注1）。

14. HRP标记的抗小鼠IgG1二抗。

（六）免疫接种和致敏

1. BALB/c小鼠（雌性，6～10周龄）。

2. 27G针头。

3. 1 ml注射器。

4. Alu-Gel-S（Serva）。

5. 纯化的编码变应原的mRNA。

6. 最优化的$CaCl_2$浓度的5×林格溶液：513.5mmol/L NaCl、26.5mmol/L KCl、3.75mmol/L $CaCl_2$（见本章备注2）。

7. 重组变应原。

8. 10×无内毒素的PBS，pH7.5（Sigma）。

9. 无内毒素的H_2O。

10. 弯钳。

11. 适用于啮齿类动物的异氟烷麻醉机。

（七）IgG1和IgG2a次级ELISA

1. 白色96孔高结合平底ELISA板（Greiner）。

2. 标准PBS，pH 7.5。

3. 重组变应原。

4. 洗涤缓冲液：PBS，0.1%（v/v）吐温-20。

5. 封闭缓冲液：PBS，0.1%（v/v）吐温-20，2%（w/v）印迹级脱脂牛奶。

6. 检测抗体：HRP结合的抗小鼠IgG1和IgG2a。

7. BM化学发光ELISA底物（POD）（Roche）。

8. 发光酶标仪。

（八）嗜碱性粒细胞释放试验

1. 大鼠嗜碱性粒细胞白血病（RBL）-2H3细胞系（ATCC编号：CRL-2256；DSMZ编号：ACC 312）。

2. 培养基：70%MEM（Earle's）培养基和20%RPMI 1640补充10%FBS，2mmol/L-L-谷氨酰胺，1%青霉素/链霉素，2mmol/L丙酮酸钠。

3. 细胞培养瓶，面积为$25cm^2$、$75cm^2$和$175cm^2$。

4. DPBS（Sigma）。

5. EDTA：0.05%胰蛋白酶，含0.02%EDTA的DPBS（Sigma）。

6. 96孔平底细胞培养板。

7. Tyrode缓冲液：9.6g Tyrode盐（Sigma），1g/L NaHCO$_3$；用NaOH或HCl调节pH至7.2；使用前添加新鲜配制的0.1% BSA。

8. 柠檬酸盐缓冲液：0.1mol/L柠檬酸或柠檬酸钠水溶液；用NaOH调节pH至4.5。

9. 甘氨酸缓冲液：15g甘氨酸，11.7g/L NaCl；用NaOH调节pH至10.7。

10. 4-甲基伞形酮-N-乙酰基-β-D-氨基葡萄糖苷（4-MUG）（Sigma）：10mmol/L DMSO溶液；80μl或80μl的等分试样在−70℃存储。

11. 10%Triton X-100。

12. 非无菌96孔平底微量滴定板。

13. 荧光酶标仪。

三、方法

（一）RNA转录质粒构建

用于mRNA疫苗转录的质粒载体，采用病毒RNA聚合酶（典型的T7或SP6）特异的启动子，该启动子驱动目的mRNA下游转录。稳定转录的RNA构件通常被整合到载体中。这些序列包括编码目的基因的cDNA序列之前（5'非翻译区）和（或）之后（3'非翻译区）的非翻译序列[8]。3'非翻译区还含有一个poly（A）尾，这对于蛋白质的高效翻译是非常重要的。较长的poly（A）尾通常会增加mRNA的半衰期，并提高蛋白质的翻译效率[9]。市场上具有这些特征的载体是pTNT（Promega）。该载体含有串联的SP6和T7启动子，来自兔β-珠蛋白的5'非翻译区[10]和一个合成的poly（A）$_{30}$尾（图7-1）。

用于自复制mRNA转录的质粒载体必须满足不同的要求。这些载体用于转录所谓的基因组RNA，它编码甲病毒（如Sindbis或Semliki森林病毒）的非结构蛋白1～4，从而形成病毒复制酶。复制酶下游有一个亚基因组启动子，也称为24-核苷酸保守序列元件（CSE）[11]，它驱动目的基因的表达。其次是一个病毒3'非翻译区，包括一个保守的19nt CSE，它是合成负链RNA[12]的核心启动子，最后一个是合成的poly（A）尾。病毒3'和5'非翻译区的相互作用是启动复制和调控负链及加链合成的必要条件[13]。

pSFV和pSinRep5（图7-1）载体可从Thermo Sciencitific获得，可分别用于从SFV和Sindbis病毒产生自复制RNA。

用标准的重组DNA方法可以构建pTNT-P5和pSin-P5载体。载体pTNT和pSinRep5用XbaI线性化，并用CIAP处理，以防止重新连接。利用NheI/XbaI从pCMV-Phl p5[14]中提取编码Phl p5的cDNA，并将其连接到线性化载体中。得到的载体分别命名为pTNT-P5和pSin-P5。

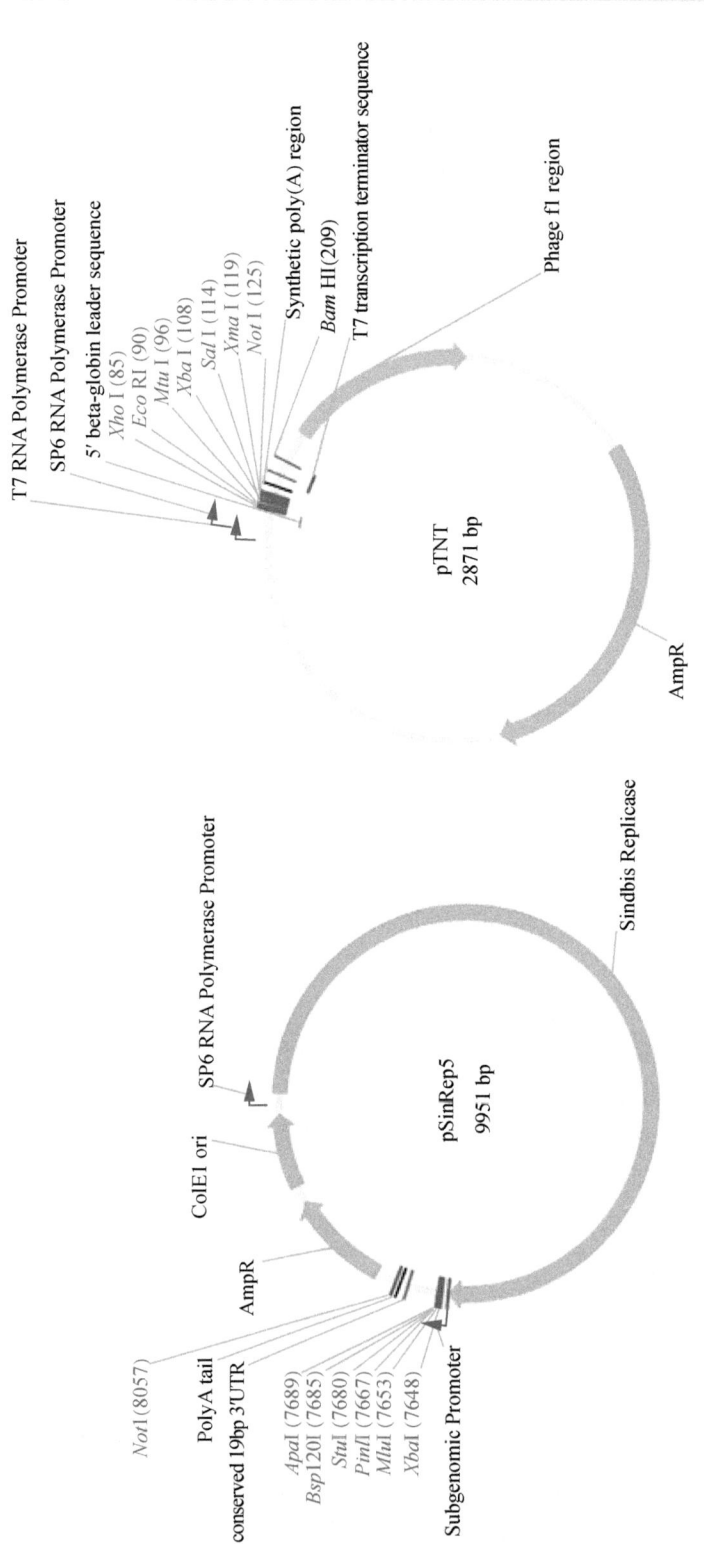

图 7-1 市售的用于体外转录的自复制 mRNA 疫苗的载体（pSinRep5）和常规 mRNA 疫苗的载体（pTNT）

（二）质粒纯化和线性化

质粒模板可由任何市售的无内毒素的高质量质粒DNA的质粒制备试剂盒制备。该质粒DNA必须在加入poly（A）尾后线性化，才能转录mRNA（见本章备注3）。质粒DNA的完全线性化是避免导致RNA大小不正确的循环转录的重要因素。较好的方法是产生更多的线性化质粒DNA，然后将其在−20℃储存。

1. 将用水溶解的200 μg质粒DNA（pTNT-P5或pSin-P5）加入到1.5 ml反应管中。
2. 加入50 μl适当的10×反应缓冲液。
3. 加入20 μl BamHI（10 U/μl）或NotI（10 U/μl）分别对pTNT-P5或pSin-P5（见本章备注4）进行线性化。
4. 加水至500 μl，涡旋振荡，并在37℃下孵育2 h（见本章备注5）。
5. 从这一步开始，在无RNase的条件下工作：戴手套，使用经过认证的无RNase过滤加样头、反应管和试剂。
6. 取2个MaXtract™高密度层析柱，以1500×g离心2～3 min。
7. 将反应液加到MaXtract™高密度层析柱中（见本章备注6）。
8. 加入500 μl PCI（25∶24∶1），通过反复倒置充分混合。
9. 以1500×g离心5 min，进行相分离。
10. 将水相转移到步骤6制备的第二个MaXtract™高密度层析柱中。
11. 加入500 μl CI（24∶1），通过反复倒置充分混合。
12. 以1500×g离心5 min，进行相分离。
13. 将水相转移到一个新的反应管中。
14. 加入1/10体积的3mol/L NaAc，pH5.2，涡旋振荡。
15. 加2倍体积的100%乙醇，涡旋振荡。
16. 以16 000×g离心10 min。
17. 细胞团用70%乙醇洗3次。
18. 风干沉淀，然后将其溶解在100 μl水中。
19. 测定浓度，用1%琼脂糖凝胶检查其完全线性化程度。
20. 将线性化质粒DNA在−20℃储存。

（三）RNA体外转录

RNA是用T7或SP6 RNA聚合酶从线性化的质粒DNA中转录出来的。利用优化的缓冲液和高浓度的rNTP[15]及无机焦磷酸酶[16]可产生毫克量的RNA，从而防止核糖核苷三磷酸掺入过程中释放的焦磷酸盐的抑制作用。如本章所述，笔者小组已经成功地使用了自制的缓冲液；然而，所有必要的组分都可以从Promega

（RiboMAX™ 大规模RNA生产系统）的试剂盒中获得。

用T7或SP6聚合酶可以从线性化的pTNT-P5模板DNA中转录出编码Phl p5的常规mRNA。1 ml反应可产生2～5mg的RNA。同样，可以用SP6聚合酶从线性化的pSin-P5中转录自复制RNA。1 ml的反应将产生约1mg的自复制RNA。

1. 加入200 μl 5×T7或SP6反应缓冲液至1.5 ml反应管中。
2. 加入200 μl rNTP混合物。
3. 加入50～100 μg线性化的pTNT-P5或pSin-P5。
4. 每微克模板DNA添加30U T7或SP6 RNA聚合酶。
5. 加入15 U无机焦磷酸酶。
6. 用水加至1 ml。
7. 通过重复反转混合。
8. 在37℃孵育2～3 h。
9. 添加无RNase的DNase至浓度为1 U/μg的模板DNA中。
10. 通过重复反转混合。
11. 在37℃孵育15 min。
12. 加入1 ml 5 mol/L乙酸铵，pH 6.2～7.5。
13. 通过重复反转混合。
14. 在冰上孵育15 min。
15. 在4℃下以16 000×g离心15 min。
16. 用70%乙醇中洗涤沉淀。
17. 风干沉淀物并将其溶于100 μl水（见本章备注7）。
18. 测定RNA浓度（见本章备注8）。

（四）RNA加帽

7-甲基-鸟苷帽结构对于mRNA稳定性和有效翻译是必要的[17]。可以在转录过程中合并帽类似物。或者使用痘苗病毒加帽酶，将帽O结构［m7G(5′)ppp(5′)NpN］添加到RNA的5′端[18]。后一种方法的优点是高达100%的转录本可以被加帽。这章描述了使用ScriptCap m7G加帽试剂盒（CELLSCRIPT）酶法进行加帽的方法。该试剂盒有痘苗病毒加帽酶，包括帽构建所需的3种酶，即mRNA三磷酸酶，鸟苷酰转移酶和鸟嘌呤-7-甲基转移酶。

1. 将50～60μg体外转录的RNA加入到1.5 ml反应试管中，用不含RNase的水补充到68.5 μl。
2. 在65℃下加热变性样品5～10 min，然后立即转移到冰上。
3. 在冰上按以下顺序添加并在每个步骤后混合。

（1）10 μl 10×ScripCap缓冲液。

（2）10 μl rGTP（10 mmol/L）。

（3）5 μl S-腺苷甲硫氨酸（SAM）（2 mmol/L）。

（4）4 μl ScriptCap加帽酶（10 U/μl）（见本章备注9）。

4.用不含RNase的水补充至100 μl并混合。

5.在37℃孵育30～60 min。

6.加入100 μl 5mol/L乙酸铵，pH6.2～7.5。

7.通过重复反转混合。

8.在冰上孵育15 min。

9.在4℃下以16 000×g离心15 min。

10.在70%乙醇中洗涤沉淀。

11.风干沉淀并将其溶于100 μl水中。

12.测定RNA浓度。

（五）RNA质量控制

加帽mRNA的质量控制可采用变性琼脂糖凝胶电泳、体外转染和Western印迹法分析。

1.变性琼脂糖凝胶电泳　通过变性琼脂糖凝胶电泳检测转录RNA的完整性和正确长度。理想情况下，转录本显示为预期大小的单一条带（图7-2）。转录本条带较长提示质粒模板的线性化不足或存在隐性反义启动子。转录本较小可能是RNA二级结构如poly-T区或重复序列所致（见本章备注10）。

制备20 ml 1%琼脂糖凝胶：

（1）将0.2 g琼脂糖加入17.6 ml无RNase的水中。

（2）在微波炉中煮沸，直至琼脂糖完全溶解。

（3）冷却至约60℃。

（4）在通风橱内加入1 ml 20×RNA缓冲液和1.4 ml 37%甲醛溶液。通过打旋混合。

（5）浇铸凝胶。

（6）用1/10体积的RNA上样缓冲液混合1μg RNA（FOFAL）。

（7）加入适量的RNA标记液（即用型）到反应管中。

（8）将RNA和RNA标记物在95℃孵育5 min，然后移到冰上。

（9）将凝胶浸入1×RNA缓冲液中，加入RNA和标记物并在100V运行。

2.体外转染和蛋白质印迹试验　可以通过体外转染BHK-21细胞来测试RNA的翻译功效。有效的翻译取决于RNA的完整性和二级结构，以及帽O结构。密码子使用也可能影响翻译效率（见本章备注11）。

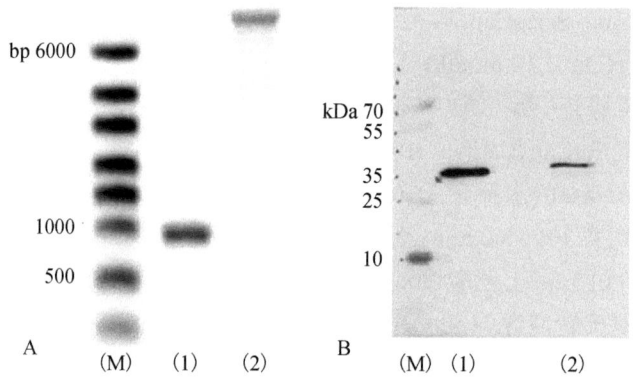

图7-2　RNA疫苗质量控制

A.通过变性琼脂糖凝胶电泳评估转录RNA的正确长度。（M）标记：（1）从pTNT-P5转录的Phl p5 mRNA；（2）从pSin-Rep5-P5转录的自复制RNA。B.常规的（1）或自复制的（2）编码Phl p5的RNA转染BHK-21细胞的细胞裂解物的Western印迹

（1）在转染前一天，将BHK-21细胞接种到24孔中组织培养板中，密度为50%～70%（每孔2.5×10^5个细胞）。

（2）对于每次转染，用100 μl无血清DMEM稀释1μg RNA，涡旋振荡。

（3）加入1 μl TurboFect。

（4）轻轻上下吹打，混合溶液。

（5）在室温下孵育15～20 min。

（6）滴加100 μl聚合物/RNA混合物到孔内。

（7）在37℃，5%CO_2下孵育24 h。

（8）第二天，除去上清液，用500 μl DPBS冲洗一次。

（9）加入100 μl裂解液。

（10）在37℃孵育1～2 min。

（11）通过上下吹打使细胞重悬，充分冲洗孔底。

（12）将裂解液转移到新管中。

（13）加入100 μl 30%TCA沉淀蛋白质。

（14）在冰上孵育10 min。

（15）在4℃下以16 000×g离心10 min。

（16）丢弃上清液。

（17）将细胞沉淀重悬于50 μl SDS-样品缓冲液中（缓冲液变成黄色）。

（18）加入1mol/L NaOH直至样品再次变为蓝色。

（19）在95℃孵育10 min。

（20）将15 μl样品加入12.75%聚丙烯酰胺凝胶中。

（21）运行SDS-PAGE。

（22）用合适的抗体进行 Western 印迹法检测和蛋白质染色（见本章备注12）。

（六）小鼠免疫致敏

由于 BALB/c 小鼠容易产生 Th2 偏倚的免疫反应，因此常用于过敏模型检测。经重组变应原和氢氧化铝（Alu-Gel-S）等佐剂致敏后，在这些动物中可检测到高滴度的过敏原特异性 IgE 和增加的 IL-4、IL-5 和 IL-13。此外，变应原特异性 IgG1：IgG2a 亚类抗体在致敏小鼠中的比例较高，表现为以 Th2 为主的应答类型。通过在致敏前用变应原编码 mRNA 疫苗免疫小鼠，可以防止 IgE 和 IgG 1 的形成及过敏相关细胞因子的产生。

一个典型的预防过敏的 mRNA 免疫实验方案需要每周 2～3 次免疫，然后进行 2～3 次敏化。为了避免与抗原无关的 Th2 敏化抑制，应保持接种与致敏之间至少 2 周的间隔。因为疫苗记忆持续至少 9 个月时，较长时间间隔是可行的[5]。为了质控目的，必须包括接受编码不相关抗原/变应原和（或）仅致敏反应的动物群的检测。

1. 皮肤内 mRNA 免疫

（1）准备编码变应原 mRNA，每只小鼠体积为 200μl 1×林格溶液，并将 RNA 保持在冰上待注射用（见本章备注13）。

（2）用电动剪刀小心地剃掉老鼠的背部毛。

（3）使用异氟烷麻醉机麻醉小鼠，并在整个过程中让他们处于麻醉状态。

（4）用镊子捏起一小块皮肤。

（5）将少量 mRNA 表面注射入该皮肤褶皱中（见本章备注14）。

（6）重复此步骤 5 次，将溶液分配到多个注射部位。

2. 皮下注射致敏

（1）用 100 μl Alu-Gel-S 和 20 μl 无内毒素 10×PBS 制备 1～5μg 重组变应原的混合物（见本章备注15），并加无内毒素的水至每只小鼠 200 μl 体积。

（2）在室温下通过在足够大的试管中摇动液体至少 2 h，以形成蛋白质-佐剂复合物。

（3）在剃毛背部的两个点之间，提起皮肤并皮下注射。

（4）2 周后重复致敏（见本章备注16）。

（七）抗体亚型的测定

为了检验预防性免疫是否有效，最容易测量的参数是血清中 IgG1/IgG2a 值。虽然免疫后的体液反应可能几乎无法检测到，过敏反应敏化后 IgG2a 滴度的提高是 RNA 疫苗引起的 Th1 偏倚和成功保护机体的有力指标（图7-3）。

1. 每孔用 50 μl 的 1 μg/ml 变应原 PBS 溶液包被 ELISA 平板，在 4℃ 孵育过夜。

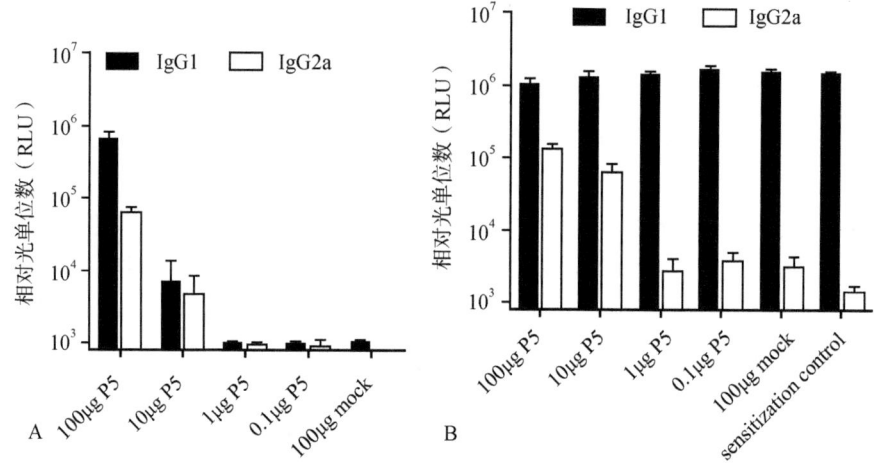

图7-3 A.小鼠（$n=5$）接种0.1～100μg编码Phl p5的常规mRNA或100μg编码无关抗原的mRNA后，Phl p5特异性的IgG1和IgG2应答。B.重组Phl p5/Alu-gel-S致敏后IgG1和IgG2a水平。100μg组和10μg组IgG2a的增加提示Th1记忆的成功诱导，并与抗致敏作用相关。所有血清以1∶1000比例稀释。数据显示为平均值±均数标准误

2. 用200 μl PBS、0.1%吐温-20洗孔3次。
3. 每孔用200 μl封闭缓冲液在室温下封闭1 h。
4. 用200 μl PBS、0.1%吐温-20洗孔3次。
5. 孔中加入50 μl封闭缓冲液连续稀释的单个血清，在室温下孵育1 h。
6. 用200 μl PBS、0.1%吐温-20洗孔5次。每次洗涤之间孵育1 min。
7. 将50 μl用封闭缓冲液稀释的检测抗体加入孔中，在室温下孵育1 h。
8. 用200 μl PBS、0.1%吐温-20洗孔5次。每次洗涤之间孵育1 min。
9. 根据制造商的说明制备化学发光基质，用水稀释基质（1∶2）。
10. 在孔中加入50 μl底物，于室温下孵育3 min。
11. 在化学发光光度计中，以每秒光子计数的方式测量化学发光。

（八）嗜碱性细胞释放试验

评估致敏小鼠血清中游离变应原特异性IgE和表达FcεR I的嗜碱性粒细胞的量，IgE的高亲和力受体是被动负载IgE的。添加相应的变应原会导致IgE的交联，并随后导致介体释放。其中一种介质，β-氨基己糖苷可以裂解基质4-MUG，导致形成裂解产物，可通过荧光光谱检测。

与通过ELISA测量IgE相反，RBL释放测定可提供IgE介导的脱粒的功能性读数。另外，致敏动物血液中细胞结合的IgE量可通过嗜碱性粒细胞激活试验确定，其他部分对该试验已有详细描述[7]。

1.RBL细胞培养　RBL-2H3细胞是黏附的成纤维细胞样细胞单层。用带有补充剂的MEM和RPMI混合液在37℃中（见本章备注17）、95%相对湿度、5% CO_2 的培养箱培养。

（1）在25 cm^2、75 cm^2 或175 cm^2 细胞培养瓶中分别用5 ml，20 ml或50 ml培养基培养细胞。

（2）在融合前裂解培养物（见本章备注18）。

（3）去除培养基。

（4）用DPBS洗涤细胞3次（见本章备注19）。

（5）用预热的胰蛋白酶-EDTA覆盖细胞单层。

（6）将培养瓶置于培养箱中直至细胞脱离（见本章备注20）。

（7）加入温热的培养基（见本章备注21）。

（8）冲洗细胞（见本章备注22）并将其转移至新鲜的细胞管中。

（9）以300×g离心10 min。

（10）弃去上清液，并将细胞沉淀重悬于培养基中。

（11）按所需稀释倍数，将细胞稀释并转移到新培养瓶中。

（12）储存时，用70%培养基、20% FBS、10% DMSO将细胞冷冻在液氮中或在-70℃保存。

2.介体释放试验

（1）如上所述从密集培养物中收获细胞，见"RBL细胞培养"（见本章备注23）。

（2）计数细胞，按照$7×10^5$/ml浓度，每孔100 μl体积将其接种于96孔平底组织培养板中。

（3）将培养板放入培养箱中培养过夜。

（4）加入系列稀释的血清（见本章备注24），并在孵化箱孵育2 h。这时，背景对照孔和最大释放孔未处理。

（5）丢弃上清液，在纸巾上轻敲使盘干燥。

（6）用200 μl Tyrode缓冲液，小心洗涤细胞3次。

（7）加入100 μl含有变应原稀释液或者变应原提取物的Tyrode缓冲液（见本章备注25）。为了得到最大释放数据，向最大释放孔中加入10 μl 10% Triton溶液。背景孔只加Tyrode缓冲液。

（8）将培养板放入培养箱中孵育1 h。

（9）小心地重新悬浮最大释放孔溶液。

（10）每孔取50 μl上清液转移到新鲜的非灭菌96孔平底板。

（11）解冻4-MUG，每5 ml柠檬酸盐缓冲液加入80 μl制备试验溶液。

（12）向每种上清液中加入50 μl测定溶液，并在37℃下孵育1 h。

（13）每孔加入 100 μl 甘氨酸缓冲液。

（14）用荧光酶标仪在波长为 360 nm、465 nm 处测量荧光[以相对荧光单位（rfu）计]。

（15）按以下公式计算特定的释放百分比：

释放百分比＝（试验孔$_{rfu}$－背景孔$_{rfu}$）/（最大释放孔$_{rfu}$－背景孔$_{rfu}$）×100。

四、备注

1. 您可以使用以前实验中用 Alu-Gel-S 佐剂重组蛋白致敏的小鼠免疫血清，如"皮下注射致敏"所述。

2. 裸露 mRNA 在体内的摄取与钙离子密切相关[19]。以荧光素酶 mRNA 的体内表达为标记，实验中优化了林格溶液中 $CaCl_2$ 的浓度。

3. 虽然 pTNT 在 poly（A）尾后包含一个 T7 终止子，但这一终止并非 100% 有效。因此，为了避免转录本过长，必须将载体进行线性化。

4. 如果可能，应该采用产生 5′突出端的限制性酶，因为 3′突出端可能启动转录并产生不必要的转录本。

5. 虽然消化应该在较短的时间内完成，但长时间孵育可以获得更好的重复性结果。

6. 笔者小组发现，用有机萃取法纯化线性化模板 DNA 的转录率最好。重要的是可避免任何苯酚污染模板 DNA，因为苯酚能抑制下游的酶反应。因此，强烈推荐使用分离水相和有机相的 MaXtract 凝胶。

7. 不要把细胞团干燥过度。根据细胞团大小，RNA 的溶解可能需要一段时间。通常在 4°于水中孵育细胞团，第二天再重悬。如果细胞团仍未完全溶解，则在 50℃下孵育，每 2～3 分钟涡旋振荡一次，直至完全溶解。

8. 在 280nm 处用紫外吸收法测定 RNA 浓度时，由于存在游离 rNTP，可能导致过高的估计。虽然乙酸铵沉淀使游离 rNTP 污染降至最低，但用紫外吸收测量时，通常认为有 10% 的高估。为了确定准确的 RNA 浓度，建议使用不受游离 rNTP 存在影响的 RNA 嵌合染料，如使用 Quant-iT RNA 分析试剂盒（Thermo Fisher）。

9. 为了节省酶，笔者小组测试了达到 100% 掺入放射性标记的 SAM 所需的最小加帽酶量。通过将培养时间延长至 2～2.5 h，添加 0.8 μl 的加帽酶，可达到 4 μl 的效果。

10. 虽然体外转录 RNA 的纯度水平可以直接用于动物实验，但是大量的转录本或 GMP 的产品要求可能需要额外的色谱纯化步骤。可以在这里找到一种通过分子排阻色谱进一步纯化体外转录 RNA 的方法[20]。

11. 在体外转染后未能翻译的 RNA 疫苗可能需要优化。一些公司提供密码子使用和编码目标抗原的 RNA 二级结构元件的优化服务。

12. 实验使用的血清是用 Alu-Gel-S 佐剂按照 1∶5000 比例稀释的重组 Phl p5 免疫的小鼠血清。用 HRP 标记山羊抗小鼠 IgG1 二抗进行检测。使用制造商推荐的稀释度。

13. 根据抗原的不同，保护疫苗需要 10～100μg 的常规 mRNA。对于自复制 RNA，低 5～10 倍的剂量即可[21]。

14. 皮内注射会形成一个小水泡，并持续数分钟。如果溶液迅速消失，则说明试样已被输送到皮下组织了。

15. 根据所用蛋白质的致敏性，适当敏化所需用量可能会有所不同，必须根据具体情况进行检测。

16. 对于弱变应原，甚至可能进行第三轮致敏试验。定期取血，通过介体释放试验检查致敏状态。

17. 也经常使用其他培养基配方，包括带补充剂的 RPMI 1640。但是，较高比例的 RPMI 可能会增加细胞增殖率，而可能会减少介质的产生。

18. 通常，细胞必须每隔 3～4 d 以 1∶10 稀释比例传代。如果细胞生长过于密集，它们往往会累积悬浮而不是黏附在塑料上。建议在进行测定之前用显微镜检查细胞的密度/质量。

19. 洗涤对于去除任何痕量的血清至关重要，因为其中含有胰蛋白酶抑制剂。

20. 这通常需要约 5 min。可以用倒置显微镜观察细胞层是否已经分散，如果是，快速进入下一步。

21. 分离这一步必须尽快完成，以稀释胰蛋白酶-EDTA。与胰蛋白酶孵育时间越长，细胞表面上受体数量越少，因此可减少受体交联。

22. 避免敲打培养瓶，因为这可能会导致细胞结块。

23. 已经证明经过多次传代培养后组胺释放能力可能会严重减少[22]。这也适用于 β-氨基己糖苷酶的释放。因此，建议约在传代 30 次之后，开始新的培养。

24. 建议开始时的稀释度为 1∶50。如果这导致弱敏或不可检测的介质释放，说明致敏方案可能失败了。

25. 重组或纯化变应原的标准浓度为 0.1 μg/ml。对于变应原提取物，建议开始使用浓度为 1 μg/ml。

致谢

这项工作得到了奥地利科学基金的支持，资助编号：W1213。

参 考 文 献

[1] Weiner L, Mackler B, Hearl B et al.（2013）Poster 2011: a DNA vaccine immunotherapy

for japanese red cedar allergy. Paper presented at the WAO Symposium on Immunotherapy and Biologics, Chicago, Feb 2014

[2] Weiss R, Scheiblhofer S, Roesler E et al (2012) mRNA vaccination as a safe approach for specific protection from type I allergy. Expert Rev Vaccines 11: 55-67

[3] Weiss R, Scheiblhofer S, Roesler E et al (2010) Prophylactic mRNA vaccination against allergy. Curr Opin Allergy Clin Immunol 10: 567-574

[4] Weiss R, Scheiblhofer S, Thalhamer J (2014) Allergens are not pathogens: why immunization against allergy differs from vaccination against infectious diseases. Hum Vaccin Immunother 10: 703-707

[5] Hattinger E, Scheiblhofer S, Roesler E et al (2015) Prophylactic mRNA vaccination against allergy confers long-term memory responses and persistent protection in mice. J Immunol Res 2015: 797421. doi: 10.1155/2015/797421

[6] Scheiblhofer S, Weiss R, Gabler M et al (2006) Replicase-based DNA vaccines for allergy treatment. Methods Mol Med 127: 221-235

[7] Isakovic A, Weiss R, Thalhamer J et al (2014) Protective and therapeutic DNA vaccination against allergic diseases. Methods Mol Biol 1143: 243-258

[8] Schlake T, Thess A, Fotin-Mleczek M et al (2012) Developing mRNA-vaccine technologies. RNA Biol 9: 1319-1330

[9] Holtkamp S, Kreiter S, Selmi A et al (2006) Modification of antigen-encoding RNA increases stability, translational efficacy, and T-cell stimulatory capacity of dendritic cells. Blood 108: 4009-4017

[10] Annweiler A, Hipskind RA, Wirth T (1991) A strategy for efficient in vitro translation of cDNAs using the rabbit beta-globin leader sequence. Nucleic Acids Res 19: 3750

[11] Levis R, Schlesinger S, Huang HV (1990) Promoter for Sindbis virus RNA-dependent subgenomic RNA transcription. J Virol 64: 1726-1733

[12] Ou JH, Strauss EG, Strauss JH (1981) Comparative studies of the 3'-terminal sequences of several alpha virus RNAs. Virology 109: 281-289

[13] Frolov I, Hardy R, Rice CM (2001) Cis-acting RNA elements at the 5' end of Sindbis virus genome RNA regulate minus-and plus-strand RNA synthesis. RNA 7: 1638-1651

[14] Gabler M, Scheiblhofer S, Kern K et al (2006) Immunization with a low-dose replicon DNA vaccine encoding Phl p 5 effectively prevents allergic sensitization. J Allergy Clin Immunol 118: 734-741

[15] Gurevich VV, Pokrovskaya ID, Obukhova TA et al (1991) Preparative in vitro mRNA synthesis using SP6 and T7 RNA polymerases. Anal Biochem 195: 207-213

[16] Cunningham PR, Ofengand J (1990) Use of inorganic pyrophosphatase to improve the yield of in vitro transcription reactions catalyzed by T7 RNA polymerase. Biotechniques 9: 713-714

[17] Kuhn AN, Diken M, Kreiter S et al (2010) Phosphorothioate cap analogs increase stability and translational efficiency of RNA vaccines in immature dendritic cells and induce superior immune responses in vivo. Gene Ther 17: 961-971

[18] Guo PX, Moss B (1990) Interaction and mutual stabilization of the two subunits of vaccinia virus mRNA capping enzyme coexpressed in Escherichia coli. Proc Natl Acad Sci U S A 87: 4023-4027

[19] Probst J, Weide B, Scheel B et al (2007) Spontaneous cellular uptake of exogenous messenger RNA in vivo is nucleic acid-specific, saturable and ion dependent. Gene Ther 14: 1175-1180

[20] McKenna SA, Kim I, Puglisi EV et al (2007) Purification and characterization of transcribed RNAs using gel filtration chromatography. Nat Protoc 2: 3270-3277

[21] Roesler E, Weiss R, Weinberger EE et al (2009) Immunize and disappear-safety-optimized mRNA vaccination with a panel of 29 allergens. J Allergy Clin Immunol 124: 1070-1077

[22] Barsumian EL, Isersky C, Petrino MG et al (1981) IgE-induced histamine release from rat basophilic leukemia cell lines: isolation of releasing and nonreleasing clones. Eur J Immunol 11: 317-323.

第三部分

佐剂与递送

第八章

RNA疫苗佐剂活性测定

Norbert Pardi，Drew Weissman

摘要

mRNA是近年发展起来的一种新的药物类型，可应用于临床多种治疗手段包括蛋白质替代疗法、肿瘤和传染病疫苗接种等，具有广阔的应用前景。目前，人们已经采取了多种方法来开发有效的mRNA疫苗，其中许多已被证明是成功的，并已进入临床试验。mRNA，特别是体外转录的RNA具有极强的免疫原性，因为它可通过激活各种途径识别受体来诱导天然免疫反应。mRNA的这一特性对疫苗开发具有潜在的好处，在疫苗开发中，编码抗原的RNA也可以作为一种佐剂发挥作用来诱导强效的抗原特异性T细胞和B细胞免疫应答。本章介绍了可用于评估RNA疫苗佐剂活性的体外和体内方法。

关键词：mRNA，疫苗，佐剂，癌症，传染病，免疫系统

一、前言

1993年首次报道了体外转录的mRNA可以作为疫苗进行接种，当时注射的是由脂质体包裹的编码流感核蛋白的mRNA，并被证实可诱导抗原特异性免疫应答[1]。此后开发研究了大量针对癌症和传染病的mRNA疫苗，并且部分已经进入临床试验。比如研究人员研制了一种用鱼精蛋白包裹佐剂RNA与编码抗原的裸mRNA双组分流感病毒疫苗[2]，这种疫苗在小鼠、雪貂和猪三种动物模型上均被证明是有效的[3]。同时一种基于甲病毒的自复制RNA疫苗平台（SAM）被开发出来，该平台以不规则的人工合成脂质纳米粒或阳离子纳米乳液实现了疫苗的递送。以上两种复合制剂均表现出较高的免疫原性，并能诱导机体对一系列感染性病原体产生较强的免疫应答[4-8]。另一种独特的方法是将裸mRNA直接注入淋巴结，诱导淋巴结内树突状细胞（DC）的成熟，从而产生强大的免疫应答[9]，这种方法已经进入人体试验阶段，通过注射肿瘤抗原编码的裸mRNA来治疗黑素瘤患者。一种替代的方法是将黑素瘤相关抗原与人白细胞抗原（HLA）-Ⅱ类靶向信号DC-LAMP融合表达及与编码免疫刺激分子的mRNA，包括CD40配体，组成活化型的TLR4和CD70（TriMix）通过离体电穿孔方法导入DC，然后将DC注射给黑素瘤的患者[10,11]，在接受治疗的个体中观察到了具有长期疾病控制作用的

强抗肿瘤活性。

强效疫苗的关键成分之一是佐剂,它可以增加免疫反应的强度和广度,并诱导某些T辅助细胞亚群、IgG亚类或黏膜抗体的扩增。在RNA疫苗中,佐剂活性的来源可以是:①体外转录的RNA[12],因为它是一种未经过密码子优化[13]或核苷修饰和纯化[14-16]的高免疫原性分子;②直接作用的佐剂(TLR、解旋酶、NOD和炎症小体激动剂);③mRNA编码的免疫刺激分子(CD40L、组成型活性TLR4、CD70、GM-CSF等)[10];④RNA与特异性试剂(鱼精蛋白、脂类试剂)的复合物[3, 17]。随着佐剂活性的增加,不良反应也随之增加,这是疫苗领域的一个普遍经验法则,因此评估佐剂活性是疫苗研制过程中的一个关键步骤。本章介绍了RNA疫苗免疫原性的体内外检测方法。

二、材料

(一)细胞处理和细胞因子检测

研究对象包括脾脏和淋巴结细胞,外周血单个核细胞(PBMC)或全血(人和小鼠)。

1. 24孔板(Greiner Bio-One)、96孔板(Greiner Bio-One)、血细胞计数器(Reichert Technologies,Buffalo,NY)或类似的细胞计数装置。

2. 含有2mmol/L L-谷氨酰胺和10%FCS(HyClone)的RPMI 1640培养基(Life Technologies)。

3. 嗜酸乳杆菌M-TriLYS-D-ASN(Invivogen)、脂多糖(LPS)(Sigma)和poly(I:C)(Invivogen)或其他天然免疫受体激动剂阳性对照。

4. 检测细胞上清液中IFN-α和TNF-α促炎细胞因子的ELISA试剂盒。

(二)人和小鼠DC的制备和培养

1. 6孔板(Greiner Bio-One),15 ml锥形管(BioExpress,Kaysville,UT)。

2. 超纯(UP)水,100mm×15 mm培养皿(Crystalgen,Commack,NY)。

3. 血细胞计数器或类似的细胞计数装置。

4. 剪刀、镊子、75%乙醇。

5. 小鼠(近交或远交品系,包括BALB/c、C57BL/6等)。

6. 3/10 cc 29½G 胰岛素注射器(BD Biosciences,FranklinLakes,NJ)。

7. 含有2 mmol/L L-谷氨酰胺和10%FCS的RPMI 1640培养基。

8. 人IL-4(100 ng/ml)、人GM-CSF(50 ng/ml)、小鼠GM-CSF(50 ng/ml)(R & D,Minneapolis,MN)。

（三）细胞转染

用于体外测量 DC、PBMC、脾脏或淋巴结细胞中的佐剂活性。

1. 96 孔板，50 ml 储液槽（USA Scientific，Ocala，FL）。
2. 多通道移液器、超纯水。
3. 含有 2 mmol/L L-谷氨酰胺，含有和不含 10%FCS（HyClone）的 RPMI 1640 培养基（Life Technologies）。
4. 转染试剂：TransIT mRNA（TransIT）(Mirus Bio）、Lipofectin（Invitrogen）、Lipofectamine RNAiMAX（Invitrogen），mRNA-脂质纳米粒（mRNA-LNP）（从 Acuitas Therapeutics 获得）等。
5. 磷酸钾缓冲液：0.4 mol/L，含 10 mg/ml BSA，pH6.2。
6. 人重组 ApoE 蛋白（Sigma）。

（四）细胞因子分析

细胞因子分析包括促炎细胞因子、趋化因子、其他配体和干扰素的检测。ELISA、Luminex 多重检测和其他检测技术均可从各种公司获得。

（五）mRNA 给药

测量小鼠体内疫苗佐剂活性的给药方法包括皮内注射、肌内注射、淋巴结内注射、皮下注射。

1. 小鼠（近交或远交系，包括 BALB/c、C57BL/6 等，具体见实验方案）。
2. 异氟烷（Piramal Healthcare Limited）(Coldstream，KY）和 Forane100F 型调节雾化器（Ohio Medical Products，Madison，WI）或用于麻醉小鼠的类似设备。
3. 用来剃除动物毛发的电动剃须刀。
4. 3/10 cc 29½G 胰岛素注射器：用于向小鼠注射 mRNA。
5. DPBS：用于稀释 mRNA。
6. 1% 伊文思蓝染料水溶液（Sigma，St.Louis，MO）。
7. BD 超细™短针胰岛素注射器，3/10 ml 注射器，31G×8 mm（BD Biosciences）。
8. 奈尔脱毛膏或类似脱毛膏。

（六）小鼠眼眶取血

1. 微量离心管。
2. 微量血细胞比容毛细管（Fisher Scientific，Pittsburg，PA）。
3. 纸巾和无尘纸。

4. 异氟醚和调节雾化器，用于麻醉小鼠。

5. 抗凝剂：0.3mol/L EDTA，pH7.4。

（七）斑点印迹法检测dsRNA

1. 超级荷电的Nytran膜。

2. TBS-T缓冲液：50mmol/L Tris-HCl、150mmol/L NaCl、0.05%吐温-20，pH为7.4。

3. 封闭缓冲液：含有5%脱脂奶粉的TBS-T缓冲液。

4. 孵育缓冲液：含有1%脱脂奶粉的TBS-T缓冲液。

5. dsRNA特异性单抗J2（English & Scientific Consulting，Szirák，Hungary）。

6. HRP标记的驴抗小鼠IgG（Jackson ImmunoResearch，West Grove，PA）。

7. ECL Plus蛋白印迹检测试剂（Amersham/GE Healthcare Biosciences）。

8. Fujifilm LAS1000数字成像系统或类似系统。

三、方法

（一）脾脏和淋巴结细胞、PBMC或全血（人和小鼠）处理方法和促炎细胞因子测定

1. 全血

（1）用无血清培养基稀释全血（1∶4）。

（2）将500μl稀释的血液与阳性对照［3μg/ml嗜酸乳杆菌（*Lactobacillus acidophilus*）M-TriLYS-D-ASN、0.01～1μg/ml LPS、1～25μg/ml poly（I∶C）等］或者阴性对照（培养基）在24孔板中分别取3个孔孵育，或者如下所述转染mRNA。

（3）37℃孵育24 h。

（4）取出上清液，-80℃下保存，分析前取出。

（5）使用适当的ELISA、Luminex或其他试剂盒，按照厂家说明书来检测促炎细胞因子、趋化因子、配体或干扰素。

2. 脾细胞、淋巴结细胞或PBMC

（1）计数脾细胞、淋巴结细胞或PBMC，并且接种到含有完全培养基的96孔板（每220μl 5.5×10^5个细胞）。

（2）将1μg/ml嗜酸乳杆菌M-TriLYS-d-ASN、0.01～0.1μg/ml LPS、1～25μg/ml poly（I∶C）或培养基在24孔板中各取3个孔进行孵育或如下描述用mRNA转染。

（3）在37℃孵育24 h。

（4）去除上清液并储存在-80℃，分析前取出。

（5）使用适当的ELISA、Luminex或其他试剂盒，按照厂家说明书检测促炎细胞因子、趋化因子、配体或干扰素。

（二）人、小鼠DC的制备与培养

1. 人类DC

（1）在6孔板中制备和培养人Mo DC。

（2）在每孔中加入$3×10^6$个经洗涤、黏附或负向筛选获得的单核细胞，3 ml培养基培养。

（3）在每孔中加入人IL-4（100 ng/ml）和人GM-CSF（50 ng/ml）。

（4）每隔3 d每孔更换1 ml含细胞因子的新鲜培养基，第7~10天开始后续试验。

2. 小鼠DC

（1）采取CO_2窒息和颈椎脱臼的方法来处死小鼠。

（2）切断动物的腿并去除股骨周围肌肉。

（3）将股骨放入乙醇中浸泡3 min。

（4）将股骨置于完全培养基中1 min。

（5）切断股骨末端，用注射器将完全培养基注入骨腔内，将骨髓冲洗到含有完全培养基的培养皿中。

（6）计数有核细胞。如果需要，RBC可以用红细胞裂解缓冲液裂解。

（7）在6孔板中每孔加入含$3×10^6$个细胞的3ml完全培养基进行细胞培养。

（8）培养基中补充小鼠GM-CSF（50ng/ml）。

（9）每隔3 d每孔更换1 ml含GM-CSF的新鲜培养基，第7~11天开始后续试验。

（三）转染细胞

用裸mRNA或mRNA与TRAIL、Lipofertin、RNAiMAX或脂质纳米粒的复合物，转染DC、PBMC、脾或淋巴结细胞，进行体外佐剂活性测定。转染完成后均收集隔夜孵育后的细胞培养上清液并保存于-80℃，等待进一步分析。

1. 96孔板每孔加$5×10^4$个DC、PBMC、脾脏或淋巴结细胞 在96孔板中，每孔加$5×10^4$个DC、PBMC、脾脏或淋巴结细胞。

2. 裸mRNA转染

（1）用PBS清洗DC，以除去含有RNase的FCS。

（2）向DC中加入适量小体积的mRNA，通常为50 μl含mRNA的PBS溶液。

（3）孵育1 h，再加入完全培养基。

3. TransIT mRNA 转染试验

（1）在转染前从细胞中去除培养基，加入 183 μl 完全培养基。

（2）在标准微离心管中，将 0.1 μg 的 mRNA、TransIT 转染试剂（0.34 μl）和 Boost（0.22 μl）加入到无血清培养基中并使终体积为 18 μl。

（3）混合均匀后，取 17 μl 的转染复合物加入到细胞中（见本章备注 1）。

4. 脂质体转染

（1）将 6.7 μl 无血清培养基与 0.37 μl 含 BSA 磷酸钾缓冲液在标准微离心管中混合（见本章备注 2）。加入 0.8 μl 脂质体，再次混合。于室温（RT）孵育 10 min。同时，将 0.1～1.0 μg mRNA 与无血清培养基在硅化微离心管中混合，最终体积为 3.3 μl。

（2）孵育后，在脂质体中加入 mRNA，在 RT 下混合孵育 10 min，生成复合物。

（3）加入 38.8 μl 无血清培养基，混合均匀（总体积 50 μl）。

（4）从细胞中去除培养基，用无血清培养基清洗，并向细胞中加入 47 μl 的复合物。

（5）孵育 1 h 后，去除含 mRNA 的培养基，加入 200 μl 完全培养基进行细胞培养（见本章备注 3）。

5. 阳离子脂质体 RNAiMAX 转染

（1）在标准微量离心管中，用无血清培养基稀释 0.5～1.5μg mRNA，总体积为 5 μl。

（2）用无血清培养基稀释 0.5 μl 的 RNAiMAX，总体积为 5 μl。

（3）将稀释的 mRNA 加入到稀释好的阳离子脂质体 RNAiMAX 试剂中（1∶1 比例）。

（4）在室温下孵育 5～15 min。

（5）将复合物加入到每孔含有 190 μl 完全培养基的细胞中（96 孔板）。

6. 脂质纳米粒（LNP）转染

（1）将 mRNA 水溶液（pH4.0）与溶解于乙醇中的脂质溶液混合，使 mRNA 通过自组装过程生成 LNP。

（2）在 37 ℃，将 mRNA-LNP 用含 0.1μg 人重组 ApoE3 蛋白的 6μl 无血清培养基预培养 5 min（人 DC 表达 ApoE 受体，但不表达 ApoE）。

（3）预孵育后，将 mRNA-LNP 加入到 194 μl 完全培养基培养的 DC 中。

（四）细胞因子分析

检测促炎细胞因子、趋化因子、相关配体和干扰素。ELISA、Luminex 多重检测和其他检测技术资料可从各种公司获得。

1. 按照厂家说明书使用试剂盒。
2. 其他检测天然免疫反应的方法有Northern印迹法、实时PCR和其他对特异性mRNA进行定量的分子方法。

（五）mRNA给药

用于小鼠体内测量佐剂活性的给药方法包括皮内注射、肌内注射、淋巴结内注射和皮下注射。

1. 动物　用异氟醚麻醉动物，用于真皮内和淋巴结内注射。
2. mRNA-LNP制备　在微型离心管或15 ml离心管中用PBS稀释mRNA-LNP，并放置在冰上。
3. 皮内注射

（1）用电动剃须刀剔除小鼠背部的毛，便于真皮内注射。

（2）在mRNA注射前用3%异氟醚麻醉动物。

（3）真皮内注射：用3/10 cc 29½G胰岛素注射器注射30μl的液体。每只动物背部找4个点进行注射（4×30 μl）（见本章备注4）。

4. 肌内注射　用3/10 cc 29½G胰岛素注射器注射30 μl的mRNA溶液（见本章备注5）。

5. 淋巴结内注射[18]

（1）用异氟醚和可调式雾化器麻醉小鼠。

（2）剃掉小鼠尾巴根部、后腿及臀部的毛。

（3）注射伊文思蓝示踪剂以识别淋巴结而无须解剖：用微型吸管将10 μl的染料溶液转移到微离心管中，用带31G针头的0.3 ml注射器将10 μl染料全部吸进注射器，在每侧的尾巴底部皮下注射10 μl染料，每侧注射一次染料。

（4）用脱毛膏脱去动物腹侧到后腿髋关节上方的背侧位置残留的毛发，一定要处理腹部和后大腿之间的皮毛。

（5）用温水润湿手套并轻轻地把脱毛膏涂抹到皮肤上，让脱毛膏在皮肤上保持3 min。

（6）立即用温水擦除脱毛膏并擦拭处理后的区域，重复此操作直到多余的脱毛膏被完全擦除。

（7）用湿软布或纸巾去除残留的脱毛膏，去除时保持向小鼠的下半身一个方向擦拭，避免来回摩擦而伤害小鼠。

（8）第二天，用异氟醚和可调式雾化器麻醉小鼠。

（9）检查小鼠，确定示踪剂染料引流到每个腹股沟淋巴结，淋巴结应能透过无毛皮肤在后肢、大腿和腹部附近可见黑斑。

（10）将10 μl的mRNA溶液转移到微离心管中，用带31G针头的0.3 ml注射器吸取10 μl溶液。

（11）用拇指、示指和中指收紧淋巴结周围的皮肤，将皮肤拉紧，使针头能够精确和可控地进入淋巴结。

（12）在染色的淋巴结上垂直于皮肤深度1mm进行注射。

（13）缓慢注射10 μl，通过皮肤观察淋巴结大小，根据肿块确认注射情况（见本章备注6）。

6.皮下注射　用3/10 cc 29½G胰岛素注射器注射200μl的mRNA（见本章备注7）。

7.实验结束　把动物放回笼内，确认它们从麻醉中完全苏醒过来。

（六）小鼠眼眶取血

1.将EDTA（1/10血量）加入到微离心管中（如每100 μl血加入10 μl EDTA）。
2.用3%异氟醚麻醉动物。
3.使用微量采血管从小鼠眼眶静脉窦采集血液（见本章备注8）。
4.将毛细血管中的血液转移到含EDTA的微离心管中。
5.在取得所需的血量后，轻轻地用纸巾擦眼眶静脉窦进行止血，并从眼球中清除多余的血液。
6.把动物放回笼内，确认它从麻醉状态中完全恢复。
7.用微离心机以$1000\times g$的速度离心血液10 min，用吸管将血浆移入干净的微离心管，保存在-80℃处，等待进一步分析。
8.也可以使用其他形式的血液采集方法，包括针刺脸颊和断尾。

（七）斑点印迹检测dsRNA

dsRNA是一种高免疫原性的分子，常存在于IVT mRNA中。它被广泛存在的细胞免疫传感器所识别，导致促炎细胞因子的产生和翻译的抑制，因此对RNA疫苗中检测（和去除）dsRNA污染是必不可少的。

1.将200 ng的mRNA点到超级荷电的Nytran膜上，干燥至少30 min。
2.用封闭缓冲液孵育膜1 h。
3.用TBS-T缓冲液冲洗膜两次。
4.将膜放在含有J2单抗（1∶5000稀释）的孵育缓冲液中，室温孵育1 h。
5.用TBS-T缓冲液洗涤6次膜（每次洗5 min），每次洗涤完毕冲洗4次。
6.用含有HRP标记的驴抗小鼠IgG（1∶5000稀释度）的孵育缓冲液于室温孵育膜1 h。
7.用TBS-T缓冲液洗涤6次膜（每次洗5 min），每次洗涤完毕冲洗4次。
8.用ECL Plus Western印迹法检测试剂盒检测膜。

9.用适当的数字成像系统捕捉图像。

四、备注

1.TransIT-mRNA转染是一种时间敏感的方法,一旦复合物形成需在5 min内将它们加入到细胞中。

2.轻敲管子的两侧4～6次混合组分。不要使用涡旋振荡仪。

3.脂质体-mRNA复合物是在无血清培养基中制备的,而脂质体对细胞有毒性,因此必须在孵育1h后去除复合物,并加入完全培养基。

4.为了成功地进行皮内注射,应以小角度进针,即在表皮的浅层下面。即使皮内成功注射少量(30 μl)液体,也会出现硬泡。

5.在大腿肌肉中以小角度插入针头,缓慢注入30～50 μl的液体。

6.淋巴结注射的视觉表现可在参考文献中查看[19]。

7.把背部皮肤拉起,形成一个褶皱,将针头插入褶皱底部,并以适度的速度注入溶液,手指应放在褶皱顶上,以免发生意外。

8.用快速旋转的方法将微量采血管插入眶窦,当管子通过眼下方时,眼部不会受损。只要稍微改变管子的角度,就可以增加血流量。

参 考 文 献

[1] Martinon F, Krishnan S, Lenzen G et al (1993) Induction of virus-specific cytotoxic T lymphocytes in vivo by liposome-entrapped mRNA. Eur J Immunol 23: 1719-1722

[2] Fotin-Mleczek M, Duchardt KM, Lorenz C et al (2011) Messenger RNA-based vaccines with dual activity induce balanced TLR-7 dependent adaptive immune responses and provide antitumor activity. J Immunother 34: 1-15

[3] Petsch B, Schnee M, Vogel AB et al (2012) Protective efficacy of in vitro synthesized, specific mRNA vaccines against influenza A virus infection. Nat Biotechnol 30: 1210-1216

[4] Geall AJ, Verma A, Otten GR et al (2012) Nonviral delivery of self-amplifying RNA vaccines. Proc Natl Acad Sci U S A 109: 14604-14609

[5] Hekele A, Bertholet S, Archer J et al (2013) Rapidly produced SAM® vaccine against H7N9 influenza is immunogenic in mice. Emerg Microbes Infect 2: e52

[6] Brito LA, Chan M, Shaw CA et al (2014) A cationic nanoemulsion for the delivery of next-generation RNA vaccines. Mol Ther 22: 2118-2129

[7] Bogers WM, Oostermeijer H, Mooij P et al (2015) Potent immune responses in rhesus macaques induced by nonviral delivery of a self-amplifying RNA vaccine expressing HIV type 1 envelope with a cationic nanoemulsion. J Infect Dis 211: 947-955

[8] Brazzoli M, Magini D, Bonci A et al (2015) Induction of broad-based immunity and protective efficacy by self-amplifying mRNA vaccines encoding influenza virus hemagglutinin. J

Virol. doi: 10. 1128/JVI. 01786-15

[9] Kreiter S, Selmi A, Diken M et al (2010) Intranodal vaccination with naked antigen-encoding RNA elicits potent prophylactic and therapeutic antitumoral immunity. Cancer Res 70: 9031-9040

[10] Van Lint S, Wilgenhof S, Heirman C et al (2014) Optimized dendritic cell-based immunotherapy for melanoma: the TriMix-formula. Cancer Immunol Immunother 63: 959-967

[11] Wilgenhof S, Van Nuffel AM, Benteyn D et al (2013) A phase IB study on intravenous synthetic mRNA electroporated dendritic cell immunotherapy in pretreated advanced melanoma patients. Ann Oncol 24: 2686-2693

[12] Weissman D, Ni H, Scales D et al (2000) HIV gag mRNA transfection of dendritic cells (DC) delivers encoded antigen to MHC class I and II molecules, causes DC maturation, and induces a potent human in vitro primary immune response. J Immunol 165: 4710-4717

[13] Thess A, Grund S, Mui BL et al (2015) Sequence-engineered mRNA without chemical nucleoside modifications enables an effective protein therapy in large animals. Mol Ther 23: 1456-1464

[14] Kariko K, Buckstein M, Ni H et al (2005) Suppression of RNA recognition by Toll-like receptors: the impact of nucleoside modification and the evolutionary origin of RNA. Immunity 23: 165-175

[15] Kariko K, Muramatsu H, Welsh FA et al (2008) Incorporation of pseudouridine into mRNA yields superior nonimmunogenic vector with increased translational capacity and biological stability. Mol Ther 16: 1833-1840

[16] Kariko K, Muramatsu H, Ludwig J et al (2011) Generating the optimal mRNA for therapy: HPLC purification eliminates immune activation and improves translation of nucleoside-modified, protein-encoding mRNA. Nucleic Acids Res 39: e142

[17] Midoux P, Pichon C (2015) Lipid-based mRNA vaccine delivery systems. Expert Rev Vaccines 14: 221-234

[18] Harrell MI, Iritani BM, Ruddell A (2008) Lymph node mapping in the mouse. J Immunol Methods 332: 170-174

[19] Andorko JI, Tostanoski LH, Solano E et al (2014) Intra-lymph node injection of biodegradable polymer particles. J Vis Exp 83: e50984

第九章

制备免疫刺激130nm鱼精蛋白RNA纳米粒子

Marina Tusup, Steve Pascolo

摘要

通过将手术后中和肝素的鱼精蛋白与寡核苷酸形式的RNA或mRNA混合即可获得一定大小的纳米粒子。根据这两种试剂的浓度及其含盐量，可以自动地生成平均粒径为50nm至超过1000 nm的均匀纳米粒子。RNA是一种危险信号，因为它是TLR3、TLR7和TLR8的激动剂；因此，鱼精蛋白RNA纳米粒子具有免疫刺激作用。笔者小组和其他研究人员在体外已经证明纳米粒子大小与人外周血单个核细胞（PBMC）产生IFN-α呈负相关。相反，纳米粒子大小和PBMC产生的TNF-α呈正相关（Rettig et al, Blood 115: 4533-4541, 2010）。粒径小于450 nm的粒子最常用于研究和临床应用，因为它们非常稳定、保持多分散性并诱导IFN-α蛋白，这是一个在人类中有12个成员的天然抗病毒和抗癌蛋白家族。本章描述了一种制备130nm纳米粒子的方法，以及它们的物理和生物学特性。

关键词：RNA，鱼精蛋白，纳米粒，TLR，IFN-α，TNF-α

一、前言

免疫刺激分子是危险信号，可以刺激表皮、囊内和细胞内的受体。危险信号既可作为疫苗佐剂，也可用于单一疗法，以诱导/增强对病原体和肿瘤细胞的天然和获得性免疫[1]。TLR在识别危险信号中具有特异性[2]，并在不同的免疫细胞和不同的亚细胞位置表达。当触发时，TLR可诱导特定的细胞内激活途径，从而导致不同类型的天然免疫应答分子的表达，如IFN-α（全部12个人类IFN-α蛋白家族成员）和（或）TNF-α的表达。未修饰的单链RNA（ssRNA）被人TLR7（如在浆细胞样树突状细胞中表达，主要产生IFN-α）和人TLR8（如在单核细胞中表达，能够产生大量的TNF-α）所识别[3]。因此，ssRNA可以触发广泛的免疫细胞和激活途径[4,5]。为了保护其免受RNase活性的影响，并成功地将其递送到TLR7和TLR8所在的内体，ssRNA必须在脂质复合物或聚合复合物（或脂多糖复合物）中制备。包括笔者小组在内的几个团队开发了基于鱼精蛋白的RNA复合制剂。鱼精蛋白是一种天然的阳离子肽，用作抑制肝素的药物，也可自发地与核酸结合[4-9]。因此，免疫刺激复合物可以被注射到人体内，笔者小组将这些复合物作疫苗[10]或肽疫苗佐剂[11, 12]作为癌症患者的实验性免疫治疗。值得注意的是，在混合前可以通过调节鱼精蛋白和RNA组分中的盐浓度来促进特定大小粒子的自发形成，从而确定鱼精蛋白RNA复合物的大小[13]。随着盐浓度的降低，颗粒尺寸减小。以这种方式，可以很容易地制备50～1000 nm以上的粒子。令人惊讶的是，粒子的大小决定了它们的免疫刺激特性。只有小于450 nm的粒子才能有效地刺激浆细胞样树突状细胞，从而诱导高水平的IFN-α。较大的粒子激活单核细胞，但不激活浆细胞样树突状细胞，从而触发TNF-α但不产生INF-α[13]。因此，不同大小的鱼精蛋白RNA颗粒是激活感兴趣的免疫细胞的理想的多功能工具，如基于树突状细胞疫苗接种[14]。同时，由于IFN-α对抗癌和抗病毒治疗有很大的益处，笔者小组已经将研究重点放在小于450 nm的鱼精蛋白RNA颗粒上。这些粒子正在进一步发展成为免疫调节药物（Tusup和Pascolo正在进行的研究），也被用作mRNA疫苗的佐剂[15]。本章详细介绍了制备约130 nm大小的免疫刺激的鱼精蛋白RNA颗粒的方法。

二、材料

稀释、重悬和分析操作中均使用超纯水［通过净化去离子水来制备，在25℃时电阻率为18.2 MΩ·cm，TOC（总有机碳）为4 ppb（μg/L），Milli-Q® AdvantageA10超纯水系统］。

（一）粒子组成

1. 鱼精蛋白　可获得两种浓度的药物鱼精蛋白——1000（1 ml中和1000 IU肝素）或5000（1 ml中和5000IU肝素）。为了制备130 nm的粒子，使用MEDA制药公司的Protamine Ipex 5000（盐酸鱼精蛋白5000 IU/ml，见本章备注1）。鱼精蛋白储存在4℃（见本章备注2）。

2. mRNA　萤火虫荧光素酶基因经体外转录获得高度纯化的mRNA，由BioNTech Ag（德国美因茨的UguerSahin教授）提供。转录本大约有1800个碱基，含有A、C、G和U残基，有5'帽和3'poly（A）尾（见本章备注3）。该mRNA储存在-20℃（见本章备注4）。

（二）颗粒分析

1. 激光粒度仪（Malvern）3000HSA粒子分析仪配备电脑操作软件。
2. 透明比色皿（一次性比色皿，1.5 ml，半微型（Brand＋CO Gmbh，Germany）。

（三）对人血细胞的刺激

1. 肝素管（BD 真空采血管LH 17 IU/ml，目录号：367526）。

2. Ficoll 溶液（Ficoll-Paque™Plus，GE Health care Life Sciences，17-1440-02）。

3. 巴斯德吸管。

4. 带可控制动器的离心机（Eppendorf™Model 5810 离心机）。

5. 磷酸盐缓冲液（PBS）（不含钙和镁，pH7.2，无菌，不用于输液）（Kantonsapotheke Zurich，Switzerland）。

6. 15 ml Falcon 管。

7. 完全培养基：RPMI 1640 培养基（Sigma，目录号：R0883）含有10%热灭活的胎牛血清（Gibco，Life Technologies，Thermo Fischer Scientific），1∶100抗生素（青霉素-链霉素）（Thermo Fischer，目录号：15140-122）和L-谷氨酰胺（200 mmol/L，Merck Milipore 目录号：K 0282）。

8. 96孔U形板（Falcon）。

9. 加湿、37℃、CO_2 培养箱。

（四）检测IFN-α

1. 泛 IFN-α 试剂盒（MABTECH，目录号：3425-1A-6）。

2. 酶标仪（Biotek，ELx808 Absorbance Reader，软件Gen5，2.07版）。

三、方法

除非另有说明，否则均在室温下进行所有程序。

（一）制备130 nm的鱼精蛋白RNA纳米粒子

以下操作在层流条件下使用无菌设备进行。

1. 在280 μl的水中稀释10 μl的鱼精蛋白5000，制备0.5 mg/ml的鱼精蛋白溶液（见本章备注5）。

2. 用适量的水稀释RNA，制备0.5 mg/ml的RNA溶液（见本章备注5）。

3. 在RNA溶液中加入等量的鱼精蛋白溶液（见本章备注6），并快速上下吹吸至少10次（见本章备注7）。

4. 将溶液在室温下放置10 min（见本章备注8）。

（二）粒径测量

1. 用1 ml水稀释40 μl的鱼精蛋白RNA制剂（含10 μg RNA 和10 μg 鱼精蛋白）（见本章备注9）。

2. 将分析仪的黏度设置为0.89（在软件范围内选择在水中测量或黏度为0.89）。如图9-1所示，在上述条件下制备的粒子尺寸约为130 nm，多分散性指数（PDI）小于0.3（见本章备注10）。

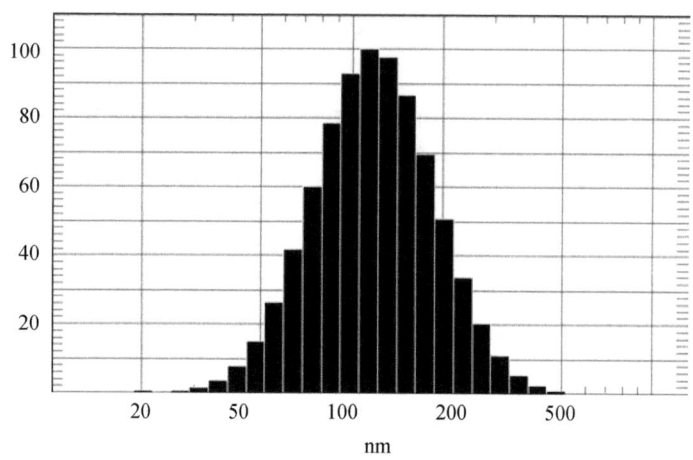

图9-1 固体颗粒粒度的测量显示"强度加权高斯分布分析"
平均尺寸为131 nm，PDI为0.214

（三）人血细胞中IFN-α诱导能力的评价

以下操作在层流条件下使用无菌设备进行。

1. 将5 ml新鲜静脉血（从健康供者收集到肝素管中，见本章备注11）放在15 ml Falcon管中。

2. 将巴斯德吸管添加到Falcon管中，并确保巴斯德管的顶端在管底部。

3. 用装有5 ml吸管的电动移液器，在巴斯德吸管内加入5 ml Ficoll（这种液体会在血液下面，译者注）。如果Ficoll不易流入管底，就稍微抬高巴斯德管。在15 ml的Falcon管中，当Ficoll液体水平达到最高时（当巴斯德管中的Ficoll液体水平液面与管中的血液水平液面平齐时），用示指封闭巴斯德管并将其从Falcon管中提出。丢弃巴斯德吸管。

4. 小心地将试管放置在离心机中，在转子的另一侧安装平衡管，并在20℃下以$805 \times g$离心20 min，不制动（见本章备注12）。

5. 准备一个15 ml Falcon管并加入10 ml的PBS。

6. 小心地将含有血液和Ficoll的管置于层流柜下，将上层（血浆）吸出至界面上方约5 mm，并使用装有5 ml吸管的电动移液器收集最多3 ml的界面液体（血浆和Ficoll中将包含一些细胞）。用吸管尖进行轻轻旋转，收集可能靠近管壁的细胞。

7. 用10 ml PBS稀释收集的3 ml混合液（在步骤5中准备的管）。

8. 将管子倒置3次，放入离心机（在转子相对端用平衡管平衡），在$453 \times g$、20℃下离心10 min。

9. 丢弃上清液，轻敲几次Falcon管底部，松开细胞团，重复用PBS洗涤（在

第九章 制备免疫刺激130nm鱼精蛋白RNA纳米粒子

细胞上加入10 ml的PBS，按步骤7离心）。松开细胞团，加入1 ml的完全培养基。

10. 细胞计数（PBMC），总数约为500万。

11. 调节细胞浓度至每毫升$5×10^6$（如有需要，再以$453×g$旋转10 min，松开细胞团后，再悬浮在适量的完全培养基中）。

12. 在96孔U型板的孔底加入4 μl的130 nm鱼精蛋白RNA颗粒（含1 μg的RNA和1 μg的鱼精蛋白，见"制备130nm的鱼精蛋白RNA纳米粒子"中的步骤4）。

13. 在4 μl的粒子上加入200 μl的细胞（10^6个）。作为对照，准备1个仅含200 μl细胞的孔、1个含200 μl细胞和1 μg鱼精蛋白的孔，以及1个含200 μl细胞和1 μg RNA的孔。

14. 在加湿的CO_2培养箱中于37℃孵育过夜。

15. 将细胞培养上清液转移到96孔板上。继续执行步骤15或存储在-80°C（见本章备注13）。

16. 严格按照制造商的泛IFN-α ELISA试剂盒说明书操作（见本章备注14），加入20 μl的细胞培养上清液（每孔加入80 μl的测定稀释剂：含1% BSA 的PBS）进行测定（见本章备注14）。

17. 计算实验值。如图9-2所示，约130 nm的鱼精蛋白RNA纳米粒子在体外能有效诱导PBMC中IFN-α的表达（见本章备注15和16）。

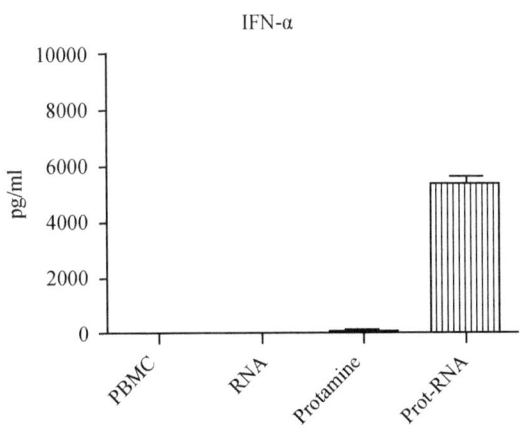

图9-2 IFN-α 的定量

该图表报告了PBMC或与RNA、鱼精蛋白（Protamine）或鱼精蛋白RNA纳米粒（Prot-RNA）共孵育上清液中IFN-α含量的计算值。每条表示3个数据点（3个培养孔）的平均值和标准差

四、备注

1.使用硫酸鱼精蛋白,如Valeant鱼精蛋白,可得出相同的结果。

2.实验已经观察到就免疫刺激RNA多聚体的产生而言,冷冻鱼精蛋白溶液可能会损害其功能。鱼精蛋白应当如包装上的说明所示保存在4℃。

3.任何RNA[寡核苷酸,长无帽和(或)非聚腺苷化mRNA,或加帽mRNA]都可以用来制备130 nm的粒子。

4.在室温下,高纯度的无菌RNA水溶液是非常稳定的。然而,由于理论上可能存在RNase污染,故将RNA储存在4℃(数天贮藏)或-20℃(长期保存),并在进行实验时将其置于室温下,实验后立即将其放回4℃或-20℃。

5.RNA和鱼精蛋白稀释得越多,产生的颗粒就越小(图9-3A)。50～250 nm的颗粒在体外诱导人血细胞产生IFN-α,可达到相似的程度(图9-3B)。

6.将等量的鱼精蛋白和RNA混合会产生几乎中性或略带正电荷的粒子(ζ电位)。如前文所述,使用两倍质量过量的鱼精蛋白或两倍质量过量的RNA将分别产生具有正ζ电位或负ζ电位的粒子。在此范围内使用具有正电荷、中性电荷或负表面电荷的粒子时(两种组分之一是两倍过量),颗粒的尺寸(图9-4A)和体外免疫刺激特性(图9-4B)是相似的。

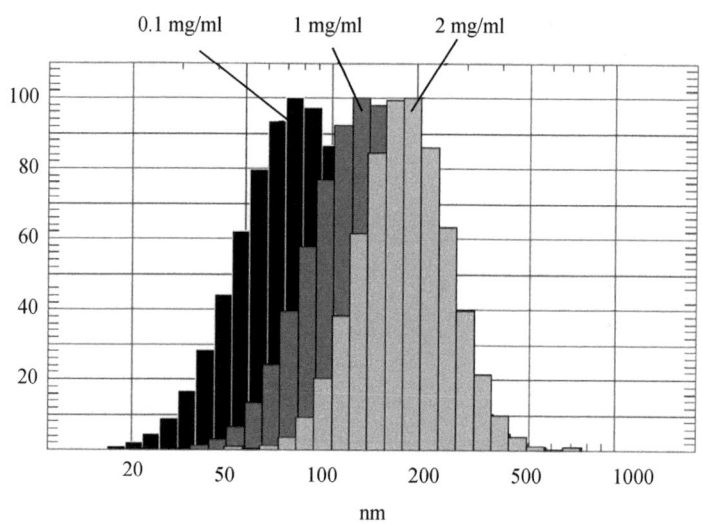

图9-3A 试剂稀释倍数对粒径大小的影响。先以水稀释鱼精蛋白、RNA,使其浓度分别为0.1、1或2 mg/ml,然后以质量比1:1进行混合。该图显示了固体颗粒的"强度加权高斯分布分析"(Intensity-Weighted Gaussian Distribution Analysis)。0.1 mg/ml浓度的平均粒径为85nm,1 mg/ml浓度的平均粒径为146nm,2 mg/ml浓度的平均粒径为192nm,通过调节鱼精蛋白和RNA的浓度可以对粒径进行微调。稀释度越大,颗粒越小

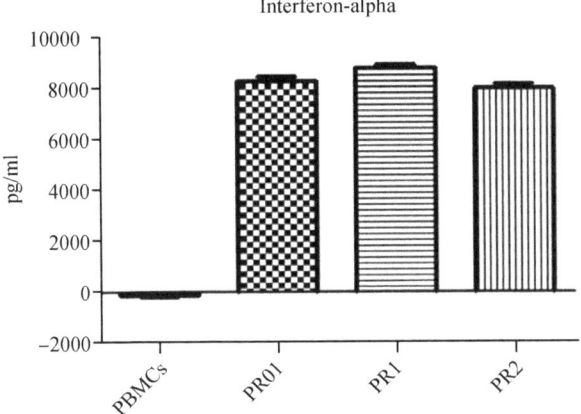

图9-3B 试剂稀释倍数对诱导α干扰素的影响。该图显示了单独使用外周血单个核细胞（简称"PBMCs"）或与鱼精蛋白-RNA纳米粒试剂孵育的上清液中α-干扰素含量的计算值[0.1 mg/ml（"PR01"）、1 mg/ml（"PR1"）或2 mg/ml（"PR2"）]。每个柱代表三个数据（三个培养孔）的平均值和标准差。这三种粒子诱导的α-干扰素数量相似

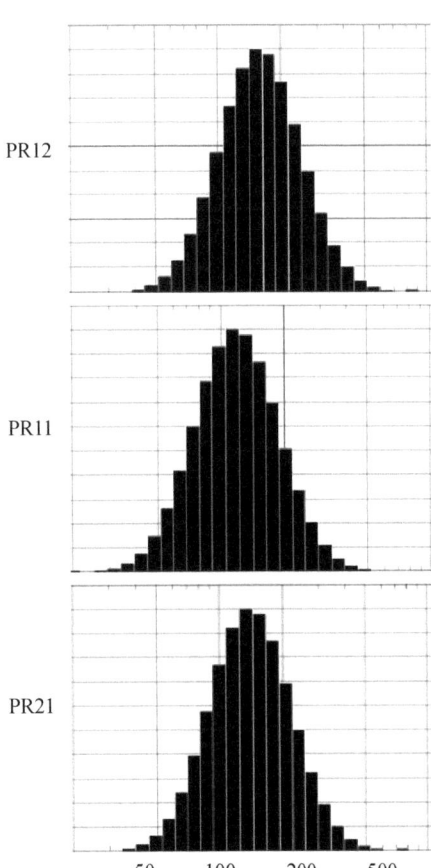

图9-4A 试剂配比对粒径的影响。鱼精蛋白、RNA用水分别稀释成0.5 mg/ml浓度，然后以1:2（RNA比鱼精蛋白多2倍"PR12"）、1:1（RNA和鱼精蛋白的质量相等"PR11"）或2:1（鱼精蛋白比RNA多2倍"PR21"）的质量比混合在一起。这些图表报告了固体颗粒的"强度加权高斯分布分析"。1:2的平均粒径为174.7nm，1:1的平均粒径为131.6nm，2:1的平均粒径为154.7nm。因此，当使用鱼精蛋白-核糖核酸比率从1:2到2:1变化时，颗粒大小是相似的

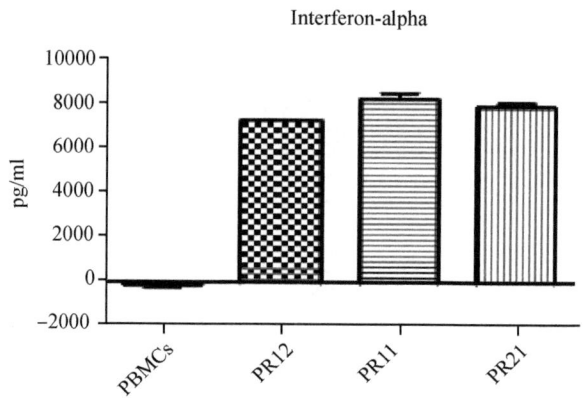

图9-4B 试剂比对α-干扰素诱导的影响。该图显示了单独使用外周血单个核细胞（PBMCs）或与鱼精蛋白-RNA纳米粒孵育的上清液中α-干扰素含量的计算值，这些纳米粒由1∶2质量比（"PR12"）、1∶1质量比（"PR11"）或2∶1质量比（"PR21"）试剂制成。每个柱代表三个数据（三个培养孔）的平均值和标准差。这三种粒子诱导的α-干扰素数量相似

7.实验中总是将鱼精蛋白添加到RNA中，而不是将RNA添加到鱼精蛋白中。

8.这种制剂在室温下（只要它是用无菌RNA、鱼精蛋白和水，在无菌条件下，即在层流条件下制成的）或在冰箱中非常稳定。笔者小组已经测试了这种材料的储存时间长达1周，并发现储存期不影响颗粒大小或免疫刺激能力（图9-5）。

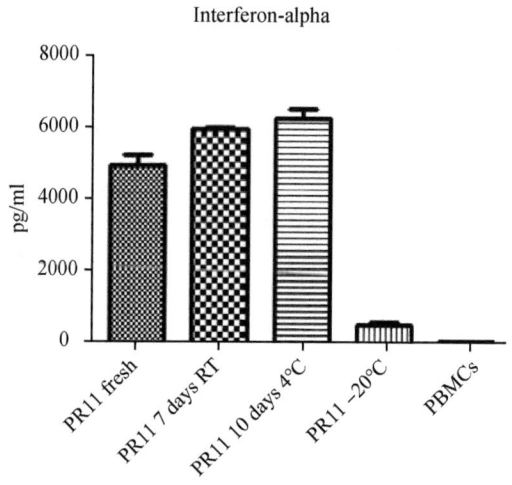

图9-5 颗粒稳定性对诱导α干扰素的影响。图中显示了单独使用外周血单个核细胞（PBMCs）或与鱼精蛋白-RNA纳米粒孵育的PBMCs上清液中α-干扰素含量的计算值，这些纳米粒由试剂制成，质量比为1∶1。其测定时间分别为立即使用（"PR11 fresh"），在室温下保存1周（"PR11 7 days RT"）或4℃保存10 d后使用，（"PR11 10 days 4℃"）或冻融一次后（"PR11 −20℃"）。每个柱代表三个数据（三个培养孔）的平均值和标准差。结果显示当颗粒保存在液体中时非常稳定，但冷冻/解冻将使其部分失活

相反，颗粒在 -20℃下冷冻会破坏其免疫刺激能力。因此，将 130 nm 的鱼精蛋白 RNA 纳米粒子储存在液体溶液中是非常重要的，建议将未稀释的粒子保存在4℃。

9. 实验中观察到，当在含盐溶液（如PBS或乳酸林格液）中稀释时，粒子随时间聚集，如果在这些溶液中进行分析，粒子的大小就会比原来的尺寸大。当颗粒未经稀释或稀释在水或其他低盐溶液（如5%等渗葡萄糖溶液）中时能保留原始的粒子尺寸。因此，为了测量颗粒大小，必须在水或其他低盐溶液中稀释以保存鱼精蛋白RNA纳米粒。

10. PDI值为1表示样品具有非常广泛的尺寸分布，可能含有可能缓慢沉积的大颗粒或团聚体。接近于0的PDI值表示一个单分散系统（样品中一种独特的粒径）。对于生物粒子，通常认为PDI值低于0.5表示一个相对均匀的体系（配方）。

11. 在4℃保存24 h的血液可以使用。然而，冷冻血细胞不如新鲜或储存（最多24 h）血液的反应效果好。笔者小组怀疑浆细胞样树突状细胞，作为IFN-α的重要生产者，当细胞被冷冻在含有10% DMSO的生理溶液中时，不能很好地在冻融循环中存活。

12. 离心机加速和减速应尽可能慢。如果加速或减速过快，血液和Ficoll之间的界面将受到干扰，从而影响对PBMC的收集。如果发生这种情况（如在离心过程中不使用制动），血液和Ficoll可以手动进一步混合（将试管倒置几次），在离心之前（见"人血细胞中IFN-α诱导能力的评价"中的步骤3），将5 ml 的 Ficoll 再次加到原5 ml Ficoll之下，继续离心。

13. 实验中观察到，就IFN-α而言，储存在 -20℃的上清液保存效果不佳。

14. 通常为了使ELISA的光密度（OD）值在标准测定范围内（0～1000 pg/ml），需用20 μl的细胞培养上清液进行实验。

15. 上清液中检测到的IFN-α总量因供体而异，可在1000～10 000 pg/ml变化。

16. 对于每种情况，笔者小组均进行了3次PBMC培养（一式3份），将数据表示为平均值＋标准差。

致谢

本研究得到了欧盟第七个框架方案（FP7/2007-2013）的资助，资助协议号为601939（MERIT）。

参 考 文 献

[1] Parvanova I，Rettig L，Knuth A et al（2011）The form of NY-ESO-1 antigen has an impact on the clinical efficacy of anti-tumor vaccination. Vaccine 29: 3832-3836

[2] Kawai T，Akira S（2011）Toll-like receptors and their crosstalk with other innate receptors in

infection and immunity. Immunity 34: 637-650

[3] Jarrossay D, Napolitani G, Colonna M et al (2001) Specialization and complementarity in microbial molecule recognition by human myeloid and plasmacytoid dendritic cells. Eur J Immunol 31: 3388-3393

[4] Scheel B, Braedel S, Probst J et al (2004) Immunostimulating capacities of stabilized RNA molecules. Eur J Immunol 34: 537-547

[5] Scheel B, Teufel R, Probst J et al (2005) Toll-like receptor-dependent activation of several human blood cell types by protamine-condensed mRNA. Eur J Immunol 35: 1557-1566

[6] Hoerr I, Obst R, Rammensee HG et al (2000) In vivo application of RNA leads to induction of specific cytotoxic T lymphocytes and antibodies. Eur J Immunol 30: 1-7

[7] Scheel B, Aulwurm S, Probst J et al (2006) Therapeutic anti-tumor immunity triggered by injections of immunostimulating single-stranded RNA. Eur J Immunol 36: 2807-2816

[8] Amos H, Kearns KE (1963) Influence of bacterial ribonucleic acid on animal cells in culture. II. Protamine enhancement of RNA uptake. Exp Cell Res 32: 14-25

[9] Billiau A, Buckler CE, Dianzani F et al (1969) Induction of the interferon mechanism by single-stranded RNA: potentiation by polybasic substances. Proc Soc Exp Biol Med 132: 790-796

[10] Weide B, Pascolo S, Scheel B et al (2009) Direct injection of protamine-protected mRNA: results of a phase 1/2 vaccination trial in metastatic melanoma patients. J Immunother 32: 498-507

[11] Feyerabend S, Stevanovic S, Gouttefangeas C et al (2009) Novel multi-peptide vaccination in Hla-A2 + hormone sensitive patients with bio chemical relapse of prostate cancer. Prostate 69: 917-927

[12] Widenmeyer M, Griesemann H, Stevanovic S et al (2011) Promiscuous survivin peptide induces robust CD4 (+) T-cell responses in the majority of vaccinated cancer patients. Int J Cancer 131: 140-149

[13] Rettig L, Haen SP, Bittermann AG et al (2010) Particle size and activation threshold: a new dimension of danger signaling. Blood 115: 4533-4541

[14] Skold AE, van Beek JJ, Sittig SP et al (2015) Protamine-stabilized RNA as an ex vivo stimulant of primary human dendritic cell subsets. Cancer Immunol Immunother 64: 1461-1473

[15] Fotin-Mleczek M, Duchardt KM, Lorenz C et al (2011) Messenger RNA-based vaccines with dual activity induce balanced TLR-7 dependent adaptive immune responses and provide antitumor activity. J Immunother 34: 1-15

第十章
mRNA的电穿孔作为通用技术平台转染各种原代细胞与抗原和功能性蛋白质

Kerstin F. Gerer[*], Stefanie Hoyer[*], Jan Dörrie[*], Niels Schaft[*]

摘要

电穿孔（EP）是一种广泛应用于多种细胞类型的瞬时表达蛋白质的方法。笔者小组花了10多年的时间来优化和改良这种方法，首先是树突状细胞（DC）的抗原负载，然后是T细胞、B细胞、大量PBMC和几个细胞系。在这方面，抗原被引入，加工，并递呈给MHC-Ⅰ和MHC-Ⅱ类受体。接下来，成功地表达了黏附受体、T细胞受体（TCR）、嵌合抗原受体（CAR）、活性信号转导子等功能蛋白。笔者小组还在完全符合GMP要求的情况下建立了这一生产工艺，作为获取许可证的一部分，生产用于临床试验的治疗性疫苗接种的mRNA电穿孔DC。因此，笔者希望在这里分享其通用mRNA电穿孔生产工艺及其使用这种工艺的经验。本章提出的转染方法的优点：①易于适应不同的细胞类型；②每次转染10^6~10^8个细胞；③转染效率高（80%~99%）；④同源蛋白表达；⑤如果电穿孔在A级洁净室中进行，则符合GMP规范要求；⑥没有转基因整合到基因组中。提供的工艺包括：Opti-MEM作为电穿孔介质、500 V方波脉冲和4 mm电转杯。只需改变脉冲时间，便可使该工艺适应不同规模的细胞。在基本工艺之外，本章还提供了大量注意事项和技巧，笔者认为这对于计划使用这种转染方法的每个人都有很大的技术价值。

关键词：mRNA电穿孔，单核细胞衍生DC（MoDC），T细胞，CAR，TCR，B细胞，抗原表达，蛋白质表达，GMP，免疫疗法

一、前言

电穿孔（EP）是将核酸导入真核细胞的一种标准方法。核酸如何通过膜的机制尚不明确，但根据目前的科学知识，核酸的移动是由于在电场中电荷改变，使其穿过存在于电转杯的细胞膜[1]。除DNA外，mRNA在这方面的应用也越来越广泛。虽然将RNA导入细胞被定义为基因工程，但相比于DNA，mRNA具有巨

---

[*] Kerstin F. Gerer，Stefanie Hoyer，Jan Dörrie和Niels Schaft对本章做出了同样的贡献。

大的优势,不整合到宿主基因组中。mRNA电穿孔其他的优点:①转染效率高(图10-1)[2-7];②蛋白质快速表达;③瞬时表达;④高重复性[8];⑤不影响细胞表型[9, 10];⑥可同时引入多种蛋白质[2, 3, 11-13];⑦方法的可扩展性;⑧GMP相容性[4, 14]。因此,这种方法创造了一种高重复性和可验证的产品,可用于细胞免疫治疗。

树突状细胞(dendritic cell,DC)的mRNA电穿孔技术已经成为一种将抗原负载到DC上,并引入功能蛋白来成熟和激活DC[11, 15-20]的一种手段。这种策略也从实验室走向临床,因为仅在过去的5年里,就出现了20多篇关于mRNA电穿孔DC临床应用的文章。这些研究是针对恶性黑素瘤[11, 15-19, 21-23]患者进行的,但也包括肾癌[15, 20]、胰腺癌[15]、胶质母细胞瘤[15, 24]、多发性骨髓瘤[15]、急性髓细胞性白血病[25]、结直肠癌[26]、子宫癌[27]和其他癌症患者[15, 28]。除癌症外,还治疗了艾滋病[29, 30]。所有这些试验都使用MoDC。DC疫苗具有很好的耐受性,似乎对临床有好处,但遗憾的是,只有极少数未有满意治疗方案患者试验[11]。因此,DC疫苗的优化仍在进行中。

在过去的几十年,过继性T细胞转移被证明是一种强有力的免疫治疗工具,特别是针对具有细胞溶解性T细胞的肿瘤[31]。表达嵌合抗原受体(CAR)或正常T细胞受体(TCR)的工程T细胞已成为一种将它们重新定向到有效识别和裂解肿瘤细胞[32-34]的策略[35-39]。反转录病毒和慢病毒转导是目前为T细胞配备抗原特异性受体的首选方法[35-43]。然而,对于永久性和高水平的受体表达导致改良T细胞自身免疫的安全性问题被提出[44-46]。因此,瞬时受体转运被认为是一种更安全的方法,mRNA电穿孔技术提供了一种可靠且易于操作的方法[47-51],最近获得了第一批临床数据[52, 53]。

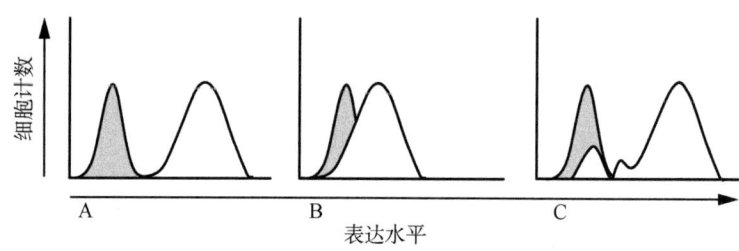

图10-1 不同转染效率的示意图

目的蛋白表达水平和细胞的转染效率可以在不同的mRNA和细胞类型之间发生变化。示意图描述了不同的转染效率。灰色直方图表示细胞无mRNA转染,而白色直方图显示目的蛋白的预期表达。A.直方图代表具有高蛋白质表达的成功转染。几乎100%的细胞都转染成功。B.图中描述的细胞也以高效电穿孔转染,但是引入的蛋白质以更低的水平表达。因此,可以使用更多的mRNA,如果细胞能够耐受,则增加脉冲时间,以获得更好的效果。C.在这里,不是所有的细胞都可用蛋白质转染,因此有非转染和转染细胞的混合物,其可另外显示蛋白质的多样表达。如果从混合细胞(如PBMC等大量原代细胞)开始,或者某些细胞受损,就会发生这种情况。可通过缩短脉冲时间以改善结果除了临床应用外,各种细胞类型的mRNA电穿孔在临床前和基础研究中也得到了广泛的应用。通过转染抗原递呈细胞(APC),使其加工和递呈外源蛋白,产生所有天然加工的全长抗原表位。因此,可以产生免疫检测的靶点,以评估肿瘤相关[54]或病毒抗原的免疫原性。mRNA电穿孔可用于活化和扩增T细胞[55],监测针对相应抗原的T细胞数量和质量,或检测抗原处理的胞内通路[56]。正常B细胞或EB病毒(EBV)转化的B细胞株以这种方式转染,并作为APC[57-59]。DC也被用作功能读数分析的目标[60]。由于任何MHC-Ⅰ类阳性细胞都可以作为APC,在IFN-γ酶联免疫斑点(ELISPOT)试验中,大量外周血单个核细胞(PBMC)[61,62]甚至CD8 T细胞本身与抗原电穿孔转染,然后成功地相互刺激[54]。综上所述,说明了mRNA电穿孔的广泛适用性。

二、材料

(一)仪器

1. 细胞培养设备。
2. 液体处理设备。
3. 能够进行方波脉冲的电穿孔装置(如Bio-Rad Gene Pulser Xcell或BTX ECM 830)。

(二)耗材

1. 电穿孔电转杯(电极间隙4mm,如Cell Projects;Mat.No.EP-104;见本章备注6和图10-2)。
2. 无RNase带过滤移液器吸头。
3. 碎冰。
4. 可以通过体外转录(IVT)从质粒产生任何具有合适启动子的mRNA(如T7)。建议质粒具有poly(A)片段的编码,但不是绝对必要的,因为酶促多聚腺苷酸化也可以。一些公司提供合适的IVT试剂盒。需要合适的帽子结构,poly(A)尾至少50A。酶促多聚腺苷酸化可能是有益的(见本章备注2)。mRNA的浓度应该足够大(见本章备注10)。
5. 细胞应该状态良好,有活力。DC应按Pfeiffer等的方法制备成熟[55]。T细胞可以通过磁性细胞分选纯化或按照Krug等的方法从PBMC中扩增[4]。转染细胞系应该是在电穿孔前1天传代。
6. 不含L-谷氨酰胺的RPMI 1640。
7. 不含酚红的Opti-MEM®。
8. 细胞培养基:使用相应的常用细胞培养基进行细胞类型或细胞系的培养。

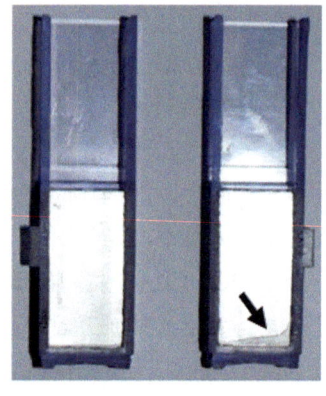

图 10-2 塑料隔板不应覆盖电转杯电极内部

将电穿孔电转杯切成两半。图像显示内部表面电极。如左图所示,不得有任何塑料隔板覆盖金属。如右图所示,塑料隔板覆盖到了电极的下边缘(见箭头)。特别是若使用少量的细胞悬浮液,会导致悬浮液与电极接触不当,从而对电穿孔产生不良影响,甚至可能导致形成电弧

T细胞、DC 和 B 细胞培养的典型培养基成分列示如下(储存溶液的浓度列在括号内;介质的选择见表 10-1)。上述培养基由所述成分组成。培养基组分被添加到 RPMI 1640 中,随后进行无菌过滤。所有步骤均在层流柜内进行。

表 10-1 不同类型细胞的电穿孔条件

细胞类型		DCs	B细胞	PBMCs	T细胞	Cell系
EP[a] settings	Voltage [V]	500	500	500	500	500
	Electrode gap [mm]	4	4	4	4	4
	Pulse duration [ms]	1	3	3	5	1～3[d]
Cell concentration	Maximum cell number per 100 μl Opti-MEM®	6×10^6	10×10^6	8×10^6	12×10^6	$(8\sim10)\times10^{6e}$
Cultivation after EP	Medium[b]	DC medium	R10	MLPC	MLPC	R10[f]
	Supplement[c]	800 U/ml GM-CSF + 275 IU/ml IL-4	—	—	10 ng/ml IL-7	—

[a] EP:电穿孔
[b] 材料部分介绍了各种培养基的不同成分
[c] 显示最终浓度
[d] 较大的细胞需要较短的脉冲持续时间
[e] 较大的细胞需要较低的细胞浓度
[f] 相应细胞系所需的培养基

(1)DC 培养基:500 ml RPMI 1640、5 ml 人血清(在 56℃下热灭活 30 min)、5 ml L-谷氨酰胺(200 mmol/L)、200 μl 庆大霉素(20 μg/ml)。

（2）MLPC培养基：500 ml RPMI 1640、50 ml 人血清（在56℃下热灭活30 min）、5 ml L-谷氨酰胺（200 mmol/L）、5 ml HEPES缓冲液（1 mol/L）、5 ml 丙酮酸钠（100 mmol/L）、5 ml 非必需氨基酸（100×）、200 μl 庆大霉素（20 μg/ml）。

（3）R10培养基：500 ml RPMI 1640、50 ml FCS或FBS（在56℃下热灭活30 min）、5 ml L-谷氨酰胺（200 mmol/L）、5 ml 青霉素-链霉素（均为10 000 UI/ml）、1 ml HEPES缓冲液（1 mol/L）、200 μl β-巯基乙醇（50 mmol/L）。

9.补充剂：某些补充剂，如细胞因子，可能是电穿孔后需要。是否添加任何补充剂取决于将进行的分析试验。可添加的细胞因子（最终浓度）如下：DC，800 U/ml GM-CSF和275 IU/ml IL-4；T细胞，10 ng/ml IL-7。

三、方法

（一）一般说明

1.准备实验装置（见本章备注1）。

2.遵守使用RNA的一般规则，即处理mRNA时，使用不含RNase材料，戴手套，使用带过滤芯的枪头及一次性耗材（见本章备注2）。

3.除非另有说明，否则均在室温下（18～22℃）进行实验工作。

4.对DC，以$140×g$离心10 min，对所有其他类型的细胞，在最大加速和脱附的条件下以$215×g$离心。

5.进行所有涉及开启细胞容器的步骤时，均应在层流条件下进行。

6.将培养箱温度调到37℃、5% CO_2、95%相对湿度。

（二）准备工作

1.将RPMI 1640、Opti-MEM和适当的细胞培养基（表10-1）从冰箱中取出，放置至室温。

2.冰上缓缓解冻mRNA，重悬，并放在冰上保存（见本章备注2～4）。

3.准备并标记4mm间隙的电穿孔电转杯和组织培养板（见本章备注5和6）。

4.将电穿孔设备的设置调整为方波协议，并使用适合实验细胞类型的适当设置（表10-1）。

5.在不插入电穿孔电转杯的情况下进行测试脉冲。

（三）实验步骤

1.用RPMI 1640冲洗细胞，收集细胞（见本章备注7～9）。

2.进行细胞计数以确定细胞数量。

3.在离心同时（步骤4及以下），计算细胞数量、电穿孔量和mRNA量（见本章备注10～12）。每个脉冲至少应该电穿孔$1×10^6$个细胞。每种细胞类型的最大细胞浓度见表10-1。每个脉冲至少100 μl Opti-MEM®，可以增加至600 μl，但请注意，必须同时增加OPTI-MEM®的量和增加mRNA的使用量。

4. 使用适当的设置离心细胞（表10-1）。

5. 吸出并丢弃上清液。

6. 在RPMI中重悬细胞（如果需要，将细胞合并在一个试管中）。

7. 再次离心细胞并弃去上清液。

8. 在对细胞进行离心分离时，准备好电穿孔后放细胞的平板。电穿孔后应该使细胞的终浓度约为$1×10^6$/ml。依据相应的细胞类型，使用适当的培养基和补充剂（表10-1，见本章备注13）。用5～10 ml Opti-MEM®重新悬浮细胞，洗去残留的RPMI。

9. 根据使用的细胞类型，用适当的离心设置离心细胞（表10-1）。

10. 在最后一次离心步骤中，将计算量mRNA转移到电穿孔电转杯底部（见本章备注14）。使用过滤器吸头进行mRNA移液。

11. 弃去上清液，然后用计算的Opti-MEM®重悬细胞。

12. 将相应量的细胞悬浮液加到含有mRNA的电穿孔电转杯中，无须额外混合（见本章备注14）。确保液体位于电转杯的底部形成凹形弯月面（图10-3和"故障排除"2）。试着通过轻轻敲击电转杯来避免气泡（见本章备注15）。

13. 将封闭的电转杯放入电穿孔的电击盒中。

14. 电穿孔细胞（电穿孔设置见表10-1）。

15. 从冲击容器中取出电转杯并将细胞立即转移到准备好的培养基中。必要时清洗电转杯（见本章备注16）。

16. 孵育细胞（如上所述在标准培养箱条件下），至少1 h后再继续进行实验（见本章备注17和18）。

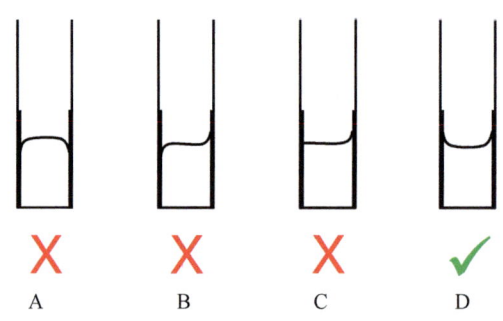

图10-3　细胞悬液必须在电转杯中形成凹形弯月面

应该确保电流可以很容易地流过细胞悬液，从电转杯内的一个电极到另一个电极。电极和液体之间接触面应尽可能大。因此，应该避免A、B和C中显示的液体水平，因为液体与电极接触很少。非常重要的是在电转杯内形成细胞悬浮液的凹形弯月面（D）

四、备注

1. 不仅电穿孔对细胞来说是一种压力过程，而且电穿孔缓冲液（Opti-MEM®）也会产生一些对细胞不利的影响，因此要仔细设计实验。详细准备实验设置，在开始使用细胞前准备好每一件物品，尽可能用少量Opti-MEM®重悬细胞。电穿孔后将细胞立即转移到培养基中。

2. 可以用市售的体外转录试剂盒制备mRNA。必须加帽并且应该有至少50A的poly（A）尾。例如，通过酶促多聚腺苷酸化产生更长的poly（A）尾，可以改善mRNA在转染细胞内的稳定性，从而得到更好和更长蛋白质表达。纯mRNA应该溶解在水（不含内毒素和其他有毒物质）或OPTI-MEM®中。

3. 无处不在的RNase一直危害着RNA，所以当处理用于电穿孔的mRNA时，必须小心谨慎。即使没有RNase，也要注意这一点，因为RNA在室温下不稳定。一旦开始使用mRNA，请确保电穿孔过程尽快进行。

4. 由于mRNA稳定性低，请尽量在mRNA解冻后最短时间内使用，并始终保持放在冰上。等量分装每批mRNA，以减少反复冻融次数。mRNA可以在-20℃下储存以便使用（如要更长的储存时间，需保存在-80℃）。

5. 也可以使用2mm间隙电转杯，但是必须使用一半的电压，即250 V。也可能无法将细胞从电转杯中取出，因为电转杯间距较小。因此，请提前尝试移液器吸头能否到达电转杯的底部。

6. 质量好的电转杯至关重要，尤其是转移少量细胞时。一些供应商提供了小塑料隔板覆盖住下端电极的电转杯（图10-2）。这将对电转染产生负面影响，并经常导致电弧形成。

7. 不仅可以使用新鲜分离或制备的细胞，也可以使用解冻的细胞。如果使用解冻的细胞，让这些细胞解冻后至少放置1 h再开始电穿孔过程。由于冻融过程对细胞来说意味着额外的压力，因此它们很可能在电穿孔过程中存活率不如新鲜的细胞。

8. 如果用磁珠分离的细胞，需要至少放置4 h，为了更好的结果，最好放置过夜。在此过程中，磁珠会脱落，因此电穿孔过程不会受到磁珠的干扰。

9. 收集黏附细胞是一个关键的步骤，特别是如果存在敏感细胞（如DC）。细胞在电穿孔过程之前不应受到压力。不要轻敲培养皿或细胞培养瓶来收获细胞！不要在低温下培养后来收获细胞，而应在室温下工作。然而，用10 ml的吸管尖冲洗培养基中细胞，其是可以耐受的。

10. 溶解mRNA的水不能太多，否则产生的渗透压力将损害细胞。如果mRNA浓度太低，则沉淀mRNA并将其溶解在少量的水中。电穿孔过程中水的体积（含mRNA）不应超过Opti-MEM用量的25%。或者，也可以将mRNA直接溶解在Opti-MEM中。

11. 可以同时电转染不同的mRNA。不同的mRNA可以同时加到电穿孔池中。随后，可以按照描述的方法进行电穿孔，并将不同的mRNA共同电穿孔。

12. 通过电穿孔使DNA与mRNA共同进入细胞也是有可能的。DNA必须进入细胞核，因此与mRNA转染细胞相比，在转染DNA的细胞中更难获得足够的表达。然而荧光素酶报告质粒已成功转染Jurkat T细胞[63]。如果使用DNA进行电穿孔，则DNA（类似mRNA）必须溶解在无核酸酶的水中或Opti-MEM中。

13. 考虑到在电穿孔后使用细胞的实验，在某些实验中细胞因子的加入会影响结果。因此，可以在没有任何额外补充剂的情况下接种这些细胞。然而，DC的补充剂是非常必要的。GM-CSF和IL-4阻止DC黏附在细胞培养板上。没有这些细胞因子，细胞的收集可能很困难。

14. 一定要先加mRNA，然后再将细胞悬液添加到电转杯中。因此，mRNA自动与细胞悬浮液混合，从而避免了额外的混合步骤，但这可能会导致气泡的形成。

15. 为了避免电转杯内部电场的不均匀性，请确保没有气泡存在。因为气泡可以干扰电流，甚至可能导致电弧形成。

16. 将细胞转移到准备好的培养皿后，不必冲洗电转杯。冲洗电转杯，将会把主要来自电穿孔的死细胞和细胞碎片转移到细胞培养板上。

17. 每种mRNA的行为略有不同。必须进行表达动力学实验以评估在哪个时间点mRNA有最高的表达，然后决定如何进行相关的实验设计。

18. 由于每种mRNA都有自己独特的表达动力学，因此应该滴定需要足够量的表达目的蛋白的mRNA量。

五、故障排除

1. *细胞死亡* 通常情况下，如果按照实验方案操作，则有30%～90%的细胞在电穿孔过程中可以存活。如果电穿孔后存活的细胞较少，则应该改进实验方案。原因之一可能是细胞在电穿孔之前已经受到过压力，以不正确的，如过于苛刻的方式收获细胞。此外，使用过的培养基可能没有被加热到室温，因此细胞受到了冷热冲击。如果电穿孔细胞系，则一定要事先适当地进行培养。最好在电穿孔前一天对细胞进行传代。此外，确保它们是无支原体的。一些成熟刺激会导致DC的存活率低。因此，也可以减少脉冲时间，但这也会导致蛋白质表达水平较低。

2. *产生电弧* 在细胞刺激过程中，可能在电转杯内看到（和听到）电弧，可能是一道闪光和一声巨响，它通常会产生灾难性的结果，甚至可能损坏电穿孔装置。如果电流不能正常和均匀地从电转杯内液体中的一个电极向另一个电极流动，这种情况就可能会发生。为了避免这种情况，一定要检查电转杯的液位（图10-3）。如果液位不形成凹形弯月面（图10-3A～C），则示指和拇指握住电转杯顶部，从手腕轻轻摇动直到液体水平调整到凹形弯月面（图10-3D）。产生电弧的另一个原因可能是使用了低质量的电转杯（图10-2，右电转杯）。

3.低蛋白表达或无蛋白质表达　即使实验遵循了所有的程序，但仍可能看不到任何或足够的蛋白质表达。这个问题有几个原因。一方面，使用的mRNA可能是低质量的［如poly（A）尾太短］或已被降解。通过琼脂糖凝胶电泳可以很容易地检测mRNA是否被降解。另一方面，使用的mRNA量可能不足。在这种情况下，必须增加mRNA量。所需量因RNA而异。作为参考值，常用的量为每100μl Opti-MEM 5～30μg多聚腺苷化的mRNA。如果有很好的存活率，则可以通过增加脉冲时间来牺牲一些细胞。这样会降低产量，但通常会增加引入蛋白质的表达水平。此外，每种蛋白质都有不同的表达动力学，所以必须确定最高表达的时间点。

4.细胞的异常行为　细胞通常能很好地应付电穿孔，而不受电穿孔过程本身的影响。然而，在某些情况下，细胞可能由于电穿孔而改变其激活或成熟状态（如未成熟的DC在整个过程中可能被轻微激活，或者钙可能会通过透化的膜进入T细胞的细胞质）。永远记住，电穿孔对细胞来说是一个压力过程。

致谢

感谢Gerold Schuler和Beatrice Schuler-Thurner在mRNA电穿孔的建立和改进过程中所给予的支持。此外，感谢RNA的前成员和现任成员及相关合作者，他们参与了mRNA电穿孔实验方案的制订，或其调整和改进：Peter Thumann、Verena Wellner、Ina Müller、Stefanie Baumann、Tanja Moritz、Manuel Wiesinger、Michael Erdmann、Katrin Birkholz、Christian Hofmann、Thomas Harrer、Christian Wohn、Isabell Pfeiffer、Christian Krug、Sabrina Prommersberger和Sandra Höfflin。

参 考 文 献

[1] Gehl J（2003）Electroporation: theory and methods, perspectives for drug delivery, gene therapy and research. Acta Physiol Scand 177: 437-447

[2] Schaft N, Dorrie J, Thumann P et al（2005）Generation of an optimized polyvalent monocyte-derived dendritic cell vaccine by transfecting defined RNAs after rather than before maturation. J Immunol 174: 3087-3097

[3] Dorrie J, Schaft N, Muller I et al（2008）Introduction of functional chimeric E/L-selectin by RNA electroporation to target dendritic cells from blood to lymph nodes. Cancer Immunol Immunother 57: 467-477

[4] Krug C, Wiesinger M, Abken H et al (2014) A GMP-compliant protocol to expand and transfect cancer patient T cells with mRNA encoding a tumor-specific chimeric antigen receptor. Cancer Immunol Immunother 63: 999-1008

[5] Strobel I, Berchtold S, Gotze A et al (2000) Human dendritic cells transfected with either RNA or DNA encoding influenza matrix protein M1 differ in their ability to stimulate cytotoxic T lymphocytes. Gene Ther 7: 2028-2035

[6] Van Tendeloo VF, Ponsaerts P, Lardon F et al (2001) Highly efficient gene delivery by mRNA electroporation in human hematopoietic cells: superiority to lipofection and passive pulsing of mRNA and to electroporation of plasmid cDNA for tumor antigen loading of dendritic cells. Blood 98: 49-56

[7] Saeboe-Larssen S, Fossberg E, Gaudernack G (2002) mRNA-based electrotransfection of human dendritic cells and induction of cytotoxic T lymphocyte responses against the telomerase catalytic subunit (hTERT). J Immunol Methods 259: 191-203

[8] Schaft N, Wellner V, Wohn C et al (2013) CD8 (+) T-cell priming and boosting: more antigen-presenting DC, or more antigen per DC? Cancer Immunol Immunother 62: 1769-1780

[9] Hoyer S, Gerer KF, Pfeiffer IA et al (2015) Electroporated antigen-encoding mRNA is not a danger signal to human mature monocyte-derived dendritic cells. J Immunol Res. ID 952184

[10] Lundqvist A, Noffz G, Pavlenko M et al (2002) Nonviral and viral gene transfer into different subsets of human dendritic cells yield comparable efficiency of transfection. J Immunother 25: 445-454

[11] Van Lint S, Wilgenhof S, Heirman C et al (2014) Optimized dendritic cell-based immunotherapy for melanoma: the TriMix-formula. Cancer Immunol Immunother 63: 959-967

[12] Hofflin S, Prommersberger S, Uslu U et al (2015) Generation of CD8 (+) T cells expressing two additional T-cell receptors (TETARs) for personalised melanoma therapy. Cancer Biol Ther 16: 1323-1331

[13] Hofmann C, Hofflin S, Huckelhoven A et al (2011) Human T cells expressing two additional receptors (TETARs) specific for HIV-1 recognize both epitopes. Blood 118: 5174-5177

[14] Erdmann M, Dorrie J, Schaft N et al (2007) Effective clinical-scale production of dendritic cell vaccines by monocyte elutriation directly in medium, subsequent culture in bags and final antigen loading using peptides or RNA transfection. J Immunother 30: 663-674

[15] Bloy N, Pol J, Aranda F et al (2014) Trial watch: dendritic cell-based anticancer therapy. Oncoimmunology 3: e963424

[16] Van Nuffel AM, Benteyn D, Wilgenhof S et al (2012) Dendritic cells loaded with mRNA encoding full-length tumor antigens prime CD4$^+$ and CD8$^+$ T cells in melanoma patients. Mol Ther 20: 1063-1074

[17] Van Nuffel AM, Benteyn D, Wilgenhof S et al (2012) Intravenous and intradermal TriMix-dendritic cell therapy results in a broad T-cell response and durable tumor response in a chemorefractory stage IV-M1c melanoma patient. Cancer Immunol Immunother 61: 1033-1043

[18] Wilgenhof S, Van Nuffel AM, Corthals J et al (2011) Therapeutic vaccination with an autologous mRNA electroporated dendritic cell vaccine in patients with advanced melanoma. J Immunother 34: 448-456

[19] Wilgenhof S, Corthals J, Van Nuffel AM et al (2015) Long-term clinical outcome of melanoma patients treated with messenger RNA-electroporated dendritic cell therapy following complete resection of metastases. Cancer Immunol Immunother 64: 381-388

[20] Amin A, Dudek AZ, Logan TF et al (2015) Survival with AGS-003, an autologous dendritic cell-based immunotherapy, in combination with sunitinib in unfavorable risk patients with advanced renal cell carcinoma (RCC): phase 2 study results. J Immunother Cancer 3: 14

[21] Aarntzen EH, Schreibelt G, Bol K et al (2012) Vaccination with mRNA-electroporated dendritic cells induces robust tumor antigen-specific $CD4^+$ and $CD8^+$ T cells responses in stage III and IV melanoma patients. Clin Cancer Res 18: 5460-5470

[22] Bol KF, Mensink HW, Aarntzen EH et al (2014) Long overall survival after dendritic cell vaccination in metastatic uveal melanoma patients. Am J Ophthalmol 158: 939-947

[23] Bol KF, Figdor CG, Aarntzen EH et al (2015) Intranodal vaccination with mRNA-optimized dendritic cells in metastatic melanoma patients. Oncoimmunology 4: e1019197

[24] Mitchell DA, Batich KA, Gunn MD et al (2015) Tetanus toxoid and CCL3 improve dendritic cell vaccines in mice and glioblastoma patients. Nature 519: 366-369

[25] Van Tendeloo VF, Van de Velde A, Van Driessche A et al (2010) Induction of complete and molecular remissions in acute myeloid leukemia by Wilms' tumor 1 antigen-targeted dendritic cell vaccination. Proc Natl Acad Sci U S A 107: 13824-13829

[26] Lesterhuis WJ, de Vries IJ, Schreibelt G et al (2010) Immunogenicity of dendritic cells pulsed with CEA peptide or transfected with CEA mRNA for vaccination of colorectal cancer patients. Anticancer Res 30: 5091-5097

[27] Coosemans A, Vanderstraeten A, Tuyaerts S et al (2013) Wilms' Tumor Gene 1 (WT1) loaded dendritic cell immunotherapy in patients with uterine tumors: a phase I/II clinical trial. Anticancer Res 33: 5495-5500

[28] Bigalke I, Honnashagen K, Lundby M et al (2015) A new generation of dendritic cells to Kerstin improve cancer therapy shows prolonged progression-free survival in patients with solid tumors. [abstract 2516]. In: Proceedings of the 106th Annual Meeting of the American Association for Cancer Research; 2015 Apr 18-22; Philadelphia (PA): AACR. Cancer Res 75: SY26-02-5568

[29] Allard SD, De KB, de Goede AL et al (2012) A phase I/IIa immunotherapy trial of HIV-1-infected patients with Tat, Rev and Nef expressing dendritic cells followed by treatment interruption. Clin Immunol 142: 252-268

[30] Van Gulck E, Vlieghe E, Vekemans M et al (2012) mRNA-based dendritic cell vaccination induces potent antiviral T-cell responses in HIV-1-infected patients. AIDS 26: F1-F12

[31] Gattinoni L, Powell DJ Jr, Rosenberg SA, Restifo NP (2006) Adoptive immunotherapy for cancer: building on success. Nat Rev Immunol 6: 383-393

[32] Biagi E, Marin V, Giordano Attianese GM et al (2007) Chimeric T-cell receptors: new challenges for targeted immunotherapy in hematologic malignancies. Haematologica 92: 381-388

[33] Abken H, Hombach A, Heuser C et al (2002) Tuning tumor-specific T-cell activation: a matter of costimulation? Trends Immunol 23: 240-245

[34] Eshhar Z(2010)Adoptive cancer immunotherapy using genetically engineered designer T-cells: first steps into the clinic. Curr Opin Mol Ther 12: 55-63

[35] Anurathapan U, Leen AM, Brenner MK, Vera JF (2013) Engineered T cells for cancer treatment. Cytotherapy 16 (6): 713-733

[36] Bonini C, Brenner MK, Heslop HE, Morgan RA (2011) Genetic modification of T cells. Biol Blood Marrow Transplant 17: S15-S20

[37] Gill S, Kalos M (2013) T cell-based gene therapy of cancer. Transl Res 161: 365-379

[38] Wieczorek A, Uharek L (2013) Genetically modified T cells for the treatment of malignant disease. Transfus Med Hemother 40: 388-402

[39] Park TS, Rosenberg SA, Morgan RA (2011) Treating cancer with genetically engineered T cells. Trends Biotechnol 29: 550-557

[40] Hombach A, Wieczarkowiecz A, Marquardt T et al (2001) Tumor-specific T cell activation by recombinant immunoreceptors: CD3 zeta signaling and CD28 costimulation are simultaneously required for efficient IL-2 secretion and can be integrated into one combined CD28/ CD3 zeta signaling receptor molecule. J Immunol 167: 6123-6131

[41] Kershaw MH, Westwood JA, Parker LL et al (2006) A phase I study on adoptive immunotherapy using gene-modified T cells for ovarian cancer. Clin Cancer Res 12: 6106-6115

[42] Xue S, Gillmore R, Downs A et al (2005) Exploiting T cell receptor genes for cancer immunotherapy. Clin Exp Immunol 139: 167-172

[43] Cheadle EJ, Sheard V, Hombach AA et al (2012) Chimeric antigen receptors for T-cell based therapy. Methods Mol Biol 907: 645-666

[44] Lamers CH, Willemsen R, van Elzakker P et al (2011) Immune responses to transgene and retroviral vector in patients treated with ex vivoengineered T cells. Blood 117: 72-82

[45] Lamers CH, Sleijfer S, Vulto AG et al (2006) Treatment of metastatic renal cell carcinoma with autologous T-lymphocytes genetically retargeted against carbonic anhydrase IX: first clinical experience. J Clin Oncol 24: e20-e22

[46] Morgan RA, Yang JC, Kitano M et al (2010) Case report of a serious adverse event following the administration of T cells transduced with a chimeric antigen receptor recognizing ERBB2. Mol Ther 18: 843-851

[47] Birkholz K, Hombach A, Krug C et al (2009) Transfer of mRNA encoding recombinant immunoreceptors reprograms $CD4^+$ and $CD8^+$ T cells for use in the adoptive immunotherapy of cancer. Gene Ther 16: 596-604

[48] Zhao Y, Moon E, Carpenito C et al (2010) Multiple injections of electroporated autologous T cells expressing a chimeric antigen receptor mediate regression of human disseminated tumor. Cancer Res 70: 9053-9061

[49] Almasbak H, Rian E, Hoel HJ et al (2011) Transiently redirected T cells for adoptive transfer. Cytotherapy 13: 629-640

[50] Barrett DM, Zhao Y, Liu X et al (2011) Treatment of advanced leukemia in mice with mRNA engineered T cells. Hum Gene Ther 22: 1575-1586

[51] Riet T, Holzinger A, Dorrie J et al (2013) Nonviral RNA transfection to transiently modify T cells with chimeric antigen receptors for adoptive therapy. Methods Mol Biol 969: 187-201

[52] Beatty GL, Haas AR, Maus MV et al (2014) Mesothelin-specific chimeric antigen receptor mRNA-engineered T cells induce anti-tumor activity in solid malignancies. Cancer Immunol Res 2: 112-120

[53] Maus MV, Haas AR, Beatty GL et al (2013) T cells expressing chimeric antigen receptors can cause anaphylaxis in humans. Cancer Immunol Res 1: 26-31

[54] Prommersberger S, Hofflin S, Schuler-Thurner B et al (2015) A new method to monitor antigen-specific CD8 T cells, avoiding additional target cells and the restriction to human leukocyte antigen haplotype. Gene Ther 22 (6): 516-520

[55] Pfeiffer IA, Hoyer S, Gerer KF et al (2014) Triggering of NF-kappaB in cytokine-matured human DCs generates superior DCs for T-cell priming in cancer immunotherapy. Eur J Immunol 44: 3413-3428

[56] Setz C, Friedrich M, Hahn S et al (2013) Just one position-independent lysine residue can direct MelanA into proteasomal degradation following N-terminal fusion of ubiquitin. PLoS One 8, e55567

[57] Hofmann C, Harrer T, Kubesch V et al (2008) Generation of HIV-1-specific T cells by electroporation of T-cell receptor RNA. AIDS 22: 1577-1582

[58] Coughlin CM, Vance BA, Grupp SA, Vonderheide RH (2004) RNA-transfected CD40-activated B cells induce functional T-cell responses against viral and tumor antigen targets: implications for pediatric immunotherapy. Blood 103: 2046-2054

[59] Van den Bosch GA, Van Gulck E, Ponsaerts P et al (2006) Simultaneous activation of viral antigen-specific memory CD4＋ and CD8＋ T-cells using mRNA-electroporated CD40-activated autologous B-cells. J Immunother 29: 512-523

[60] Holtkamp S, Kreiter S, Selmi A et al (2006) Modification of antigen-encoding RNA increases stability, translational efficacy, and T-cell stimulatory capacity of dendritic cells. Blood 108: 4009-4017

[61] Etschel JK, Huckelhoven AG, Hofmann C et al (2012) HIV-1 mRNA electroporation of PBMC: A simple and efficient method to monitor T-cell responses against autologous HIV-1 in HIV-1-infected patients. J Immunol Methods 380 (1-2): 40-55

[62] Van Camp K, Cools N, Stein B et al (2010) Efficient mRNA electroporation of peripheral blood mononuclear cells to detect memory T cell responses for immunomonitoring purposes. J Immunol Methods 354: 1-10

[63] Birkholz K, Hofmann C, Hoyer S et al (2009) A fast and robust method to clone and functionally validate T-cell receptors. J Immunol Methods 346: 45-54

第十一章

佐剂增强型 mRNA 疫苗

Lukasz Bialkowski，Kevin Van der Jeught，Dries Renmann，Alexia van Weijnen，
Carlo Heirman，Marleen Keyaerts，Karine Breckpot，Kris Thielemans

摘要

近年来随着分子生物学的不断发展，体外转录（IVT）mRNA 的稳定性和翻译效率均得到了显著提高。目前，基于 mRNA 的疫苗在抗癌免疫治疗领域是一种很有发展前景的治疗方法，比早期建立的基于细菌、病毒或细胞的免疫接种方法得到了更广泛的关注。本章介绍了笔者实验室利用编码免疫激活信号和目的抗原的 IVT mRNA 在不同的小鼠肿瘤模型中诱导抗癌免疫反应的实验步骤。

关键词：mRNA，电穿孔，淋巴结内，淋巴管内，肿瘤内，生物发光成像，治疗性疫苗，肿瘤免疫治疗，树突状细胞

一、前言

树突状细胞（DC）是肿瘤免疫治疗的核心角色。近年来，人们对 DC 的捕获、加工和抗原递呈的能力进行了深入探索，对其生物学特性有了更深入的了解，并且多项研究已经进入临床试验阶段[1, 2]。DC 可以以不同方式用于不同的免疫目的。例如，它们可以在 CD14$^+$ 患者的自体单核细胞中培养，并装载肿瘤相关抗原（tumor-associated antigen，TAA），使其成熟后回输给患者进行治疗。DC 成熟过程对于诱导有效的抗肿瘤免疫反应至关重要。人们报道了许多不同的方法以取得最佳的 DC 成熟状态[2]。笔者小组已经开发了一个基于 mRNA 的平台，通过与三种 mRNA 分子（统称为 TriMix）进行电穿孔来激活自体 DC。该 mRNA 混合物编码两个 DC 激活刺激物：CD40L 和 caTLR4 的组成型活性变体及共刺激分子 CD70，并可补充 TAA mRNA 分子[3]。

最近，笔者小组扩宽了相关专业知识并提出了一种新的原位疫苗接种策略，该策略可以避免昂贵和耗时的患者特异性离体 DC 的制备和进一步的操作。笔者建议直接将 mRNA 注入淋巴结以刺激初始 T 细胞。这种方法在诱导小鼠的 T 细胞免疫应答方面至少与 DC 疫苗一样有效[4]。这种原位 mRNA 给药的一个改良方法是肿瘤内注射 mRNA，这可以直接作用于肿瘤浸润 T 细胞（通过 DC-T 细胞相互作用）并改善抑制性肿瘤微环境（通过利用肿瘤的 DC 作为分泌 mRNA 编码的

免疫调节因子的"工厂")[5-7]。重要的是，瘤内mRNA注射可以直接激活肿瘤的DC，这些细胞已经负载了来自肿瘤死亡细胞的抗原，从而提供了一个不依赖TAA的疫苗接种系统。

本章采用上述技术在不同的小鼠模型中诱导了抗肿瘤免疫应答反应，并对不同实验方法进行了描述，包括基于mRNA电穿孔的DC免疫、淋巴结内递送mRNA免疫，以及通过瘤内注射mRNA进行免疫和免疫调节。在描述淋巴结内和瘤内mRNA注射技术之前，有一个合成后修饰mRNA制备的详细介绍。此外，本章还简要介绍了一种活体生物发光成像技术，可用于评估mRNA注射效果。

二、材料

（一）DC电穿孔

1. Genepulser X细胞系统（Bio-Rad，Belgium）。
2. 4 mm电转杯（Cell Projects，UK）。
3. 微量移液器（10 μl、20 μl、200 μl）。
4. 带滤器加样头（Biotix Inc.，USA）。
5. Ⅱ级垂直层流柜。
6. 离心机。
7. 培养基：RPMI 1640培养基（Sigma-Aldrich，Belgium），添加5%胎牛血清（Harla，荷兰）、100 IU青霉素、100 μg/ml链霉素、2mmol/L L-谷氨酰胺、1mmol/L 丙酮酸钠、非必需氨基酸和50μmol/L β-巯基乙醇（Sigma-Aldrich，Belgium）。
8. Opti-MEM缓冲液（Life Technologies，比利时）。
9. 无菌PBS。
10. 无菌50 ml Falcon管（圆锥形底座）。
11. 无菌红细胞裂解缓冲液。
12. 100mm×20mm无菌组织培养皿。
13. 重组小鼠GM-CSF（自制）。
14. 剪刀和镊子。
15. Falcon 40μm尼龙细胞过滤器（Corning，the Netherlands）。
16. 1 ml 26G注射器。

（二）淋巴结内和瘤内注射用合成后修饰mRNA制备

1. mRNA（eTheRNA，Belgium）。
2. LiCl（Sigma-Aldrich，Belgium）。
3. 70%乙醇溶液。

4. 无菌注射用水。

5. Hartmann 溶液（Baxter，Belgium）。

6. 微量离心机。

7. −20°C 冰箱。

8. 4°C 冰箱。

9. Ⅱ 级垂直层流柜。

10. RNase 擦拭巾（Ambion-Life Technologies，Lithuania）。

11. DNA LoBind 管 1.5 ml（Eppendorf，Germany）。

12. 微量移液管（10 μl、20 μl、200 μl、1000 μl）。

13. 带滤器加样头（Biotix Inc.，USA）。

14. Agilent 2100 生物分析仪（Agilent Technologies，Germany）。

（三）节内注射

1. 100 mg/ml 氯胺酮（Ceva，Belgium）。

2. 20 mg/ml 甲苯噻嗪（Bayer SA-NV，Belgium）。

3. 注射器 BD Micro-Fine ＋ Demi 0.3（30G），8 mm（BD Medical，France）。

4. 剪刀和镊子。

5. Michel 夹子（Fine Science Tools，Germany）或 6-0VICRYL 涂层缝合线 Ethicon（强生医疗，Belgium）。

6. 60cm×60cm 的尿布。

7. 双刃剃须刀片。

8. 带光源的放大镜或显微镜。

9. 肥皂水。

10. 10cm×10cm 无菌纱布拭子。

11. 0.9%NaCl 溶液。

12. 10% 聚维酮碘水溶液（Iso-Betadine®Dicmicum）（Meda Pharma SA，Belgium）。

13. 红外灯或加热毯。

（四）瘤内注射

1. 异氟烷（Forene，AbbeVie SA，Belgium）和麻醉装置（Minerve，Module Anesth Compact，France）。

2. BD Micro-Fine ＋ 0.3（30G）5 mm 注射器，（BD Medical，France）。

3. 适合老鼠的电动剃须刀。

（五）体内生物发光成像（BLI）

1. D-荧光素（Promega，Belgium）。
2. BD Micro-Fine ＋ Demi 0.3（30G）8 mm 注射器（BD Medical，France）。
3. 异氟烷（Forene，AbbeVie SA，Belgium）和麻醉装置（Minerve，Module Anesth Compact，France）。
4. BLI 装置（Photoimager Optima，Biospacelab，France）。
5. 采集软件（照片采集版本 3.4）（Biospacelab，France）。
6. 分析软件（M3 Vision 版本 1.0.7.1178）（Biospacelab，France）。

三、方法

（一）基于 mRNA 电转染 DC 的免疫疗法

已有研究表明，基于DC的疫苗对癌症患者是可行和安全的，在某些情况下可诱导临床反应[2]。以前的实验表明人体循环血液前体细胞或小鼠的骨髓细胞可以分化成大量功能性DC。为了诱导有效的T细胞免疫反应，DC必须负载TAA并适当激活。到目前为止已经设计和报道了多种方法。笔者小组探索的一种可能性是用编码TAA和免疫激活分子的mRNA混合物电穿孔DC，免疫激活分子包括DC激活刺激分子、共刺激分子和免疫检查点阻断分子[8-12]。其中，上述免疫激活分子三联混合物TriMix被证明是一个有效的mRNA混合物，可有效激活TAA特异性抗肿瘤T细胞免疫应答。DC电穿孔方案已被若干个临床试验采用[13-15]，其中一些仍在进行中（如NCT 01676779）。

1. DC 制备

（1）处死一只6周龄的雌性C57BL/6小鼠并分离取下股骨和胫骨（见本章备注1），去除所有肌肉组织后用70%乙醇溶液简单清洗以便在室温用培养基进一步分离细胞。

（2）小心地切断每根骨头的两端，并使用培养基和一个无菌的26G注射器将骨髓冲洗到无菌组织培养皿中。

（3）彻底重悬骨髓以获得单个细胞悬浮液，并通过预先润湿的40μm尼龙过滤器过滤，放在无菌的50 ml Falcon管中。

（4）以 $435 \times g$ 离心 10 min 沉淀细胞。

（5）将细胞沉淀重悬于 2 ml 红细胞裂解缓冲液中，孵育 2 min。

（6）加入过量的新鲜培养基（20 ml）并以 $435 \times g$ 离心 5 min。

（7）将细胞重悬于含有 200 IU/ml rmoGM-CSF 的培养基中，将 2×10^6 个细胞移入 10 ml 培养基中，接种于无菌组织培养皿中，在37℃、5%CO_2和95%相对湿度下孵育3 d。

（8）第3天，向每个组织培养皿中再加入10 ml培养基。补充双倍量的rmoGM-CSF（即新加的10 ml培养基含有400 IU/ml rmoGM-CSF）。

（9）第5天，更换一半的培养基，即从每个组织培养皿中吸出10 ml细胞悬液，转移至无菌的50 ml管中并以$435 \times g$、37℃离心5 min，将细胞沉淀重悬于10 ml补充400 IU/ml rmoGM-CSF的新鲜培养基中，与剩余的一半细胞混合并放回到培养箱中。

（10）第7天，用预热的PBS轻轻冲洗组织培养皿来收获细胞，将细胞转移至无菌50 ml管并以$435 \times g$离心5 min。笔者强烈建议进行流式细胞术以评估$CD11c^+$ DC的纯度（图11-1A）。

2. DC电穿孔

（1）在转染前，立即用温PBS洗涤细胞两次，用温Opti-MEM重复此步骤两次。以$435 \times g$离心5 min后，将细胞重新悬浮于Opti-MEM中使细胞终浓度为40×10^6/ml。通过添加所需量的mRNA到Opti-MEM来制备mRNA混合物（总体积100 μl）。转移100 μl细胞悬浮液（4×10^6个细胞）到含有mRNA混合物的试管中，轻轻重悬，然后将混合物转移到4 mm间隙的无菌一次性电转杯中。

（2）使用以下参数进行电穿孔：电压脉冲300 V，电容150μF，电阻∞ Ω。

（3）电穿孔后，立即将细胞转移到含有预热培养基的无菌组织培养皿中，并在37℃、5%CO_2和95%相对湿度下孵育1 h。

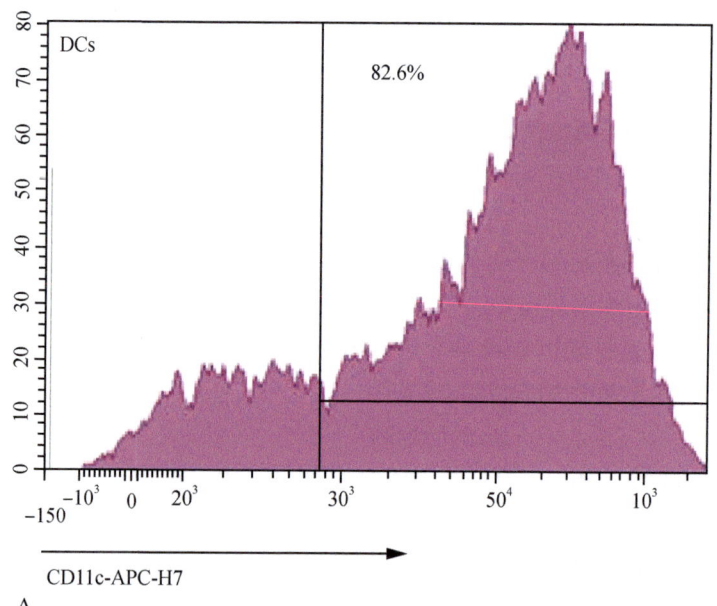

A

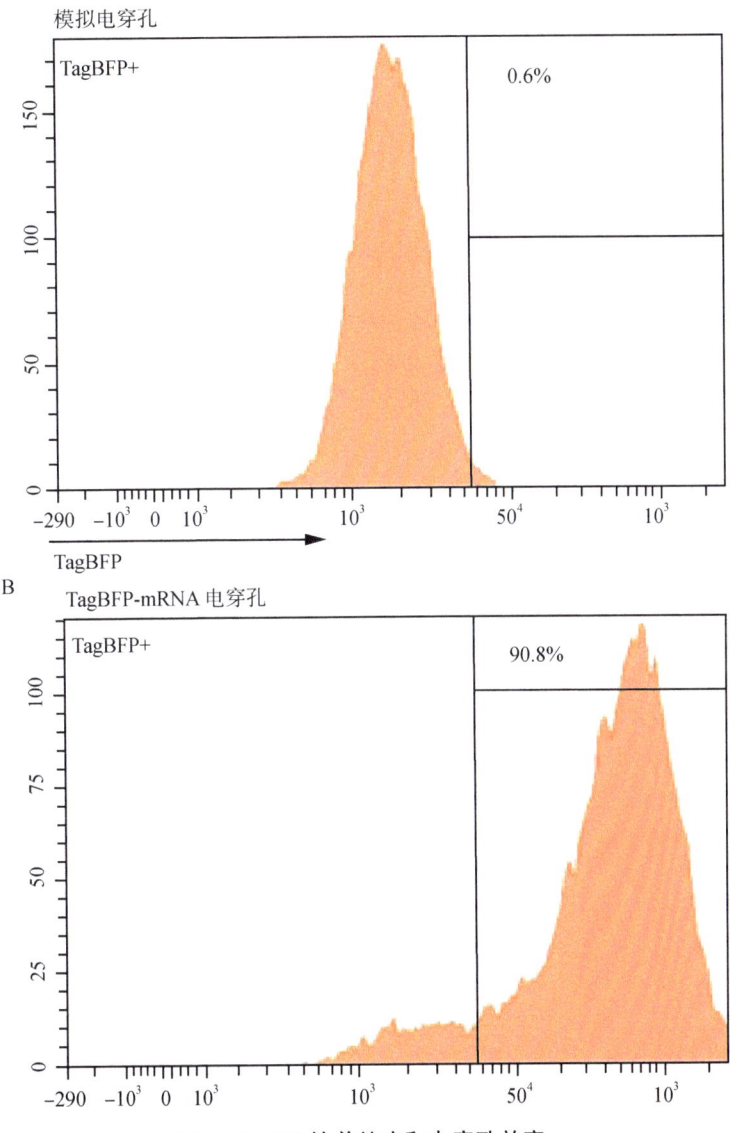

图 11-1 DC 培养纯度和电穿孔效率

A. 培养 7 d 后,使用流式细胞术评估 DC 纯度。通过用 PBS 轻轻冲洗组织培养板收获细胞,用 PBS/BSA/叠氮化物洗涤一次,并用抗 CD11c-APC-H7 抗体染色。图中显示了 CD11c 在活细胞内的表达。B. 用 10 μg TagBFP-mRNA 电穿孔 DC,24 h 后使用流式细胞术评估 TagBFP 蛋白的表达水平。图中显示了 TagBFP 在 CD11c$^+$ 活细胞内的表达

（4）用PBS洗涤细胞两次，并将其重悬于PBS中。如有必要，使用补充有2 mmol/L EDTA的PBS分离牢固黏附在培养皿上的细胞。每只小鼠静脉注射$5×10^5$个细胞。

（5）建议在使用的mRNA分子混合物中加入一个报告基因，如蓝色荧光蛋白（TagBFP），以确定电穿孔的效率（图11-1B）。

（二）淋巴结内和瘤内注射用合成后修饰mRNA制备

将IVT mRNA溶解于不含RNase的水中并储存于$-20℃$。根据注射所需的mRNA量混合不同的mRNA，制成不同体积的最终溶液（见本章备注2）。为了调节注射量（如每次注射10 μl），mRNA混合物可以使用LiCl沉淀并纯化，具体如下所述。

1. 将mRNA溶液与LiCl以2∶1的比例混合并在$-20℃$储存过夜或更长时间。
2. 解冻后，将Eppendorf管放入微量离心机中，以$18\,600×g$离心溶液15 min。
3. 小心去除上清液。可见的白色颗粒即是mRNA。避免接触颗粒。
4. 加入500 μl 70%乙醇溶液，于37℃ $18\,600×g$离心5 min。去除上清液。小心不要吸出颗粒，因为在这一步它可能从管底分离。
5. 短暂离心并去除残留的乙醇溶液。首先用不含RNase的水溶解沉淀，然后室温下静置30 min。涡旋振荡30 s并短暂离心。重复此步骤3次。按所需体积，加入Hartmann溶液（水-Hartmann溶液比为1∶4），涡旋振荡并离心3次。在室温下，将溶液静置15 min，涡旋振荡并离心一次。用注射器吸取样品等待注射（见本章备注3）。
6. 注射完成后建议使用毛细管凝胶电泳（Agilent）测试注射的mRNA的质量（降解程度）。

（三）淋巴结靶向mRNA递送免疫疗法

与其他给药途径相比，不同类型疫苗的淋巴结内免疫具有更强的免疫反应[16, 17]。为了规避离体DC操作的烦琐程序和成本，笔者小组和其他学者提出了mRNA直接注入淋巴结的方法[4]。因此本实验的首要目标是针对肿瘤引流淋巴结。然而，这种经淋巴结注射的疫苗似乎可以通过连接不同淋巴结的淋巴管扩散（Lukasz Bialkowski，未发表的观察结果）。目前正在进行一系列临床试验研究淋巴结内mRNA递送平台，包括肝细胞癌疫苗（EudraCT 2012-005572-34），黑素瘤疫苗（NCT01684241，NCT02035956）和抗HIV疫苗（NCT02413645）。

1. 腹腔注射氯胺酮-赛拉嗪溶液麻醉小鼠（见本章备注4）。
2. 使用剃刀剃掉皮毛，以便暴露腘下淋巴结（肿瘤引流淋巴结，用于在背部和侧腹皮下植入肿瘤）。

3. 将动物放在显微镜下，调整镜片和光强度。

4. 沿身体纵向轴线做一个小切口（图11-2A）。

5. 扩大切口以暴露整个淋巴结，不要切断邻近的淋巴管和血管。如果手术操作视野有出血，用0.9%NaCl溶液清洗切口，并用干燥无菌纱布小心擦干。这会降低由于血液中存在的RNase导致mRNA降解的风险。

6. 用镊子抓住淋巴结并轻轻将其拉起。

7. 一旦使用镊子固定住淋巴结，即可以插入针头。尝试将mRNA精准注射到淋巴结中心（见本章备注5）。

8. 慢慢取下针头。不要再动注射过的淋巴结，使其正确复位。采用Michel夹或手术缝合线缝合切口（见本章备注6）。

9. 等待动物苏醒。请注意，麻醉会诱导心血管和呼吸系统的抑制，小鼠可能体

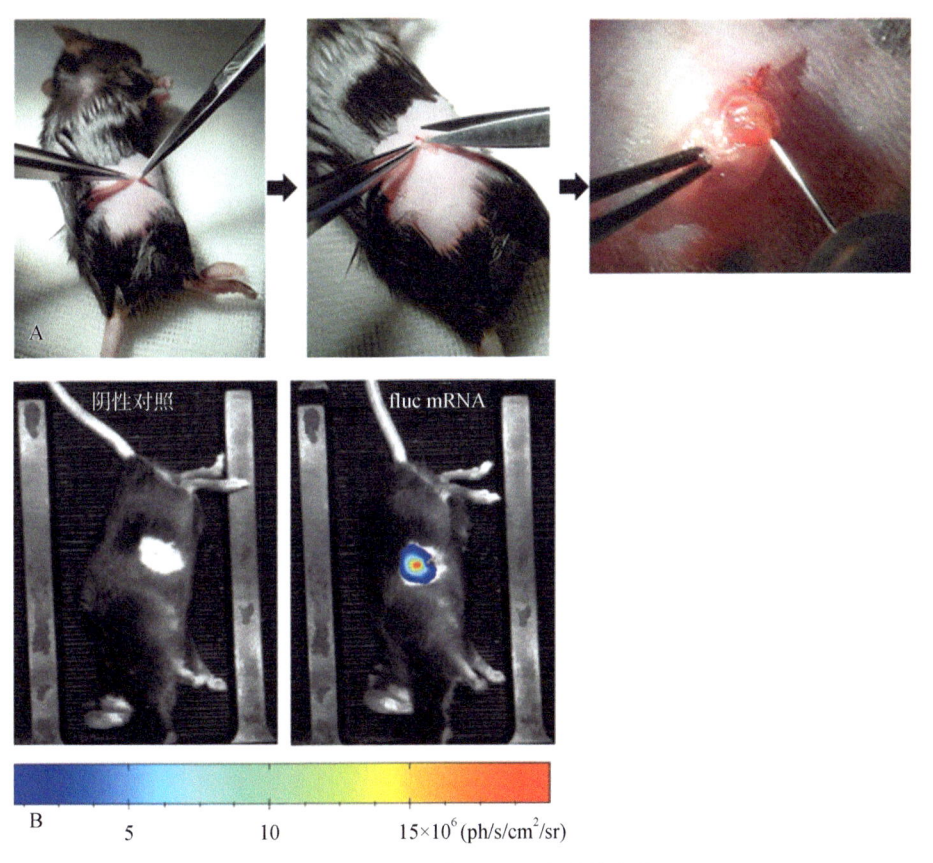

图11-2 淋巴结内mRNA注射的步骤

A. 沿身体纵向轴线切开并暴露淋巴结（左图和中图）。固定淋巴结，将针插入淋巴结中心并小心地注射mRNA（右图）。B. 向6周龄的C57BL/6雌性小鼠注射1 μg fluc mRNA，并在24 h后进行体内化学发光成像分析以评估注射成功与否，用未注射的小鼠作为阴性对照

温过低。如有必要请在笼子前放置红外线灯,但不要将灯太靠近动物,以避免过热或烧伤伤口。另外还可选用带直肠探头的加热毯根据小鼠实际体重来调节热量。

10. 可以通过体内生物发光成像技术来验证注射成功与否(图11-2B)。为达到这一目的,必须将编码萤火虫荧光素酶报告基因的mRNA(fluc mRNA)掺入到注射的mRNA混合物中。

(四)肿瘤内注射mRNA进行免疫治疗和免疫调节

虽然在抗癌疫苗领域已经取得了重大进展,但越来越多的证据表明,只要恶性肿瘤微环境不被扭转,免疫治疗的临床收益将大大受限[5, 18]。因此,有学者建议直接向肿瘤病灶注射疫苗,这种方法不仅可以激活肿瘤浸润T细胞,同时可在肿瘤微环境中发挥特异性作用。

1. 肿瘤细胞接种
(1)用2.5%异氟烷麻醉小鼠。
(2)剃掉小鼠右侧的毛,暴露肿瘤接种区域。使用70%乙醇溶液消毒皮肤。
(3)用注射器吸入肿瘤细胞PBS悬液进行皮下注射,注射的最终体积为每只小鼠50 μl(见本章备注7)。
(4)将针头插在与皮肤表面平行的皮肤下面,并慢慢注入细胞。如有必要,请使用镊子拉起皮肤以正确插入针头。

2. 肿瘤生长监测　肿瘤生长应使用卡尺监测,每周仔细监测2～3次(见本章备注8)。
(1)用2.5%异氟烷麻醉小鼠。
(2)肿瘤体积应用长椭球体公式计算:(宽^2×长)/2。

3. mRNA注射步骤
(1)瘤内注射是在肿瘤长到所需体积时进行的(见本章备注9)。
(2)用2.5%异氟烷麻醉小鼠。
(3)如果需要,剃掉覆盖在肿瘤上的毛,以便露出注射区域。使用70%乙醇溶液消毒皮肤。
(4)用注射器中吸入适量的mRNA溶液。对于肿瘤体积超过100 mm^{3}的,总注射量建议用50 μl。对于体积为50～100 mm^{3}的,建议注射30 μl。对于体积低于50 mm^{3}的,建议至少注射10 μl(见本章备注10)。
(5)将针头插入所需深度的肿瘤中缓慢注射mRNA溶液(图11-3A)(见本章备注11)。
(6)由于存在许多可能会导致注入的mRNA降解的因素,建议每次注射均掺入一个报告基因如萤火虫荧光素酶(fluc)mRNA,以便利用体内生物发光成像系统检测注射成功与否(图11-3B)(见本章备注12)。

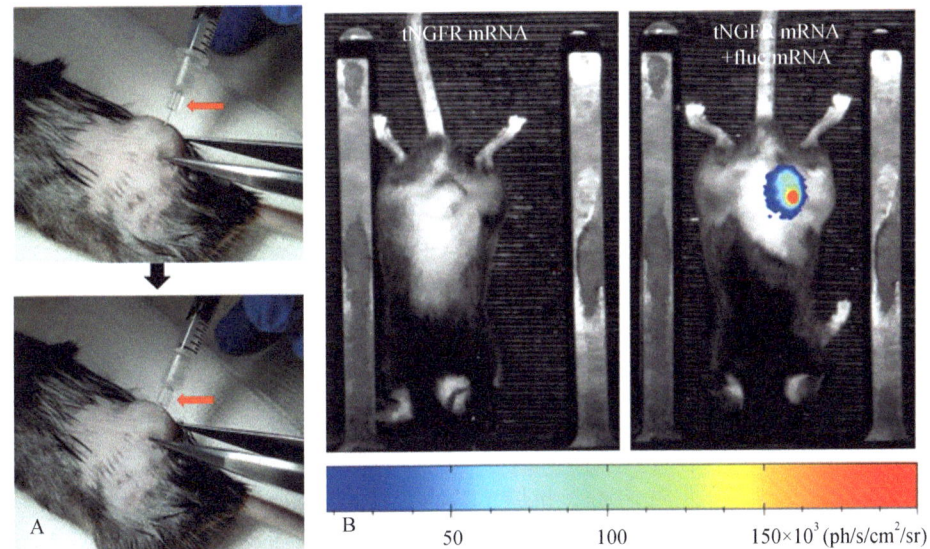

图 11-3 肿瘤内 mRNA 的注射步骤

A. 用镊子固定肿瘤结节，并在针上放置一个环（由红色箭头指示的），以确保注射的深度（上图）。将针小心插入肿瘤组织并注射 mRNA 溶液（下图）。B. 6 周龄 C57BL/6 雌性小鼠注射 10 μg 对照 mRNA [截短神经生长因子受体（tNGFR）或 10 μg tNGFR mRNA 和 1μg fluc mRNA]。24 h 后进行活体生物发光成像检测，以评价注射是否成功

（7）注意观察任何影响注射质量的因素，如出血（见本章备注 13）或注射溶液的泄漏等情况等，以便为每个肿瘤模型单独优化瘤内注射程序。通常，这些观测可以与体内的生物发光数据相关联。

（五）注射 mRNA 后体内生物发光成像检测

尽管结构修饰可有效提高体外转录 mRNA 的稳定性和翻译效率，但普遍存在的 RNase 仍然可将其降解，因此强烈建议使用体内生物发光成像验证 mRNA 注射成功与否。为了实现这一目的，fluc mRNA 必须掺入到所使用的 mRNA 混合物中。fluc mRNA 将翻译成荧光素酶，从而介导 D- 荧光素（底物）的氧化还原反应。在该氧化还原反应期间产生的光子由专用照相机检测并转换为电信号。软件可以定量评估信号的强度，该强度与注射成功的 fluc mRNA 的量成比例。所需的体内生物发光成像的程序修改自 Keyaerts 等[19]描述的程序。

1. 在制备该 mRNA 时，在混合物中加入 1μg 的 fluc mRNA。
2. 根据实验目的，可在注射后 4～24 h 测量最佳信号。
3. 用气体麻醉（2.5% 异氟烷）小鼠。
4. 确保注射淋巴结上方皮肤上的毛被剃掉。如有必要，去除 Michel 夹或过多的缝合线。

5. 注射浓度为 30 mg/ml 的 D- 荧光素酶（见本章备注 14）。

6. 将动物放置在装有冷却电荷耦合器件（CCD）探测器的黑匣子中以量化动物产生的光子。所获得的彩色图像通常与小鼠的灰度照片重叠，以允许在小鼠体内进行生物发光的二维定位。检测时间为 4～5 min，这足以确定 mRNA 注射是否成功；当然也可以根据需要进行调整，如根据注射的 RNA 的质量和所使用的设备。

四、备注

1. 从一只小鼠可获得 100×10^6 个骨髓细胞。

2. mRNA 的使用量取决于实验组设计和目的。必须要注意的是，来自不同厂家的 mRNA 诱导免疫应答方面的能力也不同。在本章所述的方法中，用于结内接种的每种 TriMix 组分使用 10 μg，抗原 mRNA 也使用 10 μg。

3. 根据操作步骤持续时间的不同，在注入注射器之前可以考虑将准备注射的溶液在 4℃储存。在手术过程中，还建议将注射器置于冰上保存。

4. 为了配制注射用储液，在 0.9% NaCl 的 8.5 ml 中加入 1 ml 氯胺酮和 0.5 ml 甲苯噻嗪，并储存在 4℃，每 10 g 小鼠体重注射 0.1 ml 储备液（即 100 mg/kg 氯胺酮和 10 mg/kg 甲苯噻嗪）。

5. 为获得最佳效果，每个淋巴结注入溶液的最终体积应该为 10 μl。

6. 建议使用涂层缝合线代替尼龙缝合线来减少感染的风险。用无菌纱布蘸聚维铜碘溶液消毒闭合的伤口。用无菌纱布包裹小鼠，避免在手术操作后将小鼠直接放在锯末上（垫料）。始终将动物置于俯卧位。

7. 根据实验室提供的标准操作规程培养肿瘤细胞。建议接种时细胞处于对数生长期（80% 融合率）。注射前建议进行支原体检查。注射肿瘤细胞的数量应严格取决于所用肿瘤模型的动力学特性和实验目的。因此，应根据经验对每个模型进行优化。根据肿瘤模型，可能需要加入基质凝胶以促进肿瘤生长。

8. 通常情况下，在接种肿瘤的地方，毛发会开始再生。因此，为了正确确定肿瘤尺寸，建议小心给小鼠再剃毛。

9. 所需的肿瘤体积应根据实验方案需求和伦理委员会的要求进行。

10. 更多详情请参阅"淋巴节内和瘤内注射用合成后修饰 mRNA 制备"部分内容。将大量 mRNA 注入小鼠体内肿瘤可导致注射溶液的流出。

11. 瘤内注射时，重要的是要考虑到针头可能插入不同的深度。为了减少注射个体间的差异，建议使用可以套在针头的套环（图 11-3A）。这将保障瘤内注射深度一致。根据肿瘤模型的类型，较大的肿瘤可出现坏死区。坏死区能够吞噬注射 mRNA 的细胞数量很少，并且可能含有大量的 RNA 降解因子。肿瘤结节（坏死区，富含 DC 的区域）的免疫组化分析可能有助于确定最佳注射部位。对于大肿瘤块（>300 mm³）注射，常见的问题是由于高间质压力，使注射的mRNA渗露。渗露的溶液可以被重新吸取并缓慢注入肿瘤的另一侧。

12. 重要的是要注意肿瘤中的暗色物质（如某些类型的黑素瘤细胞系产生的黑素）和小鼠的深色皮肤或毛发可以减弱发射光，并降低这种技术的灵敏度。重复剃毛会刺激皮肤并导致色素沉着，将进一步降低检测敏感性。

13. 是否出血取决于所采用肿瘤模型的血管分布。

14. 可选择两种底物给药途径。从技术上讲，腹腔注射更容易，如果选择这种给药途径，则每20 g体重注射100 µl D-荧光素并等待10 min后才可以采集数据。静脉注射需要更高的技术技能，但可以在注射后立即开始数据采集。对于静脉注射给药，每20 g体重注射100 µl D-荧光素，并立即开始数据采集。请注意腹腔注射会比静脉注射产生更多的信号差异[19]。因此，应该考虑到弱生物发光成像信号可能并不总是归因于mRNA的降解，也可能与不成功的底物给药有关。

致谢

这项工作由科学和技术创新局（IWT-Vlaanderen）、大学间引力极项目（Interuniversity Attraction Poles Program）、国家癌症计划、the Stichting Tegen Kanker、the等Kom op Tegen Kanker、the Fonds voor Wetenschappelijk Onderzoek Vlaanderen（FWO-Vlaanderen）、Hercules Foundation Flanders（Middelzware onderzoeksinfrastructuur）和欧盟FP7癌症免疫治疗项目资助。Marleen Keyaerts是FWO-Vlaanderen的高级临床研究员。

参 考 文 献

[1] Palucka K，Banchereau J（2013）Dendritic-cell-based therapeutic cancer vaccines. Immunity 39：38-48

[2] Constantino J，Gomes C，Falcão A et al（2015）Antitumor dendritic cell-based vaccines：lessons from 20 years of clinical trials and future perspectives. Transl Res. doi：10. 1016/j. trsl. 2015. 07. 008

[3] Van Lint S，Wilgenhof S，Heirman C et al（2014）Optimized dendritic cell-based immunotherapy for melanoma：the TriMix-formula. Cancer Immunol Immunother 63：959-967

[4] Van Lint S，Goyvaerts C，Maenhout S et al（2012）Preclinical evaluation of TriMix and antigen mRNA-based antitumor therapy. Cancer Res 72：1661-1671

[5] Van der Jeught K，Bialkowski L，Daszkiewicz L et al（2015）Targeting the tumor microenvironment to enhance antitumor immune responses. Oncotarget 6：1359-1381

[6] Van der Jeught K，Van Lint S，Thielemans K，Breckpot K（2015）Intratumoral delivery of mRNA：overcoming obstacles for effective immunotherapy. Oncoimmunology 4：e1005504

[7] Van Lint S，Renmans D，Broos K et al（2015）Intratumoral delivery of TriMix mRNA re-

sults in T-cell activation by cross-presenting dendritic cells. Cancer Immunol Res 4: 146-156. doi: 10. 1158/2326-6066. CIR-15-0163

[8] Tuyaerts S, Van Meirvenne S, Bonehill A et al (2007) Expression of human GITRL on myeloid dendritic cells enhances their immunostimulatory function but does not abrogate the suppressive effect of $CD4^+CD25^+$ regulatory T cells. J Leukoc Biol 82: 93-105

[9] Pen JJ, Keersmaecker BD, Heirman C et al (2014) Interference with PD-L1/PD-1 co-stimulation during antigen presentation enhances the multifunctionality of antigen-specific T cells. Gene Ther 21: 1-10

[10] De Keersmaecker B, Heirman C, Corthals J et al (2011) The combination of 4-1BBL and CD40L strongly enhances the capacity of dendritic cells to stimulate HIV-specific T cell responses. J Leukoc Biol 89: 989-999

[11] Bonehill A, Van Nuffel AMT, Corthals J et al (2009) Single-step antigen loading and activation of dendritic cells by mRNA electroporation for the purpose of therapeutic vaccination in melanoma patients. Clin Cancer Res 15: 3366-3375

[12] Aerts-Toegaert C, Heirman C, Tuyaerts S et al (2007) CD83 expression on dendritic cells and T cells: correlation with effective immune responses. Eur J Immunol 37: 686-695

[13] Van Nuffel AMT, Benteyn D, Wilgenhof S et al (2012) Intravenous and intradermal TriMix-dendritic cell therapy results in a broad T-cell response and durable tumor response in a chemorefractory stage IV-M1c melanoma patient. Cancer Immunol Immunother 61: 1033-1043

[14] Wilgenhof S, Corthals J, Van Nuffel AMT et al (2015) Long-term clinical outcome of melanoma patients treated with messenger RNA-electroporated dendritic cell therapy following complete resection of metastases. Cancer Immunol Immunother 64: 381-388

[15] Wilgenhof S, Van Nuffel AMT, Benteyn D et al (2013) A phase IB study on intravenous synthetic mRNA electroporated dendritic cell immunotherapy in pretreated advanced melanoma patients. Ann Oncol 24: 2686-2693

[16] Johansen P, Häffner AC, Koch F et al (2005) Direct intralymphatic injection of peptide vaccines enhances immunogenicity. Eur J Immunol 35: 568-574

[17] Van Lint S, Heirman C, Thielemans K, Breckpot K (2013) mRNA: from a chemical blueprint for protein production to an off-the-shelf therapeutic. Hum Vaccin Immunother 9: 265-274

[18] Joyce JA, Fearon DT (2015) T cell exclusion, immune privilege, and the tumor microenvironment. Science 348: 74-80

[19] Keyaerts M, Verschueren J, Bos TJ et al (2008) Dynamic bioluminescence imaging for quantitative tumour burden assessment using IV or IP administration of D: luciferin: effect on intensity, time kinetics and repeatability of photon emission. Eur J Nucl Med Mol Imaging 35: 999-1007

第十二章

电穿孔增强DNA或RNA疫苗的递送

Kate E.Broderick,Laurent M.Humeau

摘要

核酸疫苗是新一代疫苗的一个分支,与传统的蛋白质、细菌或病毒类疫苗相比,核酸疫苗具有更大的优势。然而,要在大型哺乳类动物和人类上有效,就需要一种增强的递送技术。电穿孔是一种物理技术,可使大分子通过细胞膜的输送得到改善。对于质粒DNA和mRNA,电穿孔增强了递送核酸的摄取和表达。肌肉由于在临床环境中的可获得性和可接近性,成为核酸疫苗接种有吸引力的目标组织。先前对肌肉电穿孔的临床研究已经证实电穿孔在患者中有比较好的耐受性。已有研究已经表明优化的电穿孔参数(如电场强度、脉冲长度、脉冲宽度和药物制剂配方)对核酸的递送效率有重要影响。本章概述了在小鼠肌肉中接种DNA/RNA疫苗的程序。结果表明该技术是安全有效的,且非常适用于研究环境,并可扩展到较大的动物和人类。

关键词:电穿孔,肌肉,质粒DNA,小鼠,DNA疫苗,RNA疫苗

一、前言

电穿孔(EP)即应用短暂的电脉冲,在哺乳动物细胞的脂质双层膜内产生水通道。电穿孔允许大分子,包括DNA和其他大分子通过细胞膜,否则则无法通过。因此,EP既增加了摄取量,也增加了药物和DNA被递送到靶目标组织的程度[1-4]。先前研究中EP主要针对肌肉组织,目前正在使用这种途径进行多种临床试验[5-7]。EP作为增强传递的一种方式,为体内制造所需的基因产物提供了一个平台,在DNA和RNA疫苗中,该疫苗可同时产生抗体和细胞免疫应答[7, 8]。密码子优化载体、RNA优化、添加生物活性序列和优化共同序列,是激发强烈免疫反应的关键[9-13]。EP可以增强质粒DNA和RNA疫苗的效力,表明EP可以促进核酸在质膜和核膜上的传递[14, 15]。

在动物模型中,DNA和RNA疫苗技术都被证明在产生免疫应答方面是有效的,且DNA疫苗已经在人体试验[16-24]中显示了临床效力。肌肉内(IM)EP也在临床上得到了广泛的评价,并被证明是DNA疫苗的一种有效和可接受的递送方式[22, 25]。表12-1概述了与肌肉递送有关的核酸接种方面的内容。

表12-1 人肌肉核酸疫苗接种

接种部位	肌内
注射方法	针头和注射器，喷射注射
注射深度	10～50 mm
常规注入量	1～2 ml
目标组织区域	骨骼肌
靶细胞类型	肌细胞
最高剂量（10 mg/ml制剂）	10～20 mg

虽然EP明显改善了DNA和RNA在体内的传递，但在限制破坏性组织损伤的同时，还必须调整电参数以确保最佳的传递。本实验中描述了编码绿色荧光蛋白（GFP）的DNA质粒和编码GFP的大的、自扩增mRNA载体的给药过程。GFP的表达是在2 d内测定的，因为之前研究表明这是小鼠肌肉中的表达高峰时间。这里提供了优化小鼠肌内注射的策略，并提高了EP程序的重现性。

二、材料

（一）质粒/复制子制备

1. 质粒DNA，pgWIZ-GFP（Aldevron，ND）。质粒DNA配制成每个注射部位30 μl的体积。
2. 表达GFP的RNA复制子（Novartis，Cambridge，MS）。将复制子RNA配制成每个注射部位30 μl的体积。
3. 无菌1×PBS溶液。

（二）动物

1. 3周龄的雌性BALB/c小鼠（Charles River Laboratories，Worcester，MA，USA）。批准的动物实验方案［根据NIH、动物福利法案和美国农业部（USDA）］。
2. 电推剪（用于剃毛）。
3. 氧气和异氟醚。

（三）肌内注射

1. 29G胰岛素针和注射器。
2. 塑料深度垫片。

（四）电穿孔步骤

1. ELGEN脉冲发生器（Inovio Pharmaceuticals，Plymouth会议，PA，美国）（图12-1A）。
2. 小鼠肌肉EP装置（Inovio Pharmaceuticals）（图12-1B）。
3. 27G针。

（五）组织取材和分析

1. 氧气和异氟醚。
2. 手术刀。
3. 剪刀。
4. 显微镜载玻片。
5. 荧光显微镜。

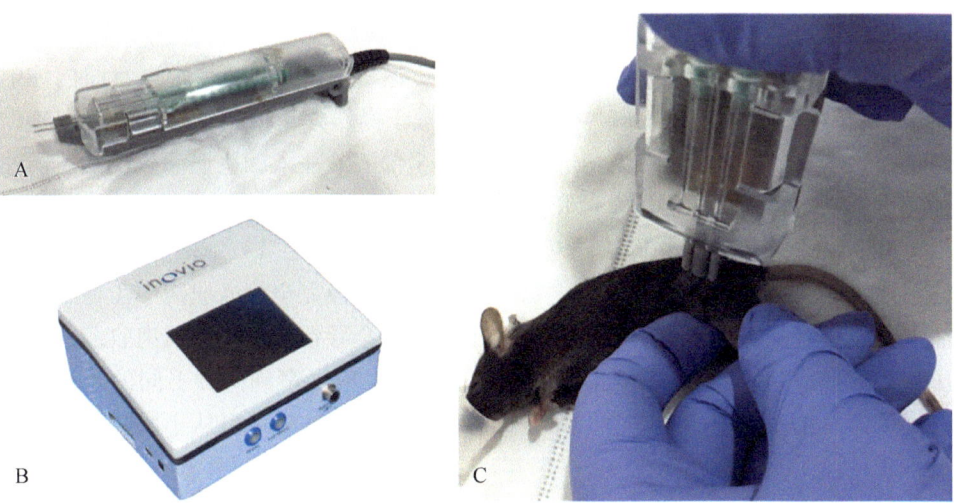

图12-1 电穿孔程序

A.肌肉EP装置（Inovio Pharmaceuticals）。照片显示电极配置。B.ELGEN脉冲发生器（Inovio Pharmaceuticals）连在EP装置上并输出电脉冲。C.EP装置在小鼠肌肉中的定位

（原图12-1与图12-2用反顺序，现已更正，译者注）

三、方法

（一）质粒制备

1. 用1ml可注射的1×PBS将质粒制剂稀释至所需剂量（每个注射部位5μg）。

2. 准备注射用质粒注射液的注射器（每个注射部位30 μl）。

（二）复制子制备

1. 用1 ml可注射的1×PBS稀释表达GFP的自复制RNA载体制剂（每个处理部位5 μg）。

2. 用注射器吸入准备注射的复制子溶液（每个注射部位30 μl）。

（三）肌内注射和电穿孔程序

1. 按笼子大小成群或单独饲养动物，可随意获取食物和水。将小鼠随机分配至治疗组。允许适应环境5 d。

2. 用吸入异氟醚（5%）麻醉动物，通过适当的气盒，保持异氟醚浓度（3%），使动物在等待治疗期间轻度麻醉。

3. 识别后腿的股四头肌（见本章备注1），并标记将被处理的一侧（右或左）。

4. 剃掉待治疗动物的腿毛。用乙醇清洁该区域，以确保完全去除油污、灰尘和皮屑。

5. 开始电穿孔和DNA/RNA注射（图12-1）。采用标准IM技术进行肌内注射（见本章备注2）。延长动物肢体长度并将腿置于操作人员拇指和示指之间以辅助定位（见本章备注3）。垂直于皮肤进针，将全部溶液注入四头肌。成功的肌内注射应可见肌肉膨胀。注射后，针和注射器应放到利器处理盒中。

6. 小鼠注射药物后立即（不超过2 min；见本章备注4）将EP装置电极插入注射药物的肌肉区域（图12-1C）。必须小心确保电极完全刺入肌肉中（见本章备注5）。电穿孔应通过脚踏开关启动。由于电脉冲会导致不自主的肌肉收缩，因此小鼠EP设备和鼠腿必须固定牢固。成功的处理，应观察到两种不同的收缩。脉冲发生器发出一连串的"哔哔"声，标志处理成功。这时可以从小鼠肌肉内移除设备。

7. 如果计划多次处理，则设备中的电极每使用5次应更换一次（见本章备注6）。一旦完成处理，电极应放到利器盒中。

8. 应监测动物2 h以确保从麻醉中完全康复，评估治疗肢体与运动相关的任何问题。

9. 小鼠肌肉中GFP报告基因的高峰表达在24～72 h可检测到（见本章备注7）。

10. 在达到终点后，应使用机构标准的SOP对动物实施安乐死（见本章备注8）。

11. 使用手术刀片和剪刀，通过皮肤的初始切口，从动物身上切除处理过的肌肉。小心去除整个股四头肌肌肉群。切除的肌肉可以在显微镜载玻片上保持平坦，并存放在自封袋冰上。如果肌肉不立即处理，可以在-20℃冷冻。

12. 为了观察GFP的表达总量，可以使用手术刀刀片纵向切开被切除的肌肉，并将其安装在显微镜载玻片等平面上（见本章备注9），在低倍荧光显微镜下观察。为了评估转染的肌细胞数量，可以将肌肉切成横切面。处理过的肌肉可以被完整观察或以每个横截面单独观察。图片可以保存为TIFF或BITMAP文件格式（图12-2）。

13. 使用市售的像素计数软件（即Photoshop），可以分析每个处理过的肌肉的表达情况（图12-2）或者计算出GFP阳性肌细胞的数量。

14. 处理之间的统计分析可以使用Microsoft Excel统计软件包中的学生t检验程序进行。

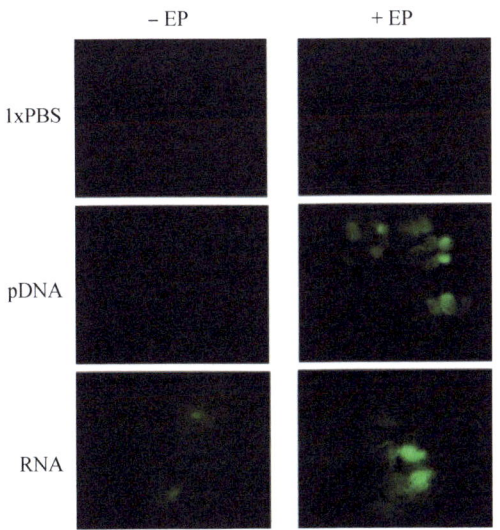

图12-2 通过肌内注射递送的报告蛋白（GFP）的表达 [没有EP（-EP）或用EP（+EP）]

小鼠肌内注射50 μl 1×PBS、pDNA或自扩增RNA载体（pDNA或RNA，每个位点5 μg）。处理后2 d获得图像，并显示为每个代表性的区域取6～8个载玻片，每组4块肌肉

四、备注

1. 由于鼠腿较小，很容易混淆股四头肌与胫骨肌。虽然这两种肌肉都能起作用，但四头肌比胫骨肌大，因此可以使用更大的注射量。实验至关重要的是正确识别被治疗的肌肉，以免在切除过程中，错误的肌肉没有被去除而导致假阴性。

2. 小鼠肌内注射方法涉及插入一个细针到小鼠肌肉规定的深度。因为小鼠肌肉很小，所以必须小心，注射时插入太浅，会导致液体流出肌肉，并进入皮下空间。为了协助评估这个深度，可以将胰岛素注射器塑料护针帽取出，并切割掉所需的长度（一般2～3mm），然后准回。这样针的穿透只能达到护针帽所穿透的深度。

3. 当肌内注射时，伸展鼠腿并使用拇指和示指轻轻地向上推肌肉群可以协助针头定位。

4. 注射后约2 min，肌内注射的药物在注射部位将开始消散。在此之前，EP必须进行。最好的做法是注入并立即EP。

5. 要使EP程序有效工作，深处肌肉必须与电极接触。最强的电场（及大多数转染发生的区域）是在电极之间。因此，电极完全穿透肌肉会有更好的转染效果。

6. 虽然电极可以在处理间多次使用，但最好每5次处理就更换电极。多次插入电极头进入小鼠肌肉会导致尖端变钝，而有效进入组织的电极变少。另外，重复的EP将引起电极上的材料堆积，导致EP效率降低。如果计划使用多种疫苗方案，则建议交替使用四肢。

7. 最早在处理1 h后就可以在肌肉中检测到GFP表达（显微镜下），并持续超过1个月。

8. 这里的实验选择二氧化碳窒息法。监测动物10 min，以确保没有生命迹象。

9. 玻璃显微镜载玻片或有机玻璃正方形塑料是理想的肌肉成像托盘。

致谢

感谢Janess Mendoza、Rachel Elward和Lauren Gites在编写手稿和动物程序方面给予的帮助。这项工作得到了Inovio Pharmaceuticals（Plymouth会议，PA）的支持。

参 考 文 献

［1］Widera G，Austin M，Rabussay D et al（2000）Increased DNA vaccine delivery and immunogenicity by electroporation in vivo. J Immunol 164：4635-4640

［2］Prud' homme GJ，Draghia-Akli R，Wang Q（2007）Plasmid-based gene therapy of diabetes mellitus. Gene Ther 14：553-564

［3］Otten G，Schaefer M，Doe B et al（2004）Enhancement of DNA vaccine potency in rhesus macaques by electroporation. Vaccine 22：2489-2493

［4］Mathiesen I（1999）Electropermeabilization of skeletal muscle enhances gene transfer in vivo. Gene Ther 6：508-514

［5］Bagarazzi ML，Yan J，Morrow MP et al（2012）Immunotherapy against HPV16/18 generates potent TH1 and cytotoxic cellular immune responses. Sci Transl Med 4：155ra138

［6］El-Kamary SS，Billington M，Deitz S et al（2012）Safety and tolerability of the Easy Vax clinical epidermal electroporation system in healthy adults. Mol Ther 20：214-220

［7］Trimble CL，Morrow MP，Kraynyak KA et al（2015）Safety，efficacy，and immunogenicity of VGX-3100，a therapeutic synthetic DNA vaccine targeting human papillomavirus 16 and

18 E6 and E7 proteins for cervical intraepithelial neoplasia 2/3: a randomised, double-blind, placebo-controlled phase 2b trial. Lancet. doi: 10. 1016/S0140-6736（15）00239-1

[8] Cu Y, Broderick KE, Banerjee K et al（2013）Enhanced delivery and potency of self-amplifying mRNA vaccines by electroporation in situ. Vaccines（Basel）1: 367-383

[9] Andre S, Seed B, Eberle J et al（1998）Increased immune response elicited by DNA vaccination with a synthetic gp120 sequence with optimized codon usage. J Virol 72: 1497-1503

[10] Deml L, Bojak A, Steck S et al（2001）Multiple effects of codon usage optimization on expression and immunogenicity of DNA candidate vaccines encoding the human immunodeficiency virus type 1 Gag protein. J Virol 75: 10991-11001

[11] Muthumani K, Zhang D, Dayes NS et al（2003）Novel engineered HIV-1 East African Clade-A gp160 plasmid construct induces strong humoral and cell-mediated immune responses in vivo. Virology 314: 134-146

[12] Schneider R, Campbell M, Nasioulas G et al（1997）Inactivation of the human immunodeficiency virus type 1 inhibitory elements allows Rev-independent expression of Gag and Gag/protease and particle formation. J Virol 71: 4892-4903

[13] Yang JS, Kim JJ, Hwang D et al（2001）Induction of potent Th1-type immune responses from a novel DNA vaccine for West Nile virus New York isolate（WNV-NY1999）. J Infect Dis 184: 809-816

[14] Miyazaki S, Miyazaki J（2008）In vivo DNA electrotransfer into muscle. Dev Growth Differ 50（6）: 479-483

[15] Draghia-Akli R, Khan AS, Cummings KK et al（2002）Electrical enhancement of formulated plasmid delivery in animals. Technol Cancer Res Treat 1: 365-372

[16] Atkins GJ, Fleeton MN, Sheahan BJ（2008）Therapeutic and prophylactic applications of alphavirus vectors. Expert Rev Mol Med 10: e33

[17] Barnett SW, Burke B, Sun Y et al（2010）Antibody-mediated protection against mucosal RNA simian-human immunodeficiency virus challenge of macaques immunized with alphavirus replicon particles and boosted with trimeric envelope glycoprotein in MF59 adjuvant. J Virol 84: 5975-5985

[18] Robert-Guroff M（2007）Replicating and non-replicating viral vectors for vaccine development. Curr Opin Biotechnol 18: 546-556

[19] Smerdou C, Liljestrom P（1999）Non-viral amplification systems for gene transfer: vectors based on alphaviruses. Curr Opin Mol Ther 1: 244-251

[20] Zimmer G（2010）RNA replicons-a new approach for influenza virus immunoprophylaxis. Viruses 2: 413-434

[21] Rayner JO, Dryga SA, Kamrud KI（2002）Alphavirus vectors and vaccination. Rev Med Virol 12: 279-296

[22] Gronevik E, von Steyern FV, Kalhovde JM et al（2005）Gene expression and immune response kinetics using electroporation-mediated DNA delivery to muscle. J Gene Med 7: 218-227

[23] Lin F, Shen X, McCoy JR et al（2011）A novel prototype device for electroporation-en-

hanced DNA vaccine delivery simultaneously to both skin and muscle. Vaccine 29: 6771-6780

[24] Sardesai NY, Weiner DB (2011) Electroporation delivery of DNA vaccines: prospects for success. Curr Opin Immunol 23: 421-429

[25] Diehl MC, Lee JC, Daniels SE et al (2013) Tolerability of intramuscular and intradermal delivery by CELLECTRA® adaptive constant current electroporation device in healthy volunteers. Hum Vaccin Immunother 9: 2246-2252

第四部分
临床前和临床药物开发

第十三章

RNA疫苗欧洲监管环境

Thomas Hinz*, Kajo Kallen*, Cedrik M. Britten, Bruno Flamion, Ulrich Granzer, Axel Hoos, Christoph Huber, Samir Khleif, Sebastian Kreiter, Hans-Georg Rammensee, Ugur Sahin, Singh-Jasuja Harpreet, ÖzlemTüreci, Ulrich Kalinke

摘要

有多种mRNA药物正在开发中。过去几十年对RNA研究的重大突破使得mRNA在翻译、稳定性和递送等方面有了很大改善,使mRNA开发为药物成为可能。这章的重点是针对肿瘤或病原体RNA编码的抗原疫苗。mRNA编码疫苗是为预防或治疗疾病的目的而开发的。大多数mRNA疫苗直接用于患者,也有一些是通过来源于患者的自体细胞经mRNA体外修饰再过继转移到患者身上。欧盟目前没有专门针对mRNA疫苗的监管指南,但明确地规定了mRNA疫苗在大多数情况下必须是集中批准。有趣的是,根据RNA疫苗是否直接治疗肿瘤或传染病,被分别定义为基因治疗产品或非基因治疗产品。除了目前在各种治疗领域临床使用的mRNA疫苗的概述外,本章还提供了对当前监管情况的详细讨论和对监管观点的讨论。

关键词:mRNA,疫苗,抗癌疫苗接种,抗传染病疫苗接种,预防和治疗方法,欧盟监管框架,先进医疗产品(ATMP),基因修饰药品

一、mRNA的医学应用

(一)RNA的历史

信使RNA(mRNA)的发现可以精确地追溯到1961年。那年,年轻的NIH小组组长Marshall Nirenberg和Nirenberg实验室的德国博士后Heinrich Matthaei共同发表了一篇论文。文中描述了重复序列合成的核糖核酸在体外被翻译成肽[1,2]。Nirenberg和Matthaei通过对肽序列与原始RNA序列的相关性分析,可以推断出遗传密码。这是一个突破性的发现。因此,1968年Nirenberg获得诺贝尔奖。此后,人们对mRNA开展了深入的研究,使我们了解了细胞是如何将DNA转录成mRNA,以及如何将该mRNA翻译为蛋白质的。不久人们就发现,与DNA不

---

* Thomas Hinz和Kajo Kallen对本章做出了同样贡献。

同，mRNA不是必须进入细胞核才被激活。无论是从细胞核输出的，还是通过某种转染方式被直接导入细胞的mRNA，一旦进入细胞质后，立即就被翻译成蛋白质。与DNA不同，进入细胞腔的mRNA不被整合到基因组中。因此，与某些基于DNA的基因转染方法相比，mRNA转染后即使在理论上也不存在插入突变的风险。此外，由于细胞质内存在的各种生理机制，mRNA一旦进入细胞质就很快被降解。

（二）mRNA的治疗潜力

在GMP条件下生产蛋白质是一项消耗资源、成本和时间的工作。用DNA或mRNA在体内表达所有的蛋白质来替代体外生产蛋白质的方法似乎是非常有吸引力的，从而从本质上将一个有机体转化为其自己的生产基地。因此，mRNA作为一个良好的载体，用于生产大量所需的蛋白质，如抗原或替代基因受损的功能蛋白。25年前，Wolff等证明，在小鼠骨骼肌内注射mRNA和DNA获得了类似的蛋白表达[3]。不久又发现，DNA和mRNA疫苗在诱导体液[4-6]和细胞免疫应答[7]方面具有相似的功能。

然而，在这些初步的成功使人们对mRNA作为蛋白质编码的载体产生更广泛的兴趣之前，mRNA技术必须有重大的改进，特别是在翻译、细胞内稳定性、转运方面，而不是在成本方面[8]。许多研究人员长期以来有这样的错误观点，mRNA相当不稳定，很可能是由于无处不在的RNA降解酶。尽管如此，mRNA在化学上还是非常稳定的，很容易在无细胞系统中产生[8-10]。为此，采用T7或SP6 RNA聚合酶在体外用线性化的DNA模板转录mRNA。编码的mRNA为单链，具有5′cap结构，其编码序列被非翻译区和3′poly（A）尾所包裹，因此，在真核细胞胞质检测中很像成熟和加工过的mRNA。

通过使用修饰了序列的天然核苷酸、修饰的5′和3′非翻译区、使用化学修饰的cap结构及引入化学修饰的核苷[11-19]，都可以极大提高体外转录mRNA的翻译效率。与mRNA从细胞核到细胞质的自然转录方式不同，体外合成的mRNA通常是通过复杂的转染方法导入细胞质中的。合成的mRNA在体内作用机制尚不清楚，但可能与通过受体介导的内吞或微胞吞[20, 21]的主动转运有关。

工程mRNA分子也可用于体外细胞转染。由于自发的mRNA摄取率很低（取决于细胞类型），因此需要不同的转染方法。有趣的是，直接将mRNA注入细胞也会导致大量的蛋白质表达[17]。近年来，包裹了脂质体的mRNA也成功应用于静脉注射，脂质体的纳米粒保护了mRNA不被血清中的RNase立即降解，并被设计成靶向特定器官的靶向mRNA[19, 22]。

（三）RNA的肿瘤疫苗的趋势

正在研究中许多不同的mRNA制备方法以诱导针对肿瘤T细胞[22]。抗肿瘤

mRNA疫苗的设计来源于这样的观察：将编码为裸抗原（未受保护的）或鱼精蛋白保护的mRNA注射到小鼠耳廓内，可产生大量抗原特异性的体液和细胞免疫应答，能够裂解抗原表达细胞[7]；而注射的mRNA诱导的T细胞能够裂解表达该抗原的细胞。通过利用翻译增强的mRNA和一种包含佐剂活性的疫苗制剂改进了早期的疫苗，现已成功地通过了前列腺和非小细胞肺癌（NSCLC）的Ⅰ期临床试验[23-27]。利用mRNA的灵活性，可以开发编码4种（前列腺癌）或5种（非小细胞肺癌）与肿瘤相关的抗原。非封装疫苗的皮内给药似乎是安全的，在约80%接种个体中诱导了特异性T细胞抗原的免疫原性[27]。目前正在进行前列腺癌和非小细胞肺癌的6种肿瘤抗原疫苗的后期临床研究（ClinicalTrials.gov；NCT02140138，NCT01817738，NCT01915524）。

mRNA疫苗的多功能性也可通过利用细胞靶向技术对翻译增强的mRNA编码肿瘤抗原进行定位得到突显。该方法的产品进入了黑素瘤临床Ⅰ期试验（ClinicalTrials.gov；NCT01684241）。重要的是，肿瘤突变体的免疫学相关性的新观点是每个患者个体都有其独特的免疫反应。由此，开发了"积极个体化免疫疗法"[29]。简单地说，每名患者的肿瘤NGS信息都有其独特的编码癌细胞突变的mRNA[30-32]。因此，对突变体分析，为每名患者设计一种适合的新药，即为积极个体化免疫疗法。另一种积极个体化免疫治疗是称作库的概念，它是一种非突变肿瘤抗原的特定组合[29]。对单名患者进行库抗原的表达分析后，再从现有的库中筛选出适合的肿瘤抗原。目前分别在黑素瘤和三阴性乳腺癌（ClinicalTrials.gov；NCT02035956，NCT02316457）中评估了基于突变体和库的mRNA积极个体化概念。

另一种mRNA疫苗是树突状细胞疫苗。它是由mRNA编码的抗原连接到一个带有3种免疫刺激分子（组成型活性TLR4突变体、CD40L和CD70）的Ⅱ级信号的抗原，通过转染得到的。这种电穿孔树突状细胞的疫苗用于Ⅲ/Ⅳ期黑素瘤患者[静脉注射和（或）皮内注射]，可产生强健的特异性$CD4^+$和$CD8^+$T细胞抗原应答，临床治疗效果良好[34-36]。

上面概述的各种不同的方法说明了耐受良好的mRNA疫苗在接种治疗方法的广泛可变性；此外，也说明了在临床发展阶段实践新医学和科学的新见解。

（四）RNA抗传染病疫苗的趋势

目前癌症疫苗通过反复注射并且在可能存在高抗原负荷的情况下使用。与之相反，传染病疫苗是预防性给予健康的人，以尽可能少的使用激发保护性免疫反应。这对安全性和诱导保护性免疫反应提出了新的挑战。现在各种mRNA疫苗的制备技术也在这一领域显示出了良好的前景希望。上述自我佐剂的mRNA对小鼠的几种致命流感病毒株和猪的猪流感具有保护作用，并且解决了运送过程中对冷链维护困难和后勤管理繁杂的问题[18,37]。以这种方式构建的mRNA疫苗目前正处于Ⅰ期测试阶段（ClinicalTrials.gov；NCT 02241135）。已经获得了针对几种不同病原体能产生大量体液和细胞免疫应答的快速自扩增mRNA疫苗，这种mRNA是基于工程甲病毒复制子，以非病毒方式递送给小鼠和猕猴[38-41]。另一个mRNA疫苗的重要特征是该技术能在非常短的时间内开发出新型疫苗（几周而不是几个月）[18, 42]。因此，未来用"按需疫苗"可能可以应对新病原体的挑战[43]。以下实例说明了生产速度所能带来的治疗益处。如开发了一个通过编码HIV携带者保守T细胞表位的mRNA疫苗来治疗HIV感染（http：//ihivarna.org/partners/）的项目，以及生产针对不同癌症患者突变体的高度个体化疫苗[32, 44]。在过去的几十年中已经研究了许多mRNA的生产方法，其中许多方法很难做到大量生产，即在有限的时间内大量、批量生产。在世界范围内对这些方法全部测试是不可行的，但敏感性分析显示，针对传染性病原体的疫苗，以负担得起的成本大规模生产是有可能的。因此，可以通过此法对mRNA疫苗进行革命性的疫苗开发[45]。

（五）新的mRNA治疗方案：抗过敏疫苗和利用mRNA体内生产蛋白质

过敏反应就是Th2变化引起机体的免疫反应，它导致细胞因子分泌，使B细胞发生抗体同型转换的改变，并诱导变应原特异性IgE抗体的产生。最近的研究表明，由mRNA编码的各种变应原疫苗可阻止Th2偏移[46, 47]。这为流行病学上一些难治疾病的治疗提供了可能。

最近的研究为临床前验证提供了依据。天然的核苷、由此编码的mRNA产生的蛋白质在大动物体内在水平和持续时间上都有功能相关的表达[15, 16, 19, 48]。已有呼吁mRNA技术研究的文章，以表达非常大的蛋白质，如抗体。这些研究提出了一个问题：高纯度的mRNA本身是否真正具有免疫原性[19]。

尽管这些研究进展和治疗可能性引起了研究人员很高的兴趣，但这些新兴疫苗的监管与抗癌或抗传染病疫苗的监管不同。这里不讨论mRNA抗过敏和蛋白质替代物/替代药物相关监管要求。与此相反，在积极个体化免疫治疗中的mRNA或合成肽的监管问题以前曾有讨论，也曾由代表监管研究小组[29]的学者讨论过（关于这一小组的更多信息，见下文的致谢部分）。

二、欧洲监管框架

（一）EMA和国家监管部门

与其他药品一样，mRNA药物也是如此，受欧盟和欧盟各成员国的监管，具体取决于药品的开发阶段。临床试验阶段试验用药品的生产由国家监管；一些试验用药品一旦获准上市许可，即由欧盟监管。根据产品的分类，mRNA药可以通过集中审批程序在所有欧盟成员国获得上市许可。上市许可的申请由欧洲药品管理局（EMA）人类医药产品委员会（CHMP）评估。CHMP将医药产品的意见提交给欧洲委员会。因此，欧洲委员会是批准或拒绝上市许可申请的最终机构。

生物技术或制药公司的申请者需要向EMA发送一份文件，全面描述生产和质量控制及临床前和临床研究过程。一旦开始，EMA按照一个确定的时间表来组织实施，包括对研究数据的深入评估，从开始评估之日起，120 d内将所提出的问题列表发送给申请者。评估工作由CHMP提名的一名报告起草人和一名合作报告起草人分别进行。在CHMP中，来自欧盟所有成员国监管机构的代表出席会议，共同组成了一个大型的欧洲监管机构。在讨论了报告员和合作报告员的评估后，收到了CHMP成员/国家机构的评语和意见及EMA的药物警戒风险评估委员会（PRAC）对药物警戒和风险管理系统的评估后，CHMP生成了第120天的问题清单。

问题清单发送给申请人后，同时给出一个约90 d时间的截止限（从EMA的角度来看）。在90 d内，申请人有机会编写答复文件。收到申请人对提出的每一个问题的全部答复后，EMA开始重新启动第121天程序。在第180天，报告起草人、合作报告起草人、CHMP成员和PRAC将对答复的评估以一份未解决问题清单再次转交申请人，期限1～3个月。之后申请人的回复再次提交给EMA，从而开启第181天程序。批准上市许可的最后意见是由CHMP在210 d时做出的。CHMP意见将提交给欧洲委员会，最后由欧洲委员会在第277天做出最终结论。申请人应知道，上市许可申请应包括研究结果，如儿科调查计划（PIP），除非该药物已免除这一要求。EMA的儿科委员会（PDCO）做出同意或拒绝PIP的决定。

除了210 d的EMA程序，申请人可以申请一个只需要150 d的加速程序。加速程序适用于对公共卫生和治疗创新都有重大贡献的药品。

除了基于上述常规的综合数据的EMA集中上市许可的"正常"方式外，还可以对数据不完整的产品进行审批。对那些只有初步临床安全性和有效性数据的药品，可以授予一种有条件的上市许可。虽然临床数据可能不完整，但EMA评估该药的总体效益大于风险，该药就可能授予有条件上市许可。此替代许可途径的前提是申请者在获得有条件许可后能够提供缺失的其他数据。此外，该药品是为未满足医疗需求的特殊患者设计的，其对公共卫生的益处超过了可能不完整临床数据所带来的风险。一旦数据补充完整，有条件的上市许可就可以转成常规的上市许可。有条件的上市许可有效期为1年，可续签。另一种情况是，对于某一特定的医药产品，申请人可能在正常使用条件下无法提供全面的安全和有效性数据，因为病例很少，或者不可能或伦理不允许收集全部信息。在这种情况下，可以授予上市许可。与有条件上市许可相反，常规的上市许可要求提供完整的数据。因此，每年都要对受影响的产品进行审查，以重新评估其效益/风险值。关于获得上市许可可能性的问答文件可在EMA主页上找到（www.ema.europa.

eu：*Human regulatory/Pre-authorisation/Presubmission guidance*：*questions and answers*）。为了获得更详细的信息，如常规的临床开发模式、仅基于一项关键临床试验的授权、临床试验设计等有关的信息，建议查阅专门的指导说明[49,50]。

如上所述，个别欧盟成员国的管理机构可以在EMA集中程序中担任报告起草人或合作报告起草人。各个国家的代表可以是EMA委员会的成员，如CHMP、PRAC、罕用药品委员会（COMP）、高级治疗委员会（CAT）等。国家代表也可以是生物制剂工作组（BWP）等EMA工作组的成员，BWP是讨论生物医药产品质量方面问题的核心EMA平台，如集中上市许可程序或科学咨询程序中出现的生物医药产品质量方面的问题。除了EMA的参与外，国家监管机构还参与由欧盟成员国单独负责的活动。一个重要的例子是批准临床试验申请。在撰写申请稿时，申请人需要将申请书提交给将进行临床试验的欧盟成员国相关机构。这一程序将在不久的将来随着新的临床试验条例的实施而改变[49]。条例一旦生效，将对所有欧盟成员国都具有法律约束力，不像指令那样要求在成员国立法中予以执行。新的GCP法规要加速且协调欧盟临床试验申请的审查。事实上，新的临床试验条例已于2014年6月16日生效。然而，新法规的执行取决于EMA的欧盟临床试验门户网站的功能。该门户网站将成为欧盟所有临床试验申请的入口。临床试验申请将通过门户网站转发给有关成员国（正在进行试验）。提案国将有机会建议提交报告的成员国对其申请进行初步评估。在得到所有相关成员国的协调审查后，各成员国将通过门户网站通知委托方是否批准了临床试验、是否有条件许可，或是否拒绝许可申请。

总之，如果mRNA药物想要通过单一许可在整个欧盟市场上市，可以参考上述EMA-集中审批程序。根据治疗的疾病种类和提供的数据，可以获得一个"常规的"上市许可、有条件的上市许可或在特殊情况下的许可。另外，如果在临床试验申请中使用mRNA药物，需要向相关成员国监管机构申请。未来（但不早于2016年5月28日）必须通过EMA门户网站向相关方发送临床试验申请。

（二）集中EMA上市许可程序中的强制性与可选择性

对于某些药品在欧盟的销售，集中上市许可是强制性的。受影响的产品列于第726/2004号条例[50]附件。这些药物是由以下生物工艺之一开发的：重组DNA技术；原核生物和真核生物活性蛋白基因的控制表达，包括转化的哺乳类动物细胞；杂交瘤和单克隆抗体方法。对于高级治疗药物产品（ATMP，见下文），集中式程序也是强制性的。同样受影响的是含有新的活性物质的人用药用产品，该物质在2005年11月20日之前尚未得到批准治疗以下疾病：获得性免疫缺陷综合征、癌症、神经退行性疾病、糖尿病、自身免疫性疾病和其他自身免疫功能障碍、病毒疾病。治疗罕见疾病（在欧盟的流行率低于5/10 000），称为罕用药（孤儿药）

的产品也需要经过集中审批程序。

选择集中审批程序的药物包括2005年11月20日前欧盟没有批准的新活性成分的药品，还有那些具有显著疗效、科学或技术创新或上市许可机构认为符合患者利益的药物。EMA可能会考虑那些具有治疗、预防或诊断功能的新替代品产品。另外，医药产品的开发显著依赖科学新技术及它们的应用。

总之，对于RNA药物，即基因治疗药物（定义见下文），集中式EMA审批程序是强制性的。如果mRNA用于传染性疾病的疫苗接种，根据法律的定义，它不再是ATMP。如果应用重组DNA技术，这种mRNA的抗传染病疫苗也需要通过集中式审批程序获得批准。如果不符合集中审批程序的标准，抗传染性疾病的mRNA药可能会通过国家审批途径，如果申请人有要求，仍可进入集中审批程序。

（三）EMA高级治疗委员会在批准mRNA药方面的作用

CAT是EMA的高级治疗委员会，负责对高级治疗药物（ATMP）的上市许可申请进行科学评估。以上所述的集中审批程序的时间表也适用于ATMP。根据规则第2条（EC）No 1394/2007[51]，基因治疗药品、体细胞治疗产品和组织工程产品都属于ATMP。组织工程产品的定义可在具有法律约束力的法规第2条（EC）No 1394/2007中看到，体细胞和基因治疗产品的定义可在指令附件Ⅰ第Ⅳ部分2001/83/EC[52]中找到。后一指令是欧盟规范医药产品的法典。因此，需要将其纳入各个欧盟成员国的立法中。基因治疗药的定义见指令2001/83/EC，内容如下。

基因疗法药品是指生物医药产品，具有以下特点。

（1）包含重组核酸或由重组核酸构成的活性物质，用于人或给予人的重组核酸，以调节、修复、替换、加入或删除基因序列。

（2）其治疗、预防或诊断结果直接与重组核酸序列相关，或与该序列表达的产物相关。基因治疗药不包括抗传染性疾病疫苗。

从这一定义中可以得出以下重要结论：考虑到通常mRNA的生产是以细菌提取的质粒作为模板进行体外转录，因此，这类mRNA被认为是一种生物医药产品。此外，由于引入了密码子优化、修饰cap结构、引入合适的5′和3′非编码区、明确的poly（A）尾等，mRNA通常是重组的。总之，mRNA符合重组生物制品标准，用于添加或替换一段基因序列，其治疗、预防或诊断直接由其所包含的核酸介导，故定义为基因治疗药物。如果RNA分子像许多RNA干扰（RNAi）分子一样由纯化学方法生产，它就不再是生物制品，因此不能归类为基因治疗产品。

还必须注意的是，在治疗或预防传染病的情况下，法律规定的mRNA即便满足了所有其他要求（重组、生物学），也不是一种基因治疗产品。因此，用于预防流感疫苗接种的mRNA不是基因治疗产品，同样，用于治疗癌症的mRNA也不是基因治疗产品。EMA上市许可的结果是，抗传染病疫苗的mRNA由CHMP评估，而符合ATMP标准的mRNA则由CAT评估。

（四）CAT对药品分类

CAT的另一项重要任务是要求提供医药产品的分类。医药产品的开发人员可能很有兴趣知道他们的医药产品是否是ATMP。CAT发表了一篇反思论文，讲述了CAT如何将一种药物归类为基因治疗、体细胞或组织工程产品[53]。关于CAT分类的简短描述可以在EMA主页上找到（高级治疗药物分类的科学建议摘要）。如果将mRNA转染到如DC中，而不是直接用于患者，所产生的转基因细胞通常也被归类为基因治疗产品[52]。文章描述了电穿孔转染体外转录RNA的自体DC，CAT没有将其产品归类为基因治疗药，因为它没有满足法律定义的所有要求。因为该mRNA产品不是"为增加基因序列"而设计的。这个设计的目的是在短时间内介导肿瘤抗原的翻译（只要mRNA在细胞中不降解），然后呈现在DC表面，以诱导患者自身产生抗肿瘤的免疫反应。

"……其治疗、预防或诊断结果直接与所含的重组核酸序列相关，或与该序列表达的产物相关。"以上节选的句子从法律上定义了T细胞经基因修饰表达外源性胸苷激酶（TK）基因。由于T细胞用于造血干细胞移植后的免疫重建，因此尚未被归类为基因治疗药物。导入TK基因的目的是治疗移植物抗宿主病的出现（如果发生在某些患者身上）。因此，基因序列（TK基因）引入患者体内与预期的治疗效果（即免疫重建）不相关。因此，这些细胞产品被归类为体细胞治疗产品。另外，由编码mRNA转染的T细胞，如一种新的T细胞受体（TCR），显然与预期的治疗效果有直接关系，即杀伤表达靶抗原的癌细胞。在这种情况下，该医药产品可能被归为ATMP。这些方法对于开发针对新靶标的过继细胞疗法可能很有吸引力，因为这些新靶点的安全性数据还没有很好地确定，但由于基因修饰的短暂性，它仍然提供了一个可接受的风险/受益概况。

如上所述，基因治疗药物产品不包括预防传染病的疫苗。CAT的反思文章中概述了一种以基因疗法为基础的疫苗，如果用于治疗或预防由感染引起的病原体（如恶性肿瘤），则可归为基因疗法。例如，一种mRNA疫苗，用于治疗或预防HPV 16诱发的恶性肿瘤，那它就是基因治疗产品（如果符合基因治疗的标准）。使用相同的mRNA疫苗用于HPV 16疫苗接种，则将其归类为疫苗。

目前，尚无直接用于患者的体外转录mRNA CAT分类。因此，鼓励mRNA药物开发人员通过询问来澄清分类问题。mRNA的生产细节，如是使用化学合成模板还是从细菌中分离出的质粒模板，对决定mRNA是否是一种生物医药产品很重要。生物医药产品的定义见第2001/83/EC号指令附件Ⅰ第Ⅰ部分3.2.1.1。如上所述，mRNA被归类为基因治疗药品需要符合这两个标准，即生物学和重组。

（五）国家许可的医院豁免的ATMP

ATMP的强制性集中上市许可中的豁免条款在ATMP法规第28条第（2）款[51]。它修订了2001/83/EC指令第3条Nr.7，包括称作医院豁免的程序，适用于满足某些标准的ATMP。医院豁免是一种仅适用于国家范围内的许可程序。因此，申请人必须联系他们各自的国家监管机构。由于医院豁免执行的是2001/83/EC指令，而不是ATMP法规，因此个别成员国有义务将医院豁免纳入其国民立法。因此，各国间的医院豁免申请存在差异。ATMP通过医院豁免授权的一个先决条件如下：ATMP需要根据具体的质量标准，在非常规的基础上制备，在同一成员国内的医院、在专属医院的专业医生指导下使用，且需要为每名患者提供个人医疗处方。

总之，如果以mRNA为基础的药品被用于传染病（预防和治疗）的疫苗接种，则根据法律它们不是ATMP，因此不能通过医院豁免在全国范围内获得授权。另一方面，如果mRNA用于其他疾病的治疗，且符合上述标准（非常规制造等），则mRNA药物原则上可由个别成员国通过医院豁免予以批准。一些欧盟监管机构将这一程序设想为一个机会，特别是对中小型生物技术公司或医院研究机构来说，将其医药产品应用于临床试验能获得第一手安全性和药效的资料。此外，患者能尽早获得创新药物，但其安全性和有效性仍需在对照临床试验中进行验证。

三、mRNA疫苗的意义

（一）适用于RNA疫苗监管指南的一般考虑

欧盟统一向监管机构提供临床试验授权的信息。可以在欧洲联盟委员会主页（http://ec.europa.eu/Health/documents/eudralex/vol-10/index_en.htm）上找到详细的表格，包括要提供的具体资料的指引，如生产商、生产过程的描述、原材料的质量控制、原料药/药品的质量控制等。可以从该主页检索更多信息，如有关如何为正在进行的临床试验申请实质性修改。关于生物试验用药品的质量控制文件的详细指南见EMA[54]。由于试验用药品的质量数据库通常是有限的，特别是在早期开发阶段，因此不要希望所开发的产品在常规生产/上市产品的范围内找到验证。此外，厂房设备应该验证合格，消毒过程应验证其有效性。必要时，应证明病毒灭活/清除和其他生物来源杂质的灭活/清除[55]。一般来说，临床试验需遵循GCP进行[56]。

对于集中上市许可的申请，提供的所有信息在通用技术文件（CTD）中有定义，其中包括行政信息（模块1）、质量总结、临床前数据和临床数据（模块2）、质量数据（模块3），模块4和模块5分别为临床前信息和临床信息[57]。强烈建议申请者在实际提交上市许可申请之前，在审批会前与EMA保持联系。值得注意的是，ATMP的风险方法可以根据具体产品来调整上市许可申请的内容[58]。虽然第2001/83/EC号指令[52]附件第Ⅳ部明确了提交给ATMP数据的主要技术要求，但以风险为依据的方法证明其合理性时，偏差是可以接受的。以风险为依据的方法学根据风险侧写（风险和风险相关因素的识别）来建立。允许申请人调整申请书的内容。

（二）mRNA质量管理要求

EMA还没有为开发mRNA药物发布具体的指南。因此，必须遵守总括性指导文件中概述的一般原则。虽然以mRNA为基础的预防或治疗传染病的疫苗不是基因治疗产品，但应参考EMA基因治疗药物产品指南中概述的原则，其涉及质量控制、非临床和临床方面原则[59]。在撰写申请书时，指南只能作为一份草案提供，该草案可在收集公众咨询意见之后加以修改。如果是将mRNA转染到体细胞中得到的细胞产品，则应参考"人类细胞的医药产品"和"转基因细胞指南"[60,61]。所有药品都需要建立适当的生产工艺，以保证产品质量的一致性。为此目的，必须确立关键生产工艺步骤，控制中间体、原料药和终产品的质量。此外，必须确定和控制原材料与起始原料的质量。关于"生产基于细胞和基因治疗药物的生物来源原料"的5.2.12不久将在欧洲药典（Ph.EUR.）上发表。它涵盖了生物血清、培养基、重组蛋白等材料，以及从酶等生物材料中提取的蛋白质。

一般来说，需要控制的质量属性有外观，同一性（核酸为完整性），含量，药效，与产品和工艺相关的杂质、无菌、内毒素，以及物理化学性质，如酸碱度和渗透压。如果是mRNA分子与阳离子聚合物或脂质体等的复合物，则应建立粒度分布的测定方法和规范。复合材料含量的一致性应是药物释放的一部分，需要在研究中确定。如果复合物与药物混合后立即用于患者，复合物一致性的研究是必需的。在某些情况下，特别是在早期临床研究阶段，一些管理机构会要求提供脂质体或乳剂的最终制备工艺，并通过适当的药物溶出试验加以控制（而不是重建）。最终的制剂处方不管是作为生产工艺还是需要调整，最妥当的方法是把它交给有资质的生产商。除药物溶出试验外，在产品开发过程中，还需进行核酸的表征研究，如形状、表面电荷和稳定性等属性。

虽然欧盟明确要求按照GMP生产原料药和药品，但在mRNA生产中应该从哪个生产步骤开始执行GMP标准还不太清楚。其他原料药的生产见GMP指南第二部分（用作起始材料的活性物质的基本要求）。药品的生产一般从原料药起始物开始。对于质粒或非病毒载体（如mRNA），起始材料为重组微生物细胞的质粒、宿主细菌和主细胞库[52]，然而，其中没有规定对制备质粒和非病毒载体过程中的哪个点开始执行GMP标准；但明确了制备基因修饰细胞的病毒载体必须从细胞库开始执行GMP标准。其他原料药的生产，如来源于发酵/细胞培养的药物，GMP从维护工作细胞库开始[62]。一些mRNA原料药是以细菌细胞库作为起始原料的。这些微生物库常作为生产其他药物的起始物（质粒模板），而不是用于生产mRNA。虽然将微生物细胞库纳入GMP标准可能是有益的，但目前还没有明确的要求。另外，对于制备起始质粒/模板构建的重组技术来说，现有指南并不要求执行GMP标准。然而，毫无疑问，体外转录的原料药一定要在GMP标准下生产。在相关文献[59]中可以找到更详细的信息，这些信息可适用于mRNA制备，如载体设计、基因开发、特性研究、辅料如复合材料的分析方法及验证。虽然在欧洲药典一般要求5.14描述了几种病毒和非病毒载体的制备及检测，但mRNA尚未包括在内。这可能会在未来的欧洲药典中有所改变。

（三）mRNA医用产品的临床前监管要求

没有具体的指南对mRNA疫苗的临床前评估。mRNA的临床前药理学和毒理学评价在很大程度上取决于治疗的疾病和给药途径。下面给出的示例可以说明这一情况。疫苗通常是通过皮内或肌内途径给药。因此，通常不需要进行药代动力学（PK）研究[63]。而用于治疗性抗癌疫苗的mRNA有时是通过静脉途径给药的。从安全性和有效性的角度看，单次或多次全身给药的PK参数评估显得非常重要。全身给药血浆中的PK参数代表药物在体内的暴露、清除、积累状态。由于mRNA与适合辅料制成的复合物能增加其稳定性，重复给药后，可能在血浆中积累并持续一段时间，这也需要关注，因为mRNA本身是免疫刺激的，可以诱导促炎细胞因子的分泌。

由于一些基因治疗药物能被整合到受体的基因组中，因此需要生物分布的研究[59]。由于基因组整合不是mRNA药物关注的问题，这类研究相关性不大，如反转录病毒载体系统的治疗性疫苗。代谢研究通常被认为是不相关的，因为人们普遍认为，mRNA-药物与内源性mRNA有相同的代谢方式。而化学修饰的核苷，则需要体内代谢研究。

相关文献[63]概述了疫苗（非ATMP）的临床前检测。这份EMA指南还讨论了佐剂、辅料和防腐剂等添加剂。新的研究表明，佐剂存在的潜在安全隐患包括注射部位的反应、发热，以及可能的免疫介导作用，如过敏反应，应该在临床前研究中解决。除单独检测佐剂外，还应检测疫苗/佐剂的组合。当非编码mRNA在预防传染病疫苗中作为佐剂时，也需要进行检测。临床前毒性试验的持续时间一般取决于将要进行的临床试验的持续时间。这方面的资料可从相关文献[64]中获得。

抗癌疫苗的临床前管理监管指南参见EMA中6.3.2的抗癌指南[65]。指南中指出，由于人HLA分子上不能表达抗原的自然特性，一些适合动物模型的抗癌疫苗在抗人癌的治疗中无效。在某些情况下，这些疫苗在HLA转基因动物上有效，但由于这些动物不具有人的复合抗原加工器，因此药效的相关性有限。如果不存在合适的动物模型，则可采用体外试验用于原理验证。因此，抗癌疫苗可以在体外进行试验，证明用相应抗原重复刺激后，可以产生或激活特定的人T细胞。临床前药理学研究旨在进行概念验证，确定起始剂量和计划。

（四）mRNA药物的临床管理要求

疫苗授权的临床要求参见专门的EMA文件，其中也包括表达外源性抗原的DNA疫苗[66]。虽然mRNA不包括在其范围内，但该原则也适用于mRNA疫苗。有趣的是，指南没有要求进行PK研究，尽管核酸也包括在内。相反，基因治疗药物的PK研究是必需的[59]。这将适用于治疗癌症的重组mRNA（符合基因治疗药用产品的标准），即治疗性抗癌疫苗。关于疫苗临床发展的详细指导，如体液和细胞免疫应答的特征、需要考虑适用人群（包括婴儿）、临床相关终点、剂量确定、临床试验设计和可能的免疫干扰分析等，也可在相关文献[66]中找到。目前尚无针对治疗性抗癌疫苗的详细和专门的EMA指南。一些信息可以在EMA中6.3.2[65]的抗癌指南中找到。它的内容在很大程度上与现有的FDA指南[67]重叠。

根据抗癌指南[65]，早期临床试验旨在确定安全性、剂量和诱导所需免疫应答的时间，强调了免疫检测在确定剂量范围和时间的重要性。在可能的情况下，应分析接种前和接种后肿瘤活检中浸润淋巴细胞的情况。若可能，则进行多项监测，并仔细分析探讨。指南中强调了疾病分期的相关性，因为通过接种治疗高肿瘤负担的患者是很难的，而将低肿瘤负担的患者纳入疫苗治疗可能更有利。另一方面，在疾病早期进行临床研究可能不现实，因为已有已获批准的具有临床疗效的药物产品。与细胞毒性化合物相比，诱导有效免疫应答和临床反应可能需要时间来验证，因此在疾病进展期让患者停止细胞毒性药物的治疗可能是不可取的。如果在研究方案中前瞻性地定义了相应的标准，那么在研究中保留疾病缓慢进展期的患者是有可能的，并可在研究中实施密切监测患者病情进展的适当措施。如果定义进展的修订标准，是合理的，则是可以接受。

四、结论和观点

从监管的角度来看，mRNA的药物很好地包含在了欧盟监管体系中。根据分类，上市许可申请可以通过EMA的CAT（基因疗法）或CHMP评估。因为对于ATMP/基因治疗产品及通过重组DNA技术开发的药物，集中EMA上市许可程序是强制性的，并且大多数（如果不是全部的话）mRNA药必须经EMA集中审批程序，才被允许进入整个欧盟市场。国家许可的ATMP/基因治疗产品，如非常规生产条件下生产的mRNA，只要提供了确定的标准，也可申请上市许可。从另一方面看，对临床药物开发的管理，目前是欧盟成员国管理机构的唯一责任。虽然提交的临床试验申请必须通过新的EMA门户网站进行追踪，原则上，新的临床试验法规出台后情况也还是如此，但建议mRNA药的开发人员在开始临床试验之前，向EMA咨询相关的科学建议，以获得清晰的上市许可要求（质量控制、临床前或临床研究）。

致谢

本章是由监管研究机构（RRG）共同发布。2008年，RRG作为一个独立的、聚焦于药物开发监管方面的专家小组，在癌症免疫治疗协会（CIMT）内成立。CIMT由来自不同临床和理论医学领域的医生和研究人员于2002年成立，是一个独立的非营利组织（www.cimt.eu）。

参 考 文 献

[1] Matthaei H, Nirenberg MW (1961) The dependence of cell-free protein synthesis in E. coli upon RNA prepared from ribosomes. Biochem Biophys Res Commun 4: 404-408

[2] Matthaei JH, Nirenberg MW (1961) Characteristics and stabilization of DNAase-sensitive protein synthesis in E. coli extracts. Proc Natl Acad Sci U S A 47: 1580-1588

[3] Wolff JA, Malone RW, Williams P et al (1990) Direct gene transfer into mouse muscle in vivo. Science 247: 1465-1468

[4] Tang DC, DeVit M, Johnston SA (1992) Genetic immunization is a simple method for eliciting an immune response. Nature 356: 152-154

[5] Martinon F, Krishnan S, Lenzen G et al (1993) Induction of virus-specific cytotoxic T lymphocytes in vivo by liposome-entrapped mRNA. Eur J Immunol 23: 1719-1722

[6] Conry RM, LoBuglio AF, Wright M et al (1995) Characterization of a messenger RNA polynucleotide vaccine vector. Cancer Res 55: 1397-1400

[7] Hoerr I, Obst R, Rammensee HG, Jung G (2000) In vivo application of RNA leads to induction of specific cytotoxic T lymphocytes and antibodies. Eur J Immunol 30: 1-7

[8] Pascolo S (2004) Messenger RNA-based vaccines. Expert Opin Biol Ther 4: 1285-1294

[9] Ketterer T, von der Mülbe F, Reidel L et al (2008) Method for purifying RNA on a preparative scale by means of hplc. Patent WO2008077592

[10] Pardi N, Muramatsu H, Weissman D et al (2013) In vitro transcription of long RNA containing modified nucleosides. Methods Mol Biol 969: 29-42

[11] Kariko K, Buckstein M, Ni H, Weissman D (2005) Suppression of RNA recognition by Toll-like receptors: the impact of nucleoside modification and the evolutionary origin of RNA. Immunity 23: 165-175

[12] Holtkamp S, Kreiter S, Selmi A et al (2006) Modification of antigen-encoding RNA in-

creases stability, translational efficacy, and T-cell stimulatory capacity of dendritic cells. Blood 108: 4009-4017

[13] Kariko K, Muramatsu H, Welsh FA et al (2008) Incorporation of pseudouridine into mRNA yields superior nonimmunogenic vector with increased translational capacity and biological stability. Mol Ther 16: 1833-1840

[14] Kuhn AN, Diken M, Kreiter S et al (2010) Phosphorothioate cap analogs increase stability and translational efficiency of RNA vaccines in immature dendritic cells and induce superior immune responses in vivo. Gene Ther 17: 961-971

[15] Kormann MS, Hasenpusch G, Aneja MK et al (2011) Expression of therapeutic proteins after delivery of chemically modified mRNA in mice. Nat Biotechnol 29: 154-157

[16] Kariko K, Muramatsu H, Keller JM et al (2012) Increased erythropoiesis in mice injected with submicrogram quantities of pseudouridine-containing mRNA encoding erythropoietin. Mol Ther 20: 948-953

[17] Schlake T, Thess A, Fotin-Mleczek M et al (2012) Developing mRNA-vaccine technologies. RNA Biol 9: 1319-1330

[18] Kallen K-J, Thess A (2014) A development that may evolve into a revolution in medicine: mRNA as the basis for novel, nucleotide-based vaccines and drugs. Ther Adv Vaccines 2: 10-31

[19] Thess A, Grund S, Mui BL et al (2015) Sequence-engineered mRNA without chemical nucleoside modifications enables an effective protein therapy in large animals. Mol Ther 23: 1456-1464

[20] Lorenz C, Fotin-Mleczek M, Roth G et al (2011) Protein expression from exogenous mRNA: uptake by receptor-mediated endocytosis and trafficking via the lysosomal pathway. RNA Biol 8: 627-636

[21] Diken M, Kreiter S, Selmi A et al (2011) Selective uptake of naked vaccine RNA by dendritic cells is driven by macropinocytosis and abrogated upon DC maturation. Gene Ther 18: 702-708

[22] Sahin U, Kariko K, Tureci O (2014) mRNA-based therapeutics--developing a new class of drugs. Nat Rev Drug Discov 13: 759-780

[23] Fotin-Mleczek M, Duchardt KM, Lorenz C et al (2011) Messenger RNA-based vaccines with dual activity induce balanced TLR-7 dependent adaptive immune responses and provide antitumor activity. J Immunother 34: 1-15

[24] Sebastian M, von Boehmer L, Zippelius A et al (2011) Messenger RNA vaccination in NSCLC: findings from a phase I/IIa clinical trial. J Clin Oncol 29: (suppl; abstr 2584)

[25] Sebastian M, von Boehmer L, Zippelius A et al (2012) Messenger RNA vaccination and B-cell responses in NSCLC patients. J Clin Oncol 30: (suppl; abstr 2573)

[26] Sebastian M, Papachristofilou A, Weiss C et al (2014) Phase Ib study evaluating a self-adjuvanted mRNA cancer vaccine (RNActive (R)) combined with local radiation as consolidation and maintenance treatment for patients with stage IV non-small cell lung cancer. BMC Cancer 14: 748

[27] Kubler H, Scheel B, Gnad-Vogt U et al (2015) Self-adjuvanted mRNA vaccination in advanced prostate cancer patients: a first-in-man phase I/IIa study. J Immunother Cancer 3: 26

[28] Kreiter S, Selmi A, Diken M et al (2008) Increased antigen presentation efficiency by coupling antigens to MHC class I trafficking signals. J Immunol 180: 309-318

[29] Britten CM, Singh-Jasuja H, Flamion B et al (2013) The regulatory landscape for actively personalized cancer immunotherapies. Nat Biotechnol 31: 880-882

[30] Castle JC, Kreiter S, Diekmann J et al (2012) Exploiting the mutanome for tumor vaccination. Cancer Res 72: 1081-1091

[31] Castle JC, Loewer M, Boegel S et al (2014) Mutated tumor alleles are expressed according to their DNA frequency. Sci Rep 4: 4743

[32] Kreiter S, Vormehr M, van de Roemer N et al (2015) Mutant MHC class II epitopes drive therapeutic immune responses to cancer. Nature 520: 692-696

[33] Bonehill A, Tuyaerts S, Van Nuffel AM et al (2008) Enhancing the T-cell stimulatory capacity of human dendritic cells by co-electroporation with CD40L, CD70 and constitutively active TLR4 encoding mRNA. Mol Ther 16: 1170-1180

[34] Aarntzen EH, Schreibelt G, Bol K, Lesterhuis WJ et al (2012) Vaccination with mRNA-electroporated dendritic cells induces robust tumor antigen-specific CD4 + and CD8 + T cells responses in stage III and IV melanoma patients. Clin Cancer Res 18: 5460-5470

[35] Wilgenhof S, Corthals J, Van Nuffel AM et al (2015) Long-term clinical outcome of melanoma patients treated with messenger RNA-electroporated dendritic cell therapy following complete resection of metastases. Cancer Immunol Immunother 64: 381-388

[36] Wilgenhof S, Van Nuffel AMT, Benteyn D et al (2013) Phase IB study on intravenous synthetic mRNA electroporated dendritic cell immunotherapy in pretreated advanced melanoma patients. Ann Oncol 24: 2686-2693

[37] Petsch B, Schnee M, Vogel AB et al (2012) Protective efficacy of in vitro synthesized, specific mRNA vaccines against influenza A virus infection. Nat Biotechnol 30: 1210-1216

[38] Geall AJ, Verma A, Otten GR et al (2012) Nonviral delivery of self-amplifying RNA vaccines. Proc Natl Acad Sci U S A 109: 14604-14609

[39] Lazzaro S, Giovani C, Mangiavacchi S et al (2015) CD8 T-cell priming upon mRNA vaccination is restricted to bone-marrow-derived antigen-presenting cells and may involve antigen transfer from myocytes. Immunology 146: 312-326

[40] Brazzoli M, Magini D, Bonci A et al (2015) Induction of broad-based immunity and protective efficacy by self-amplifying mRNA vaccines encoding influenza virus hemagglutinin. J Virol. doi: 10.1128/JVI.01786-15

[41] Bogers WM, Oostermeijer H, Mooij P et al (2015) Potent immune responses in rhesus macaques induced by nonviral delivery of a self-amplifying RNA vaccine expressing HIV type 1 envelope with a cationic nanoemulsion. J Infect Dis 211: 947-955

[42] Hekele A, Bertholet S, Archer J et al (2013) Rapidly produced SAMH vaccine against H7N9 influenza is immunogenic in mice. Emerg Microbes Infect 2: e52

[43] Ulmer JB, Mansoura MK, Geall AJ (2015) Vaccines 'on demand': science fiction or a

future reality. Expert Opin Drug Discov 10（2）：101-106

[44] Boisguerin V, Castle JC, Loewer M et al（2014）Translation of genomics-guided RNA-based personalised cancer vaccines: towards the bedside. Br J Cancer 111: 1469-1475

[45] Geall AJ, Mandl CW, Ulmer JB（2013）RNA: the new revolution in nucleic acid vaccines. Semin Immunol 25: 152-159

[46] Roesler E, Weiss R, Weinberger EE et al（2009）Immunize and disappear-safety-optimized mRNA vaccination with a panel of 29 allergens. J Allergy Clin Immunol 124: 1070-1077

[47] Weiss R, Scheiblhofer S, Thalhamer J（2014）Allergens are not pathogens: why immunization against allergy differs from vaccination against infectious diseases. Hum Vaccin Immunother 10: 703-707

[48] Zangi L, Lui KO, von Gise A et al（2013）Modified mRNA directs the fate of heart progenitor cells and induces vascular regeneration after myocardial infarction. Nat Biotechnol 31: 898-907

[49] EU, Regulation（EU）No 536/2014 OF THE EUROPEAN PARLIAMENT AND OF THE COUNCIL of 16 April 2014 on clinical trials on medicinal products for human use, and repealing Directive 2001/20/EC

[50] EC, Regulation（EC）No 726/2004 of the European Parliament and of the Council of 31 March 2004 laying down Community procedures for the authorisation and supervision of medicinal products for human and veterinary use and establishing a European Medicines Agency

[51] EC, Regulation（EC）No 1394/2007 of the European Parliament and of the Council of 13 November 2007 on advanced therapy medicinal products and amending Directive 2001/83/ EC and Regulation（EC）No 726/2004

[52] EU, COMMISSION DIRECTIVE 2009/120/EC of 14 September 2009 amending Directive 2001/83/EC of the European Parliament and of the Council on the Community code relating to medicinal products for human use as regards advanced therapy medicinal products

[53] EMA, Reflection paper on classification of advanced therapy medicinal products. 20 June 2014. EMA/CAT/600280/2010 Rev. 1. Committee for Advanced Therapies（CAT）

[54] EMA, Guideline on the requirements for quality documentation concerning biological investigational medicinal products in clinical trials. EMA/CHMP/534898/2008

[55] EU, Guidelines to Good Manufacturing Practice. Medicinal Products for Human and Veterinary Use. Annex 13. Investigational Medicinal Products

[56] ICH, Harmonised tripartite guideline for good clinical practice E6（R1）

[57] EU, Volume 2B. Notice to applicants. Medicinal products for human use

[58] EMA, Guideline on the risk-based approach according to annex I, part IV of Directive 2001/83/EC applied to advanced therapy medicinal products

[59] EMA, Guideline on the quality, non-clinical and clinical aspects of gene therapy medicinal products. EMA/CAT/80183/2014

[60] EMA, Guideline on human cell-based medicinal products. EMEA/CHMP/410869/2006

[61] EMA, Guideline on quality, non-clinical and clinical aspects of medicinal products containing genetically modified cells. EMA/CAT/ GTWP/671639/2008

[62] EU, Good manufacturing practice. Medicinal products for human and veterinary use. Part II: basic requirements for active substances used as starting materials
[63] EMA, Note for guidance on preclinical pharmacological and toxicological testing of vaccines. CPMP/SWP/465/95
[64] EMA, Non-clinical safety studies for the conduct of human clinical trials for pharmaceuticals. ICH M（3）
[65] EMA, Guideline on the evaluation of anticancer medicinal products in man. EMA/CHMP/205/95/Rev. 4
[66] EMA, Guideline on clinical evaluation of new vaccines. EMEA/CHMP/ VWP/164653/2005
[67] FDA, Guidance for Industry. Clinical Considerations for Therapeutic Cancer Vaccines

第十四章
癌症免疫治疗的新表位特异性T细胞反应的探索和分型：寻找诱变剂

Mustafa Diken，Mathias Vormehr，Christian Grunwitz，Sebastian Kreiter，Özlem Türeci，Ugur Sahin

摘要

癌症中累积10～1000个基因突变，其中一部分是有免疫原性的，这可能是肿瘤细胞的致命弱点。突变特异性T细胞能够识别这些抗原并杀伤恶性细胞。目前，在小鼠和人类中正在积极研究使用肽或mRNA疫苗免疫治疗来解决个体肿瘤突变的策略。确定突变体疫苗治疗潜力的一个重要步骤是检测突变活性T细胞的反应。本章提供了一个以IFN-γ ELISPOT和流式细胞术为基础的，对小鼠突变特异性T细胞的鉴定和分类的实验方法。

关键词：mRNA，新表位，CD4$^+$和CD8$^+$ T细胞反应的检测和分型

一、前言

癌症是一类以细胞不受控制的无限增殖和侵袭生长特征的疾病。在肿瘤发生过程中，肿瘤细胞因获得遗传的突变和表观遗传修饰，从而导致其细胞恶性增殖。70年前就发现肿瘤在先前暴露后，免疫系统便能特异性识别和排斥肿瘤细胞[1]。此后，科学家已经鉴别出了几类肿瘤抗原（综述见相关参考文献[2]）。

直到最近，大部分的研究主要集中在识别肿瘤相关抗原（TAA），如分化和过表达的抗原，以及可作为广谱肿瘤患者的靶标用于肿瘤免疫治疗的肿瘤-种系抗原。这些共有抗体至少有一部分在胸腺中表达，能通过中枢耐受机制导致高活性T细胞克隆丢失。这一耐受机制可能解释了目前大量的以TAA为靶标的临床疫苗研究失败的原因[3]。

与TAA相比，由于肿瘤特异性抗原（TSA）如病毒性或突变抗原仅表达于恶性细胞中，因此其T细胞反应不受中枢耐受的影响。最近，笔者小组发现20%～30%的由单个氨基酸改变的点突变具有免疫原性，这为肿瘤免疫治疗提供了一个有大量新靶标的靶标库。除了驱动肿瘤发展的突变之外，由携带突变产生的新表位也是免疫系统的肿瘤特异性细胞毒性T细胞和辅助性T细胞的适当靶

标。因此，癌症突变产生的遗传不稳定性和新表位可能是肿瘤的致命弱点（参考Castle et al.）[4, 5]。一些研究也已证明了癌症突变特异性T细胞的重要性。对多种癌症类型的研究表明，患者新表位候选者的数量与肿瘤中T淋巴细胞的浸润和生存期的延长都相关[6]。在过继转移肿瘤浸润淋巴细胞（TIL）后表现出临床获益的患者中，发现T细胞是以突变抗原为靶标的[7-10]。因此，免疫检查点在临床上的成功与肿瘤突变负荷呈正相关[11-13]。

目前为免疫治疗直接开发的突变抗体仅局限于广谱的肿瘤突变，如Ras突变或P53突变[14]。因为每名患者需要个体化途径来针对其肿瘤中存在的特定突变。随着核酸测序技术的发展，现在已能够对个体突变进行分析、鉴定和靶向确定[15, 16]。

通过对肿瘤DNA与正常健康组织的全外显子测序数据进行比对，可确定体细胞非同义突变。肿瘤RNA的转录组测序则提供了已识别突变的表达水平。那些可能诱导T细胞响应的新表位候选基因是用一种计算机工具筛选出来的，如MHC-Ⅰ和MHC-Ⅱ结合预测。最后，制造编码目标靶标的疫苗，将其与适当的佐剂组合并递送至专职抗原递呈细胞，如DC。

有效的个体化肿瘤疫苗接种需要一个适当的疫苗形式，这一形式要具有安全性、稳定性、成本经济适用性及可稳定诱导特定T细胞响应等特征。这方面，合成体外转录（IVT）mRNA是很吸引人的。IVT mRNA不仅编码抗原，且作为成熟DC佐剂，mRNA通过激活几种模式识别受体如TLR3、TLR7、TLR8、RIG-Ⅰ、蛋白激酶R（PKR）和黑素瘤分化相关抗原-5（MDA5），来启动炎症反应[17]。对IVT mRNA的各种修饰［如5′cap修饰，稳定非翻译区序列及poly（A）尾修饰］对数增加其稳定性及翻译效率，从而延长了相应抗原的表达时间[18, 19]。此外，通过信号序列修饰mRNA，将其编码的抗原导入MHC-Ⅰ和MHC-Ⅱ递呈途径，从而激发更多$CD8^+$和$CD4^+$细胞应答。个体化肿瘤疫苗接种重要的是，mRNA能立即编码几种新表位候选抗体，从而在解决肿瘤异质性的同时增加诱导T细胞抗肿瘤的概率。因为仅有约25%的点突变具有免疫原性[16]，所以检测新表位抗原特异性T细胞是很重要的。

本章将介绍以ELISPOT和流式细胞术为基础，对小鼠定向诱导T细胞反应突变的鉴别和亚型分类方法。尤其是，检测脾细胞、外周血白细胞（PBL）、TIL或小鼠中作为编码突变表位的IVT mRNA免疫效应分子而分离出的T细胞，来识别突变的肽、肿瘤细胞、IVT mRNA电穿孔骨髓来源的树突状细胞（BMDC）或作为靶标的肿瘤细胞。此外，还提供了3种不同的方法进行突变定向T细胞的亚型分析，这3种不同的方法分别基于MHC阻断抗体、流式细胞术和磁细胞分离。

二、材料

（一）通过IFN-γ ELISPOT进行新抗原特异性T细胞反应的鉴定和亚型分析

1. 培养基

（1）含GlutaMAX（Gibco）的RPMI 1640培养基。

（2）100 U/ml青霉素，链霉素（Gibco）。

（3）1 mmol/L丙酮酸钠（Gibco）。

（4）1 mmol/L非必需氨基酸（Gibco）。

（5）10%热灭活的FCS（Gibco）。

2. 制备脾细胞

（1）红细胞裂解缓冲液（150 mmol/L NH_4Cl，10 mmol/L $KHCO_3$，0.1mmol/L EDTA）。

（2）细胞过滤器（70μm）。

（3）50 ml离心管。

3. 制备PBL

（1）Ficoll-Paque PREMIUM 1.084（GE Healthcare）。

（2）毛细管采血管（1.3 ml肝素采血管，Sarstedt），15 ml离心管。

（3）15 ml离心管。

（4）12 mm×75 mm聚苯乙烯试管。

4. 制备脾脏分离的$CD8^+$或$CD4^+$ T细胞　磁细胞分离系统（如MACS Miltenyi）。

5. 制备TIL

（1）Ⅳ型胶原酶（Gibco）。

（2）DNase Ⅰ（Invitrogen）。

（3）透明质酸酶（Sigma-Aldrcich）。

（4）含GlutaMAX（Gibco）的RPMI 1640培养基。

（5）Ficoll-Paque PREMIUM 1.084（GE Healthcare）。

（6）细胞过滤器（70 μm）。

（7）175 cm^2细胞培养瓶（Greiner）。

（8）50 ml离心管。

（9）15 ml离心管。

6. 制备目标肽

（1）冻干肽（见本章备注1）。

（2）二甲基亚砜（DMSO，纯度＞99%，Sigma-Aldrich）。

（3）去离子水。

(4）反应管（500～2000 μl）。

7.制备mRNA的电穿孔细胞
（1）编码突变序列的IVT mRNA、无关序列或增强的绿色荧光蛋白。
（2）ECM 830方波电转染系统（BTX）。
（3）电转杯（间隙0.4 cm，Bio-Rad）。
（4）X-Vivo 15无血清培养基（Bio Whittaker）。
（5）去RNase的移液器吸头。
（6）RNaseZap（Ambion）。
（7）流式细胞仪系统。
（8）15 ml离心管。

8.制备肿瘤细胞
（1）细胞消化缓冲液（Sigma-Aldrich）。
（2）可选：重组IFN-γ（Peptrotech）。

9.IFN-γ ELISPOT分析
（1）基于PVDF膜的ELISPOT板（Merck Millipore）。
（2）35%（w/w）的乙醇。
（3）BSA（Sigma-Aldrich）。
（4）多通道移液器（10～200 μl规格）。
（5）一抗（鼠抗IFN-γ mAb AN18，Mabtech）。
（6）二抗（生物素化的鼠抗IFN-γ mAb R4-6A2，Mabtech）。
（7）ExtrAvidin碱性磷酸酶（Sigma-Aldrich）。
（8）BCIP/NBT液体底物系统（Sigma-Aldrich）。
（9）可选：MHC-Ⅱ类特异于H-2、I-Ab、I-Ad、I-Aq、I-Ed、I-Ek的阻断抗体（克隆M5/114，BioXCell）。
（10）ELISPOT读板仪。

（二）通过流式细胞术进行新抗原特异性T细胞反应的鉴别和亚型分析

1.制备培养基
（1）含GlutaMAX（Gibco）的RPMI 1640培养基。
（2）100 U/ml青霉素，链霉素（Gibco）。
（3）1 mmol/L丙酮酸钠（Gibco）。
（4）1 mmol/L非必需氨基酸（Gibco）。
（5）10%热灭活的FCS（Gibco）。

2.制备阳性对照混合物

（1）1 μg/ml 聚甲基丙烯酸甲酯。

（2）2 μg/ml 离子霉素。

（3）含 20 μg/ml 布雷菲德菌素 A 的培养基。

3.制备阴性对照混合物　在含有或不含有 4 μg/ml 不相关肽的培养基中加入 20 μg/ml 布雷菲德菌素 A。

4.制备激动剂混合物

（1）4 μg/ml 肽。

（2）含 20 μg/ml 布雷菲德菌素 A 的培养基。

5.多色流式细胞分析仪（6种以上颜色）

（1）96孔聚苯乙烯圆底板。

（2）布雷菲德菌素 A（BFA）粉末（Sigma-Aldrich）。

（3）离子霉素钙盐（Sigma-Aldrich）。

（4）PMA（Sigma-Aldrich）。

（5）固定/透化溶液试剂盒（BD Bioscience）。

（6）可固定的活性染料，如 Fixable Viability Dyee Fluor®506（eBioscience）。

（7）用于细胞外染色的鼠抗 CD4（克隆：GK1.5）。

（8）用于细胞外染色的鼠抗 CD8（克隆：53-6.7）。

（9）用于细胞内染色的鼠抗 IFN-γ（克隆：XMG1.2）。

（10）用于细胞内染色的鼠抗 IL-2（克隆：JES6-5H4）。

（11）用于细胞内染色的鼠抗 TNF-α（克隆：MP6-XT22）。

（12）12 mm×75 mm 聚苯乙烯试管。

（13）配有孔板适配器的离心机。

三、方法

（一）通过 IFN-γ ELISPOT 进行新抗原特异性 T 细胞反应的鉴别和亚型分析

1.制备脾细胞

（1）切除脾脏。

（2）将研磨过的脾脏组织用一个 70 μm 细胞滤网过滤后将组织转移到 50 ml 带有柱塞的管子，此过程用 20 ml PBS 冲洗。

（3）于室温（RT）下以 $300×g$ 离心 6 min。

（4）将细胞沉淀重悬于 5 ml 裂解液中裂解红细胞 3～5 min。

（5）加入 20 ml PBS 终止裂解。

（6）于室温下以 $300×g$ 离心 6 min。

（7）弃上清液，将脾细胞重悬于培养基中（见本章备注2）。

2. 制备外周血白细胞（PBL）

（1）将2 ml Ficoll-Paque加入15 ml离心管中。

（2）缓慢小心地加入1∶1稀释的血液和PBS（见本章备注3）。

（3）于室温下以400×g离心30 min，离心过程不能间断。

（4）小心地将白膜层（PBL）转移到新的15 ml离心管中（见本章备注4）。

（5）于室温下以300×g离心6 min。

（6）弃上清液，将细胞重悬于培养基中（见本章备注5）。

3. 制备分离出的$CD8^+$或$CD4^+$ T细胞

（1）参照"制备脾细胞"方法分离脾细胞。

（2）参照制造商的操作说明，用磁细胞分离器分离$CD8^+$ T细胞或$CD4^+$ T细胞（如MACS，Miltenyi Biotec）。

（3）弃上清液，将细胞重悬于培养基中。

4. 制备TIL

（1）用手术剪将离体的肿瘤剪成小块。

（2）将其在含有2 mg/ml Ⅳ型胶原酶、40 μg/ml DNase Ⅰ、500 U/ml透明质酸酶的3～4 ml RPMI 1640培养基中于37℃孵育20 min。

（3）用20 ml PBS冲洗后，将孵育液用滤网轻轻过滤。

（4）于室温下以300×g离心8 min。

（5）弃上清液，将细胞重悬于30 ml培养基中。

（6）在175 cm细胞培养瓶中于37℃培养过夜（见本章备注6）。

（7）将含非贴壁细胞的培养基转移到50 ml试管中。

（8）用10 ml PBS轻轻冲洗培养瓶后，清洗液转移到50 ml试管中。

（9）于室温下以300×g离心8 min。

（10）弃上清液，将细胞重悬于15 ml PBS中。

（11）将10 ml Ficoll-Paque加入一个50 ml试管中。

（12）将细胞溶液轻轻加入（覆盖）到Ficoll-Paque。

（13）于室温下以400×g离心30 min，离心过程不能间断。

（14）小心地将白膜层（PBL）转移到新的15 ml试管中。

（15）于室温下以300×g离心8 min。

（16）弃上清液，将细胞重悬于培养基中（见本章备注7和8）。

5. 制备目标肽

（1）将冻干肽溶于DMSO（10 μl DMSO /1 mg肽）中。

（2）每1 mg肽加入490 μl软化水，得到2 mg/ml浓缩溶液。

（3）将浓缩液分装并储存在-80℃，避免反复冻融（见本章备注9）。

6. 制备mRNA电穿孔靶细胞（BMDC或肿瘤细胞）

（1）用RNaseZAP清洁移液器和工作台以消除RNase。

（2）收获细胞并将细胞沉淀重悬于10 ml X-Vivo 15培养基中。

（3）于室温下以$300 \times g$离心6 min。

（4）为每次电转染准备一个含750 μl培养基的15 ml试管。

（5）弃上清液，用X-Vivo 15培养基稀释至浓度约$1 \times 10^7/240$ μl。

（6）向电转杯中加入10 μg mRNA（10 μl的1 mg/ml溶液）。

（7）加入240 μl细胞悬浮液并混匀。

（8）电穿孔细胞（见本章备注10和11）。

（9）立即将细胞转移到准备好的15 ml试管中。

（10）计数细胞并稀释至每毫升5×10^5个BMDC或每毫升$(1 \sim 5) \times 10^5$个肿瘤细胞用于ELISPOT。

（11）eGFP电穿孔细胞在37℃培养4～24 h，通过流式细胞术确定电转染效率和死亡率。

7. 制备肿瘤细胞

（1）在计数前至少提前2天取肿瘤细胞进行培养（见本章备注12）。

（2）收获细胞并用PBS洗涤一次（见本章备注13）。

（3）将细胞重悬于培养基中并稀释至$(1 \sim 5) \times 10^5$/ml。

8. IFN-γ ELISPOT实验

（1）用多通道移液器在每个PVDF ELISPOT板孔中加入15 μl 35%（v/v）乙醇溶液后立即吸掉乙醇。

（2）用200 μl PBS洗两次。

（3）在PBS中加入50 μl浓度为10 μg/ml的一抗（鼠抗IFN-γ mAb AN18）。

（4）在37℃孵育4 h或在2～8℃孵育1～7 d。

（5）清空平板并用200 μl PBS洗涤两次。

（6）在100 μl培养基中添加效应细胞[5×10^5个脾细胞，$(1 \sim 5) \times 10^5$个PBL，$(0.5 \sim 1) \times 10^5$个分离的$CD8^+$ T细胞，$(1 \sim 2) \times 10^5$分离的$CD4^+$ T细胞，每毫升$(4 \sim 5) \times 10^5$ CD8或CD4耗尽的脾细胞，$0.5 \sim 5 \times 10^4$个TIL]（见本章备注14～16）。

（7）在100 μl培养基中添加靶标[4～12 μg/ml肽，5×10^4电穿孔过的BMDC，$(1 \sim 5) \times 10^4$电穿孔过的肿瘤细胞，$(1 \sim 5) \times 10^4$个肿瘤细胞]（见本章备注17）。

（8）在37℃孵育过夜（至少16 h）。

（9）清空平板并用200 μl PBS洗涤两次。

（10）加入60 μl的1 μg/ml浓缩的二抗（生物素化的鼠抗IFN-γ mAb R4-6A2）到PBS中，再加5 g/L BSA（见本章备注18）。

(11) 在37°C孵育2 h（见本章备注19）。

(12) 清空平板并用200 μl PBS洗涤两次。

(13) 加入100 μl ExtrAvidin碱性磷酸酶溶液（在PBS中以1:1000比例稀释＋5 g/L BSA）。

(14) 在室温孵育45 min（见本章备注20）。

(15) 清空平板并用200 μl PBS洗涤两次。

(16) 加入100 μl BCIP/NBT溶液。

(17) 避光孵育5～10 min。

(18) 清空平板并用自来水彻底冲洗。

(19) 将板干燥1天。

(20) 用ELISPOT读板仪测量斑点数（图14-1）。

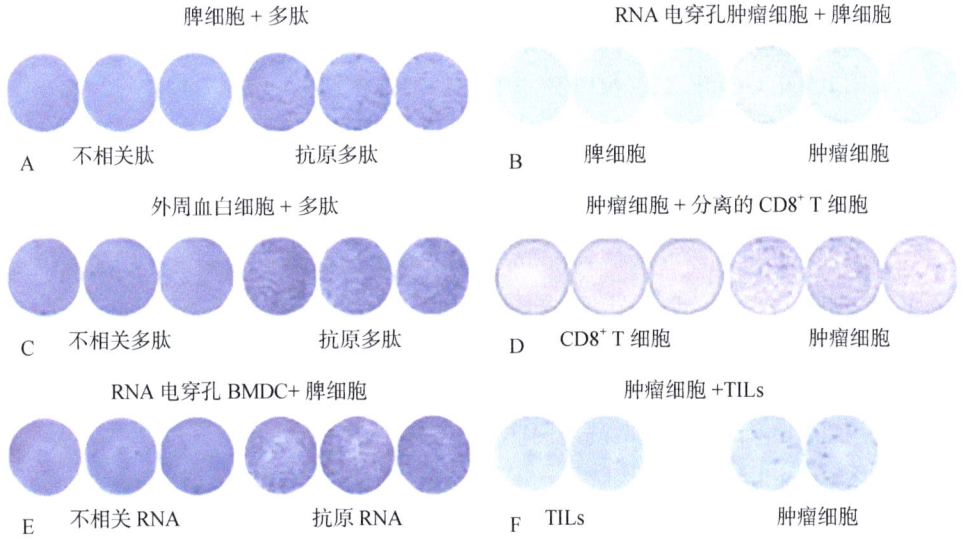

图14-1 用IFN-γ ELISPOT鉴定突变特异性T细胞

体外转录中，将突变编码mRNA以阳离子脂质体[16]形式接种到C57BL/6或BALB/c小鼠中。IFN-γ ELISPOT试验步骤按照本章描述的方法进行。各种效应器和目标组合物如图所示。肽抗原可用于刺激脾细胞（A）或血液（B）中的T细胞。此外，BMDC（C）或无抗原的肿瘤细胞（D）通过抗原RNA电穿孔均可作为T细胞靶点。有抗原阳性的肿瘤细胞可直接识别被分离的肿瘤特异性的CD8⁺T细胞（E）或肿瘤浸润的T细胞（TIL，F）

（二）通过流式细胞术进行新抗原特异性T细胞反应鉴定和亚型分析

1. 在培养基中加入100 μl 脾细胞 $[(2～3)\times10^7/\text{ml}]$ 到96孔圆底板中，其中包括阳性、阴性和未染色的对照孔（见本章备注21）。

2. 向指定的孔中加入100 μl 各自的混合物（见本章备注22）。

3. 在室温下以300×g离心30 s。

4. 在37°C孵育5 h。

5. 在室温下以300×g离心5 min。

6. 用200 μl PBS洗两次。

7. 加入100 μl可固定活性染料溶液（如PBS中溶解eFluor®506，稀释比例为1∶200）。

8. 使用多通道移液器重悬细胞。

9. 在4°C避光孵育25 min。

10. 用200 μl FACS缓冲液（PBS加5%FCS和5 mmol/L EDTA）洗涤一次。

11. 添加100 μl抗体的混合物到FACS缓冲液中，进行细胞外染色，用多通道移液器重悬细胞（见本章备注23）。

12. 在4°C避光孵育30 min。

13. 在室温下以300×g离心5 min。

14. 用200 μl FACS缓冲液洗涤两次。

15. 用100 μl Cytofix/Cytoperm™彻底重悬细胞（见本章备注24）。

16. 在4°C避光孵育30 min。

17. 在室温下以300×g离心5 min。

18. 用200 μl Perm/Wash™洗涤一次。

19. 添加100 μl抗体混合物到Perm/Wash™中，进行细胞内染色，用多通道移液器重悬细胞（见本章备注23）。

20. 在4°C避光孵育30 min。

21. 在室温下以450×g离心5 min。

22. 用200 μl Perm/Wash™洗涤两次。

23. 用200 μl FACS缓冲液洗涤一次。

24. 将细胞重悬于适当体积的FACS缓冲液中，转移到12mm×75mm聚苯乙烯试管中。

25. 在流式细胞仪上收集样品（图14-2）。

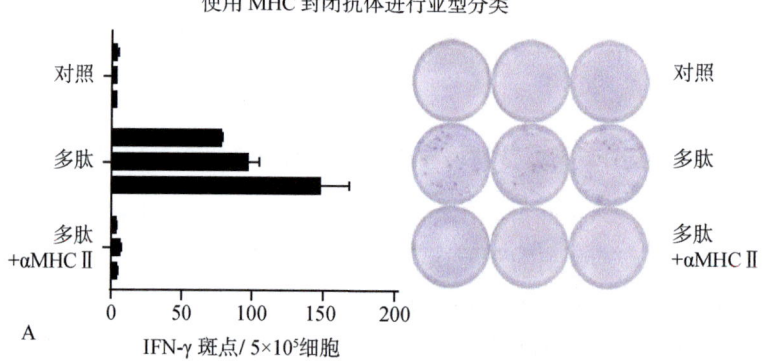

第十四章　癌症免疫治疗的新表位特异性T细胞反应的探索和分型：寻找诱变剂　　215

使用分离的效应细胞进行亚型分类

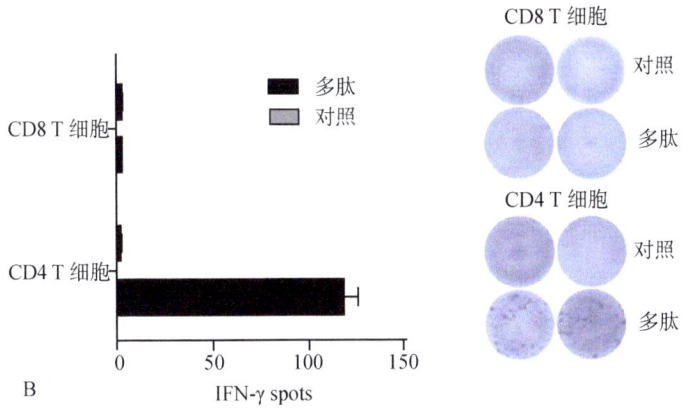

使用流式细胞仪细胞因子染色法进行亚型分类

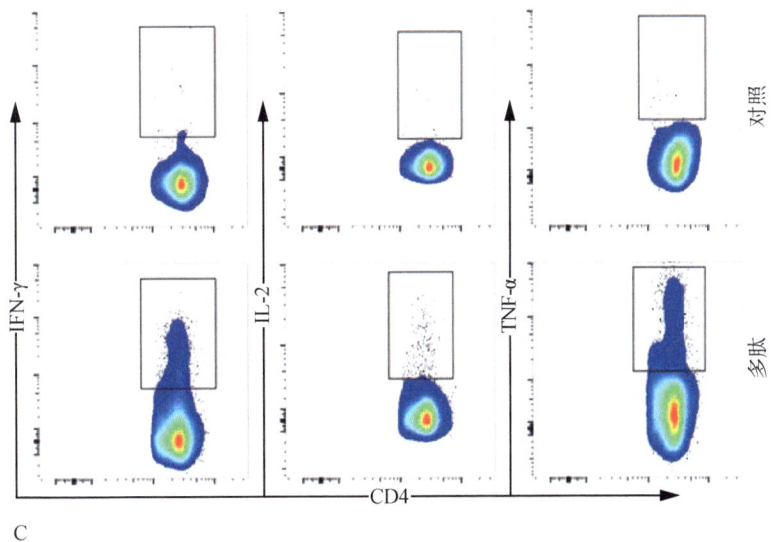

图14-2　突变特异性T细胞的亚型分类

通过MHC-Ⅱ阻断抗体（A），分离的T细胞群（B）或基于流式细胞术的细胞因子染色（C）来确定突变特异性T细胞亚型。将编码CT26肿瘤来源的突变蛋白的27个氨基酸的40μg IVT mRNA接种于BALB/c小鼠（n＝3）[16]。A.显示了单独的脾细胞（对照）或具有或不具有MHC-Ⅱ阻断抗体的突变的27肽刺激的脾细胞的斑点计数（左图）。右图为一只小鼠的ELISPOT图片示例。B.用40 μg编码5种不同的4T1肿瘤衍生的突变蛋白质片段的IVT mRNA接种于BALB/c小鼠（n＝5）。从混合脾细胞中分离CD8+T细胞，并与（肽）或不与（对照）突变肽一起作为IFN-γ ELISPOT中的效应细胞。其显示斑点计数（左图）和ELISPOT示范图片（右图）。C.为新表位接种的C57BL/6小鼠脾细胞分泌细胞因子的流式细胞术分析，显示了在CD4+的活的单个淋巴细胞中显示的IFN-γ、IL-2和TNF-α信号

四、备注

1. 肽的纯度最好在90%以上。

2. 白细胞也可以从淋巴结中分离出来，而不需要裂解红细胞。

3. 6孔至少需要血液200～300 μl（约1×10^6个细胞）。每15 ml 试管最多加6 ml 稀释血液。

4. 避免从上层或红细胞层吸取细胞，因为会引起背景值增加。

5. 若使用300 μl血液，细胞应在大约600 μl培养基中稀释。10～20 μl 细胞与活细胞染色液以1∶1比例稀释，用血细胞计数器计数。

6. 过夜后肿瘤细胞会贴壁。另外，根据肿瘤细胞株的不同，培养时间可缩短至4～6 h。大的肿瘤可能需要分离到多个细胞培养瓶。本方法不适用于非黏附性肿瘤细胞系。

7. 分离的细胞应重新悬浮在约400 μl的培养基中。10～20 μl 与活细胞染色液以1∶1比例稀释，用血细胞计数器计数。

8. 或者，可以在黏附步骤之前进行密度梯度离心。

9. 另外，肽可在−20℃短时间储存。

10. 制备小鼠BMDC参考已发表的方法[21]。在小鼠股骨和胫骨取骨髓细胞，用20 ml 添加了1000 U/ml GM-CSF的培养基培养7 d，每75 cm^2细胞培养瓶培养2×10^7个细胞。细胞于第3天接种5 ml 添加了1000 U/ml GM-CS的培养基。第5天，将悬浮细胞转移到20 ml 添加了1000 U/ml GM-CSF的培养基的75 cm^2细胞培养瓶中。第7天收获BMDC。

11. 根据细胞种类，设置最佳电穿孔参数。BMDC在400 V和5ms长的脉冲下可被有效地电穿孔。4T1肿瘤细胞以250 V和5ms长的脉冲处理效果最好。A20 B细胞淋巴瘤经300 V和6ms长的脉冲处理电穿孔后可作为抗原递呈细胞。注意，mRNA电穿孔导致MHC分子的上调。

12. 为了提高肿瘤抗原提呈的效果，可以用重组IFN-γ刺激细胞。例如，4T1肿瘤细胞与1 ng/ml（约1×10^4 U/ml）重组IFN-γ共孵育24 h后，可上调MHC-Ⅰ和MHC-Ⅱ分子表达。

13. 建议使用Accutase 缓冲液（Sigma-Aldrich）来分离细胞。胰蛋白酶溶液处理可能会对细胞表面蛋白（包括MHC分子）产生负面影响，降低抗原递呈的效率。

14. 每孔总细胞数不应超过5×10^5个细胞。效应细胞的最佳数量取决于应答T细胞的比例。

15. 如果使用冷冻细胞，则应增加效应器细胞数量。

16. 用MHC-Ⅱ阻断抗体进行亚型分型时，应在50 μl培养基中加入效应细胞。随后加入50 μl浓度为80 μg/ml（终浓度为20 μg/ml）阻断抗体（M5/114，BioXcell）。

17. 如果用分离的T细胞作为抗原递呈细胞，应在50 μl培养基中加入BMDC（如$5×10^4$）。这对CD4$^+$ T细胞尤其重要（但CD8$^+$缺失的脾细胞不需要）。如果加入抗原递呈细胞，则应加入50 μl靶细胞（细胞和多肽溶液的浓度必须相应调整）。

18. 加入BSA减少了二抗的非特异性结合。

19. 延长孵育时间（最长达5 h）不影响检测性能。

20. 孵育时间不应超过1 h。

21. 受刺激和染色的脾细胞的数量取决于预期的频率。对于罕见的细胞分析，较高的细胞数可能更合适。

22. 除肽外，还可以在含20 μg/ml 布雷菲德菌素A的100 μl培养基中，将$2×10^5$个电穿孔细胞或肿瘤细胞可作为靶标（参见"制备mRNA电穿孔靶细胞"和"制备肿瘤细胞"）。

23. 试剂应滴定以达到其最佳性能。

24. 细胞在Cytofix/Cytoperm™ 中于4°C孵育过夜，对后续染色无不良影响。

致谢

该研究得到了联邦教育与研究部（BMBF）CI3卓越集群计划（excellence cluster program）的支持。

参考文献

[1] Gross L（1943）Intradermal immunization of C3H mice against a sarcoma that originated in an animal of the same line. Cancer Res 3：326-333

[2] Coulie PG, Van den Eynde BJ, van der Bruggen P et al（2014）Tumour antigens recognized by T lymphocytes: at the core of cancer immunotherapy. Nat Rev Cancer 14：135-146

[3] Melero I, Gaudernack G, Gerritsen W et al（2014）Therapeutic vaccines for cancer: an overview of clinical trials. Nat Rev Clin Oncol 11：509-524

[4] Boon T, Kellermann O（1977）Rejection by syngeneic mice of cell variants obtained by mutagenesis of a malignant teratocarcinoma cell line. Proc Natl Acad Sci U S A 74：272-275

[5] Wölfel T, Hauer M, Schneider J et al（1995）A p16INK4a-insensitive CDK4 mutant targeted by cytolytic T lymphocytes in a human melanoma. Science 269：1281-1284

[6] Brown SD, Warren RL, Gibb EA et al（2014）Neo-antigens predicted by tumor genome meta-analysis correlate with increased patient survival. Genome Res 24：743-750

[7] Tran E, Turcotte S, Gros A et al（2014）Cancer immunotherapy based on mutation-specific CD4＋T cells in a patient with epithelial cancer. Science 344：641-645

[8] Van Rooij N, Van Buuren MM, Philips D et al（2013）Tumor exome analysis reveals ne-

oantigen-specific T-cell reactivity in an ipilimumab-responsive melanoma. J Clin Oncol 31: e439-e442

[9] Robbins PF, Lu Y-C, El-Gamil M et al (2013) Mining exomic sequencing data to identify mutated antigens recognized by adoptively transferred tumor-reactive T cells. Nat Med 19: 747-752

[10] Lu Y-C, Yao X, Li YF et al (2013) Mutated PPP1R3B is recognized by T cells used to treat a melanoma patient who experienced a durable complete tumor regression. J Immunol 190: 6034-6042

[11] Van Allen EM, Miao D, Schilling B et al (2015) Genomic correlates of response to CTLA-4 blockade in metastatic melanoma. Science 350: 207-211

[12] Rizvi NA, Hellmann MD, Snyder A et al (2015) Mutational landscape determines sensitivity to PD-1 blockade in non-small cell lung cancer. Science 348: 124-128

[13] Snyder A, Makarov V, Merghoub T et al (2014) Genetic basis for clinical response to CTLA-4 blockade in melanoma. N Engl J Med 371: 2189-2199

[14] Carbone DP, Ciernik IF, Kelley MJ et al (2005) Immunization with mutant p53-and K-ras-derived peptides in cancer patients: immune response and clinical outcome. J Clin Oncol 23: 5099-5107

[15] Castle JC, Kreiter S, Diekmann J et al (2012) Exploiting the mutanome for tumor vaccination. Cancer Res 72: 1081-1091

[16] Kreiter S, Vormehr M, van de Roemer N et al (2015) Mutant MHC class II epitopes drive therapeutic immune responses to cancer. Nature 520: 692-696

[17] Sahin U, Kariko K, Tureci O (2014) mRNA-based therapeutics-developing a new class of drugs. Nat Rev Drug Discov 13: 759-780

[18] Holtkamp S, Kreiter S, Selmi A et al (2006) Modification of antigen-encoding RNA increases stability, translational efficacy, and T-cell stimulatory capacity of dendritic cells. Blood 108: 4009-4017

[19] Kuhn AN, Diken M, Kreiter S et al (2010) Phosphorothioate cap analogs increase stability and translational efficiency of RNA vaccines in immature dendritic cells and induce superior immune responses in vivo. Gene Ther 17: 961-971

[20] Kreiter S, Selmi A, Diken M et al (2008) Increased antigen presentation efficiency by coupling antigens to MHC class I trafficking signals. J Immunol 180: 309-318

[21] Lutz MB, Kukutsch N, Ogilvie AL et al (1999) An advanced culture method for generating large quantities of highly pure dendritic cells from mouse bone marrow. J Immunol Methods 223: 77-92

ёю
第十五章
临床试验生产mRNA疫苗的考虑因素

Andreas Schmid

摘要

由主管部门批准临床试验所需新药的全面质量文件供临床试验参与者使用。欧盟的质量资料统称为试验用药品档案（Investigational Medicinal Products Dossier, IMPD），美国称之为试验用新药（Investigational New Drug, IND）的应用。为满足生产、质量控制和保证这几个先决条件。在此，主要根据欧洲标准阐述mRNA疫苗生产的一些相关具体要求。

关键词：试验用药品（IMP），原料药，mRNA，IMPD，规格，临床试验

一、前言

在欧盟，持有当地主管部门颁发的生产许可证才能生产临床用药。反过来说，生产许可证的授予需要申请人提供所有的生产工艺和检测数据，且必须遵循GMP标准（第2003/94/EC号指令中规定的GMP原则），包括符合GMP标准的厂房、设备、质量控制数据，以及Eudralex第4卷"人类和兽医用医药产品良好制造规范指南"中规定的适合当前科学发展的、有资质的科学技术人员和生产过程。附件13阐述了"试验用药品"的具体问题和要求，并强调批次间的一致性应符合GMP的IMP生产要求，以确保试验对象的安全性和临床试验数据的可靠性不受试验用药品（IMP）效力和药品质量变化的影响[1]。

临床试验的规定见第2001/20/EC号临床试验指导（GCP）。该指导原则已转化为Eudralex第10卷中的"临床试验指南"。第一章"申请和申请表"中除其他档案外有一个IMP档案，见IMPD第三章"试验用药品质量"中《关于临床试验中试验用药品的化学性质和质量控制要求指南》[2]和《关于临床试验中生物实验用药品的质量控制要求指南》两项指南。然而，该指南中的IMP仅限于蛋白质和多肽，不适合mRNA[3]。这意味第一次提到的指南适用于mRNA疫苗。

mRNA疫苗通常是利用重组DNA技术生产，属于生物技术/生物医药产品；而纯化学方法合成的RNA则归类为化学物质。

这里，重点讲述利用重组聚合酶体外转录生产的mRNA[4, 5]，它代表了当前

大规模的生产技术。最近的活体研究似乎为未来制备mRNA提供了新的可能[6,7]。

二、试验用药品

上述提到的欧洲药品管理局《关于临床试验中试验用药品的化学性质和质量控制要求指南》(见本章备注1)中概述了IMPD的框架和内容[2]。指南第二章给出了mRNA等新型活性物质的药用产品质量要求,区分了原料药(活性物质)和药品(IMP)。

(一)原料药(2.2.1.S)

IMPD的"一般信息"一节(2.1.S.1.1)包含有关原料药的命名(信使核糖核酸/mRNA)、名称或实验室代码或提议的国际非专利文件名称(INN);还有结构[cap、ORF、非翻译区、poly(A)尾等]、序列和mRNA分子量;此外,还规定理化性质(可能影响药理学或毒理学安全性)如pK_a、渗透压、摩尔浓度和溶解性。

"生产"(2.2.1.S.2)项下给出了原料药的详细信息。第一,列出了所有生产商、承包商、生产地点,包括生产过程和检测过程。第二,描述了生产过程和与之相关的质量控制过程,包括关键起始物和中间体的流程图。其中至关重要的是,所有相关步骤均应按批准的标准操作流程进行,以保证工艺的可重复性。典型的mRNA生产过程包括模板生成,即质粒DNA的扩增与线性化,随后进行体外转录、DNase处理和mRNA纯化[5]。相关制备过程的控制是质粒线性度的保证。一方面,可用DNA电泳验证质粒的线性度;另一方面,可用小规模的体外转录,然后进行RNA的定量和质量分析来预测大规模生产原料药的生产量。进一步的生产过程控制将集中在大规模体外转录和mRNA纯化后的mRNA鉴定和完整性上。第三,对所有原料(如RNA聚合酶)、所有用于生产的试剂(如转录缓冲液)和溶剂的质量控制信息汇总。如果可以,应加上分析证书和原产地证明。如果使用动物或人来源的原料,应进行外来物的安全评估(7.2.1.A.2),包括传染性海绵状脑病(TSE)、病毒和微生物安全。第四,确定原料药生产的关键步骤,描述关键步骤的控制方法(通过风险分析)。如生产步骤从非临床试验到临床试验有重大改变,应该论证其中的差别。

"特征描述"(2.1.2.S.3)项下着重阐明mRNA的结构和可能存在的杂质。mRNA结构正确性的基础是质粒DNA模板的同源性,通过全自动GMP认证的DNA测序仪进行序列验证。由于mRNA转化为互补DNA(CDNA)会存在一些错误率(即失败率),直接RNA测序对读长有限[8],因此,起始质粒的测序仍是保证mRNA序列准确性的最佳选择。原料药潜在的杂质包括生产过程中残留的DNA、酶/蛋白质和生产过程所用的溶剂及降解产物。DNase处理结合RNA特异性纯化（沉淀和层析）可以降解和去除质粒DNA，这个方法也可去除酶和蛋白质（如RNA聚合酶）[5]。残留在原料药中的溶剂可以通过将其溶解在所需的缓冲液中通过冷冻干燥的方法去除。下游加工步骤的效率能增加产品的附加值。因此，阐述了特定杂质的去除条件，如RNA特异性沉淀会降低蛋白质含量等。此外，应对潜在的降解产物进行评估。降解产物可以通过RNA完整性分析（表15-1和表15-2）追踪，如RNA电泳。

下一章"原料药的控制"（2.2.1.S.4）项下有一个原料药的说明。给出了分析过程及验收标准，提出了mRNA的鉴定方法、分析方法和杂质分析方法。为此下文"原料药/IMP质量控制"中提供了更多、更详细的信息。所有分析方法都必须经过验证。而Ⅰ期临床试验只提供执行验证参数和验收标准即可，尽管如此，这仍需要有丰富的分析方面的经验。Ⅱ期和Ⅲ期临床试验，需要对验证结果列表说明。作为一个关键因素，所有用于临床试验和非临床研究的药品批次的分析数据必须列出"批号、批量、生产地点、生产日期、质量控制方法、验收标准和检测结果"[2]。同时，需要对所有能影响原料药性能的重要参数加以说明，这方面参照欧洲药典对限量的要求[9]，如残留溶剂的限量（见Ph.EUR.5.4）。而对于不参照欧洲药典的分析方法，应该进行全面、详细的描述。

如使用标准品或对照品（2.2.1.S.5），则应提供表征参数。标准品可用于电泳（RNA标准）、定量反转录PCR（qRT-PCR）或光度测定法。此外，还须说明用于储存原料药（2.2.1.S.6）的主要包装材料。最后，mRNA稳定性的关键参数（2.2.1.S.7）以表格形式呈现。mRNA稳定性最重要的指标是RNA的完整性、含量和效价，辅以pH、外观和微生物学状态。稳定性检测依据ICH指南Q1A（R2）"新原料药和新药的稳定性测试"[10]，稳定性检测有代表性的批次，检测的药品与临床IMP的包装（密封容器）一致。此外，还需进行长期理想储存温度的研究、加速条件下的储存研究和应力测试。这些研究可以解决降解动力学和降解模式的问题，由此评估最差储存环境条件下仍可保证RNA的完整性，同时可作为改进分析方法的依据。压力测试包括温度变化、pH变化、光稳定性、湿度（用于冷冻干燥RNA）或多次冻融（冷冻时）测试。

（二）IMP的检测（2.2.1.P）

本部分首先从IMP/药品（2.2.1.P.1）的描述和组成开始介绍。用于临床试验参与者的mRNA疫苗是无菌的（如皮内注射），包括指定的剂型、辅料的功能和包装数量/剂量。

其次，介绍了该类药物的发展方向（2.2.1.P.2）。当IMP的生产、组成或剂型发生可能与临床试验有关的变化时，此章节对临床Ⅱ期和临床Ⅲ期的研究非常有用。这里提供了IMP与溶剂（用于冷冻干燥的IMP）、稀释剂和添加剂（如果适用）相容性的一些信息，包括临时制备时的制备方法的说明。这对经重建、稀释或加入添加剂以模拟临床应用过程中出现最坏情况（如在室温条件下，药品重建和注射之间延迟几小时）时，检测IMP的稳定性是很重要的。这一章对药品包装容器封闭系统做了概述，包括包装材料选择的理由，其中至关重要的是，容器密闭系统的完整性，以保证无菌mRNA疫苗在整个有效期内不受微生物的污染（详情见FDA工业指南"容器和密闭系统完整性测试代替无菌产品稳定性规程中的无菌检测"）。有关新药研发的更多信息，另见ICH指南Q8（R2）[11]。

以下部分是有关IMP生产的详细信息（2.2.1.P.3）。所有与原料药生产有关的生产商、承包商、生产地点，包括生产和检测及他们各自的职责必须列表说明。生产过程和任何与之相关过程的控制应简要描述，包括临床试验用药的配方。由于mRNA疫苗不能进行湿热灭菌，IMP制剂、灌装和包装（包括冷冻干燥[5]）应在无菌条件（EU GMP洁净室A级）下进行[12]。Ⅲ期临床试验之前不需要说明关键步骤的控制（能确保疫苗无菌的生产方法除外）。这里，应提供培养基灌封的结果，即使用微生物生长培养基替代IMP[12]无菌操作过程的验证。

关于辅料（2.2.1.P.4），它取决于是否有药典的参考物[9]。如果没有，必须概述分析方法，并提供风险评估机构的安全评估报告。如果是新型赋形剂，必须提供更详细的生产过程、质量控制和其特性的信息。

"试验用药品的控制"（2.2.1.P.5）要求IMP规格调整为现临床试验用药所需的规格。规格应该合理并包括参数、测试方法和验收标准。这方面的细节在"原料药/IMP质量控制"中描述。分析方法验证标准与上述相同。规格附有代表性IMP批次的质量控制检测结果。强制数据包括"批号、批量、生产场地、生产日期、控制方法、验收标准和检测结果"[2]。在IMP中观察到的杂质（在药物原料中没有），应该给出细节描述。

很可能不需要IMP的标准品或对照品（2.2.1.P.6）。

在临床试验中，应确定用于IMP的容器密闭系统（2.2.1.P.7）。可适用的主要包装材料在相关药典中有参考。在所有情况下，应提供原料药规格和（或）所有原材料的合格证明并详细说明。最后给出各批次IMP的稳定性数据（2.2.1.P.8）及有效期。在Ⅰ期临床试验中可以验证所定有效期的合理性。各批次稳定性研究的启动先于临床试验，并与临床试验平行进行，从而实现外推以延长有效期。需提供长期和加速研究的数据。在适用的情况下，重要的是不要忘记倒置存储。对于用如有橡胶塞的小瓶灌装的液体IMP，评估胶塞对RNA疫苗稳定性的影响至关重要。最后同样重要的是，如前所述，应提供模拟临床使用中IMP（重建等）的稳定性情况。有关稳定性研究的更多细节，见ICH指南Q1A-1F。

除原料药的质量和IMP的质控信息外，IMPD还包含全面风险和效益评估，以及关于非临床药理学、毒理学和相关临床数据的补充信息。这些信息通常在调查员手册（IB）（一部调查人员指南）中有概述。生产临床试验用mRNA疫苗时，除IMPD准则[2]外，还应考虑的其他方面的情况，见"备注"中概述（见本章备注2～11）。

三、原料药/IMP质量控制

保证原料药和IMP质量的关键因素之一是根据产品开发和科学技术的现状制定生产产品规范。

为此，ICH指南Q6A"新原料药和新药：化学物质的测试方法和验收标准"[13]制定了框架文件。此外，还应考虑适用于蛋白质和多肽的ICH指南Q6B"生物技术/生物产品的测试方法和验收标准"[14]中概述的某些方面，尤其是生物活性方面。

该规范定义了一份测试清单（测试参数），以及分析方法和验收标准的参考资料，以便对相关产品的鉴定、检测/数量、纯度/杂质及效价/生物活性进行评估。此外，说明还应包含具体的产品信息，包括产品名称、成分、剂型、主要包装材料、储存条件和有效期（见德国AMWHV）。

一个典型mRNA原料药的示例说明见表15-1（见本章备注12和13）。在此申明，对此信息的准确性不承担任何责任。如果欧洲药典有相关的内容，请参照欧洲药典的试验方法。选择两个独立鉴定方法检测RNA长度和序列准确性（见本章备注16～18）。此外，为确保转录的mRNA序列的准确性必须考虑测定质粒模板的序列（见本章备注14和15）。"测定"部分包括RNA含量和理化性质参数、pH和渗透压分析（见本章备注19和20）。杂质检测包括（关键）对原料药中用于上下游生产工艺中的原材料残留、RNA完整性和微生物状态（见本章备21～27）的分析。可以省略mRNA的可翻译性效能测试，因为无论如何，IMP都会进行生物活性分析。

IMP的规范可以从原料药中推导出来。假如IMP的无菌处方只有注射用缓冲液和辅料（不添加任何防腐剂），然后就可以进行无菌灌装和冷冻干燥（根据欧盟GMP洁净室A级执行的所有步骤）[12]。最近的研究表明，mRNA疫苗冷冻干燥后可以在常温下储存[5]。

有关纯度，如蛋白质、质粒DNA，宿主DNA和残留溶剂的数据可以省略，因为它们是（潜在）药物生产工艺中所特有的污染物。但是，根据ICH指南Q6A 3.3.2.3，一些非胃肠道用药的mRNA类IMP必须附加一些其他试验，包括无菌和内毒素检查，渗透压、微粒体检查（见本章备注28）、水含量、重组时间和剂量的均匀性检查。此外，还有效能/生物活性检测（见本章备注29和30）。表15-2显示的是mRNA类IMP冻干制剂的示例说明。请注意，对此信息的准确性不承担任何责任。

表 15-1　液体 mRNA 原料药的示范说明

产品信息	
产品名称：	RNA123
参考代码：	R01-00123
应用：	活性物质，原料药
状态：	液体
生产规范：	XY SOP
浓度：	XX g/L
其他成分：	例如注射用水（WFI）
主要包装材料：	例如，聚丙烯容器
	例如，聚丙烯螺帽
储存温度：	−80 ℃
稳定性/复验期：	查看正在进行的稳定性测试
RNA 序列：	GG…
碱基长度：	XX b

测试参数规格		
描述		
参数	分析程序	可接受标准
外观：澄清度和浊度	溶液的澄清度和浊度（欧洲药典 2.2.1）	例如透明液体
外观：颜色	溶液的颜色（欧洲药典 2.2.2）	例如无色至微黄色液体
鉴定		
参数	分析程序	可接受标准
DNA 序列质粒 DNA 模板	根据 SOP XY 进行自动 DNA 测序	与理论顺序相同
RNA 长度	根据 SOP XY 进行 RNA 电泳和条带测定	XX ± XX
RNA 序列片段	根据 SOP XY 进行反转录，PCR 和 DNA 电泳	理论条带大小 ±XX
测定/定量		
参数	分析程序	可接受标准
RNA 含量	紫外线吸收，OD260，符合 SOP XY	XX g/l ± XX %
酸碱度	pH（欧洲药典 2.2.3）	XX − XX
渗透压	重量克分子渗透压浓度（欧洲药典 2.2.35）	≤XX mOsm/kg
纯度/杂质		
参数	分析程序	可接受标准
细菌计数/生物负荷	微生物计数测试（欧洲药典 2.6.12）	≤XX cfu/ml

续表

内毒素	细菌内毒素（欧洲药典2.6.12）	≤ XX EU/ml
RNA完整性	根据SOP XY进行RNA电泳和完整性测定	≥ XX %
蛋白质类	总蛋白质（欧洲药典2.5.33）	≤ XX μg/ml
质粒DNA	根据SOP XY的qPCR	≤ XX copies/ml
宿主DNA	根据SOP XY的qPCR	≤ XX copies/ml
残留溶剂	气相色谱（欧洲药典2.2.28）	≤ XX ppm (see Ph. Eur. 5.4)
效力/生物活性		
参数	分析程序	可接受标准
可翻译性	根据SOP XY体外转录	100%±XX%

表15-2　冻干mRNA IMP的示范说明

产品信息	
产品名称：	IMP234
参考代码：	R02-00234
应用：	皮内注射用研究药品
剂型：	冷冻干燥的粉末可重新调配，例如在注射用水（WFI）中
制造参考：	XY
每个容器的剂量：	XX mg
API：	RNA123，根据SOP XY生产
重新调配后的API浓度：	XX g/L
其他成分：	XX % 缓冲液XY重新调配在XX ml中，例如注射用水（WFI） XX g/ml赋形剂XY重新调配在XX ml中，例如注射用水（WFI）
主要包装材料：	例如1型2R玻璃瓶 溴丁基橡胶塞，13 mm，灰色 铝盖，20 mm，透明漆
储存温度：	XX°C
稳定性/保质期：	查看正在进行的稳定性测试
RNA序列：	GG…
碱基长度：	XX b
试验参数说明	
说明	
可接受参数	分析程序	可接受标准
外观、着色	目视检测	例如无色至淡黄色粉末

		续表
重新调配后的外观:澄清度和浊度	溶液重新调配、澄清度和浊度(欧洲药典2.2.1条)	例如,透明液体
重新调配后外观:色度	溶液的重新调配和色度(欧洲药典2.2.2条)	例如,无色至淡黄色液体
鉴定		
参数	分析程序	可接受标准
RNA长度	根据SOP-XY的重新调配、RNA电泳和游程测定	XX ± XX
药物特性	根据SOP-XY进行重新调配、反转录、PCR和DNA电泳	理论条带大小 ± XX
分析/数量		
参数	分析程序	可接受标准
RNA含量	重新调配和紫外吸收,根据SOP XY,OD260	XX g/l ± XX %
重量差异(质量)	重新调配后重量差异(质量)(欧洲药典2.9.40)或粉末重量差异(欧洲药典2.9.5条)	符合欧洲药典
pH值	重新调配和pH值(欧洲药典2.2.3条)	XX – XX
渗透压	重新调配和渗透压(欧洲药典2.2.35条)	XX – XX mOsm/kg
重新调配时间	注射用水重新调配时间	≤XX s
纯度/杂质		
参数	分许程序	可接受标准

此外,包装容器的可溶出物会影响mRNA疫苗的稳定性,所以应检测包装容器的可溶出物量(Ph.EUR.2.9.17),并测试递送系统的功能。

四、备注

1. IMPD模板可在网上找到,如http//www.mmc.nl/media/portal/mmc_documenten/impd[15]。

2.应谨记,必须建立一个遵循"人类和兽医用医药产品药品生产质量管理规范"的药品质量体系,包括GMP标准的mRNA疫苗生产工艺和测试方法,以保证产品质量的一致性。除了附件13"试验用药品",非肠道给药的药物如mRNA疫苗等的指南参照附件1"无菌药品的生产"。生物制品的特别指南见附件2"生物活性物质和人用医药产品的生产"。

3.除了生产设备质量分析程序需要验证外,自动化系统的和清洁度也需要验证。根据IMPD指南,临床阶段不需要工艺验证数据。而欧盟GMP准则附件13要求验证灭菌工艺的全过程，因为它是无菌产品（如mRNA疫苗）生产工艺的组成部分，包括直接接触IMP材料的灭菌，如主要包装的小药瓶[1]。此外，培养基的罐装必须定期进行，以确保生产环境和产品的无菌[1,12]。

4. RNA类IMP采用无菌过滤，不适于采取湿热灭菌。如果终产品无法进行无菌过滤，则需要在无菌条件下对个别成分分别进行消毒。这两种情况需要检查无菌过滤过程中潜在的产品损失。此外，必须检查过滤器的完整性。

5. 建立辅料溶液/稀释剂（不参照药典）的分析方法，生成储存期间的稳定性数据；确定包装规格。

6. 如果IMP为大包装（可以一个批次分次无菌过滤），必须说明大包装的规格。可能有必要对大包装增加分析次数。任何情况下，都应检测大包装的稳定性。

7. 合同生产商、外包分析实验室和供应商必须具备资质。遵循基于风险的方法，对其进行审计和问卷调查。

8. 主要的和次要的IMP标签管理应依据欧盟GMP指南附件13的要求进行[1]。

9. 建立IMP原料药的包装和分装分发工艺并执行，确保运输和现场正确的储存条件。

10. 起始标准物、包装材料及IMP都应留存样品以供分析用。此外，每个批次都应留样，并保证安全[1]。

11. 欧盟GMP指南附件13要求产品规格文件不断更新。除此之外，还包括IMP生产、检测、包装、标签、稳定性等信息，以及包括原材料、原料药、大包装和成品的规格[1]。

12. Ⅰ期临床使用的包装规格可能需要在后期的临床试验阶段中调整。必须保证所有变更（包括变更依据）的完全可追溯性。

13. 产品规格是按照相同的工艺流程（可变质粒DNA模板或原料药除外）生产出来的不同批次的原料药或IMP。按照这样的工艺流程，每个新开发的mRNA的IMP，不需要对生产许可证进行精心修改。

14. 上述的RNA同源性分析（表15-1）不能保证RNA序列的准确性。尽管如此，质粒DNA的GMP测序仍可确保模板的正确性。然而，上述的RNA鉴别实验中模板DNA体外完全转录的信息，可以防止混杂长度相似和序列不同的mRNA。反转录后测序（如ORF）和PCR扩增是可信的；因为反转录酶和DNA聚合酶（用于PCR）的错误率引起的序列偏差不会直接影响原料药。

15. RNA鉴定"DNA序列质粒DNA模板"（表15-1）不是原料药说明的一部分。因为质粒DNA模板是鉴定原料药和产品的最关键原材料，所以在任何情况下都应提供一份质粒DNA规范，保证DNA序列100%准确。

16. RT-PCR结合DNA电泳的同源性检测可用于任何其他合适的序列特异性

测定方法，如Northern印迹法。

17. 电泳法测定RNA长度时，应记住mRNA的序列和GC含量会影响电泳的特性。例如，长度为1000 bp的mRNA疫苗并不意味着等同电泳长度1000 bp的标准。

18. 除了表15-1中给出的鉴定试验外，RNA原料可通过RNase处理进行验证。但此法不能给出序列特异性。

19. 定量分析的验收标准应考虑分析方法的精度，限度试验应考虑检测限（LOD）。详细信息（关于验证分析程序特性）参见ICH指南Q2（R1）。

20. 原料药的渗透压试验可以省略。

21. RNA完整性也可以通过色谱分析[5]。

22. RNA完整性的检出限取决于序列复杂性、二级结构和转录长度。数千个碱基或更长的转录本纯度不会很高。

23. 原料药为无菌时，则用无菌试验（Ph.EUR.2.6.1）代替微生物计数试验（Ph.EUR.2.6.12）。

24. 单核细胞活化试验（MAT.2.6.30）可能是细菌内毒素检查的替代方法（Ph.EUR.2.6.14）。MAT可以检测出额外的热原（来源于革兰氏阳性细菌、酵母菌和真菌、病毒）。

25. 质粒DNA通常用重组大肠埃希菌扩增。因此，应确定起始物质粒DNA中残留的细菌RNA限值，因为质粒作为宿主RNA的起始物时，在整个mRNA、原料药和IMP生产过程中一直保持不变。原料药必须对残留的宿主DNA进行分析。质粒DNA模板的细菌DNA污染信息也应提供。

26. 残余DNA验收标准的定义可根据世界卫生组织每周流行病学记录（1997年5月16日第20号），其中建议每剂量残留DNA小于或等于10ng[16]。

27. 应规定生产原料药过程中使用的所有溶剂的残留限度。根据溶剂潜在的毒性，Ph.EUR.5.4[9]确定了限值。

28. 由于mRNA疫苗是肠外给药，根据Ph.EUR.2.9.20，所有罐装IMP的容器都必须逐个检查外观和外来微粒的污染（可见颗粒）[9,12]。

29. 为验证IMP的效价/生物学活性，应研究IMP的可翻译性（即抗原产生）和免疫刺激。IMP中mRNA活性物质的可译性可用体外翻译的无细胞系统来检测，如兔网织红细胞裂解液。用PBMC细胞因子释放试验可以分析mRNA疫苗的免疫刺激作用[17]。此外，抗原特异性的体液和细胞免疫反应可以在体内进行分析（动物实验）。

30. 成功生产和检测之后，IMP的质量得到认证（分析证书），临床用药由有资质的专业人员依照欧盟GMP准则附件13所有的规定放行[1]。

参 考 文 献

[1] European Commission（2010）EU guidelines to good manufacturing practice-medicinal products for human and veterinary use-Annex 13 Investigational Medicinal Products. http：// ec.europa.eu/health/files/eudralex/vol-4/2009_06_annex13.pdf.Accessed 4 Sep 2015

[2] European Medicines Agency（2006）Guideline on the requirements to the chemical and pharmaceutical quality documentation concerning investigational medicinal products in clinical trials. http：//ec.europa.eu/health/files/eudralex/vol10/18540104en_en.pdf.Accessed 6 Aug 2015

[3] European Medicines Agency（2012）Guideline on the requirements for quality documentation concerning biological investigational medicinal products in clinical trials. http：//ec.europa.eu/health/files/eudralex/vol-10/2012-05_quality_for_biological.pdf.Accessed 6 Aug 2015

[4] Milligan JF，Groebe DR，Witherell GW et al（1987）Oligoribonucleotide synthesis using T7 RNA polymerase and synthetic DNA templates. Nucleic Acids Res 15：8783-8798

[5] Kallen KJ，Theß A（2014）A development that may evolve into a revolution in medicine：mRNA as the basis for novel，nucleotide-based vaccines and drugs. Ther Adv Vaccines 1：10-31

[6] Ponchon L,Dardel F（2007）Recombinant RNA technology：the tRNA scaffold. Nat Methods 4：571-576

[7] Nelissen FH，Leunissen EH，van de Laar L et al（2012）Fast production of homogeneous recombinant RNA—towards large-scale production of RNA. Nucleic Acids Res 40：e102

[8] Ozsolak F，Platt AR，Jones DR et al（2009）Direct RNA sequencing. Nature 461：814-818

[9] EDQM（2015）European Pharmacopoeia Online. http：//online.pheur.org/EN/entry.htm.Accessed 20 Sep 2015

[10] ICH（2003）Stability testing of new drug substances and products Q1A（R2）. http：//www.ich.org/fileadmin/Public_Web_Site/ICH_ Products/Guidelines/Quality/Q1A_R2/ Step4/Q1A_R2_Guideline.pdf.Accessed 7 Aug 2015

[11] ICH（2009）Pharmaceutical development Q8（R2）. http：//www.ich.org/fileadmin/Public_Web_Site/ICH_Products/ Guidelines/Quality/Q8_R1/Step4/Q8_R2_ Guideline.pdf.Accessed 7 Aug 2015

[12] European Commission（2008）EU guidelines to good manufacturing practice-medicinal products for human and veterinary use-Annex 1 Manufacture of Sterile Medicinal Products. http：//ec.europa.eu/health/files/eudralex/ vol-4/2008_11_25_gmp-an1_en.pdf.Accessed 4 Sep 2015

[13] ICH（1999）Test procedures and acceptance criteria for new drug substances and new drug products：chemical substances Q6A. http：//www.ich.org/fileadmin/Public_ Web_Site/ICH_Products/Guidelines/ Quality/Q6A/Step4/Q6Astep4.pdf.Accessed 7 Aug 2015

[14] ICH（1999）Test procedures and acceptance criteria for biotechnological/biological products. http：//www.ich.org/fileadmin/Public_ Web_Site/ICH_Products/Guidelines/ Quality/Q6B/Step4/Q6B_Guideline.pdf.Accessed 7 Aug 2015

[15] Maxima Medical Center (2015) IMPD. http://www.mmc.nl/media/portal/mmc_documenten/impd.Accessed 7 Aug 2015

[16] WHO (1997) Weekly Epidemiological Record No. 20. http://www.who.int/docstore/wer/pdf/1997/wer7220.pdf.Accessed 4 Sep 2015

[17] Scheel B, Teufel R, Probst J et al (2005) Toll-like receptor-dependent activation of several human blood cell types by protamine-condensed mRNA. Eur J Immunol 35: 1557-1566

第十六章

RNA 疫苗的非临床安全性试验

Gundel Hager

摘要

本章首先讨论了药物开发过程中非临床安全性试验的总体目标和其监管背景概况。然后讨论了安全/毒性测试的一些基本要求、RNA 疫苗的安全性测试和一套 RNA 疫苗安全性测试参考方案。

关键词：未观察到有害作用水平（NOAEL），指南，（药品实验室管理规范）GLP，研究方案，研究报告，安全性和毒性试验，安全药理学，免疫原性，环境风险评估（ERA）

一、前言

（一）药物研发过程中的安全和毒性试验目标

在与药物研发人员讨论到安全相关毒理学话题时，经常有这样的评论："我们的目标是（……）证明我们的药物是无毒的"。这种言论隐藏有致命错误，请考虑以下几点。

比如研究者发现了一种潜在的新药，有其物质结构、作用机制等方面的信息，以及体外药效数据。也有一些很有意义的动物实验，在这些实验中，获得了体重、存活率，以及一些药物特异性功效生物标志物数据。研究者欣喜地发现在动物实验过程中没有动物死亡，研究者表明这种物质似乎没有毒性！

现在，想象一下，下一步首次将这种潜在药物应用于人体。在这个临床试验准备的过程中，研究者会和相关的医生讨论如何监控药物的安全性等问题。第一次接触到该药物的受试者需要监测哪些参数，动物实验中检测的体重、生存和生物标志物数据吗？这些足够了吗？要考虑生物体的生理平衡在多大程度上受到干扰或破坏，才能显著地引起体重减轻甚至死亡！医生需要尽早在尚未造成损害的情况下，由可靠、快速和容易获得的参数来检测潜在的毒性效应和靶点。很明显，在动物研究中没有动物死亡，所以该物质是无毒的说法是证据不足的。医生们需要的是"密切监测临床血液学、尿检和粪便参数，以便提示其潜在的肝脏损伤"。

为了得到这些信息，需要在最类似人类的动物中模拟特定新药的预期临床应用的最坏情况，例如：
- 高剂量给药。
- 实现高暴露。
- 放大药理作用产生的毒性。

潜在损害可以通过以下方式显现：
- 降低或丢失特定功能。
- 生物标志物（如血液学、临床化学、尿液分析和免疫系统标志物）。
- 形态学确定的病变（如用病理组织学观察）。

复杂的模型被用来识别不同类型的毒性。无论使用何种模型或方案，如何界定药物毒性取决于具体情况。例如，与毒性相关的风险随着治疗持续时间、中毒症状的持续时间、剂量-效应曲线的斜率或重要器官的增加而增加。正如上文所述，安全性评价试验的情况非常复杂。药物可能会产生预期的或意外的副作用。药物的风险评估必须考虑药理学（希望的）效应和不利的、有毒的（不需要的副作用）效应。

回到药物研发中毒理学试验目标的问题，我们应尽可能全面地描述毒理学特征，评估和评价研发中药物的预期和非预期风险。用人用药品注册技术要求国际协调会（ICH）指南之一的话来说就是：药物的开发是一个逐步的过程，涉及对动物和人类药效及安全性的全面评估。

非临床安全性评估的目标一般包括描述对目标器官的毒性效应、剂量依赖性、与暴露的关系，以及在适当情况下潜在的可逆性。这些信息用于估计人体试验的初始安全起始剂量和剂量范围，并确定潜在不良影响的临床监测参数。非临床安全性研究，虽然通常局限于临床发展的开始，但应足以描述所支持的临床试验条件下可能发生的潜在不良影响[1]。

（二）监管背景

1.**术语和定义** 在深入了解非临床安全性/毒性试验的细节之前，有必要学习一些基本术语和定义，在这里罗列了一些简短的词汇表：

- ADME：吸收、分布、代谢、排泄。
- GLP（药品实验室规范）：提供一个框架的原则，在此框架内规划、执行、监测、记录、报告和存档相关实验室研究。
- LD_{50}（半数致死剂量）：能杀死一半试验总体所需化学物质或物理剂（辐射）剂量。
- LD_{min}（最低致死剂量）：在外来化合物急性毒性试验中，化学物质引起个别动物出现死亡的最小剂量。
- LED（最低有效剂量）：绝大多数受试对象发挥生理功效的最低剂量。

- LOAEL（观察到最低有害作用剂量）：某种外源化学物在一定时间内按一定方式或途径与机体接触后，根据现有认识水平，用最为灵敏的试验方法和观察指标，未能观察到对机体造成任何损害作用或使机体出现异常反应的最高剂量。
- LOEL，LEL（观察到最低作用剂量，最低作用剂量）：在一定时间内，一种化学物按一定方式或途径与机体接触，并使某项灵敏的观察指标开始出现异常变化的最低剂量。
- MABEL（最低预期生物效应剂量）：预期导致人体生物效应的最低剂量。在使用这种方法时，需要考虑到人和动物对研究药用产品作用方式敏感性的潜在差异，如从体外研究中得出的结果。
- MFD（最大可行剂量）：可使用的最高剂量。
- MTD（最大耐受剂量，最小毒性剂量）：预期在试验期间使用时会产生有限毒性的剂量。它不应该引起：

—明显的毒性，如明显的细胞死亡或器官功能障碍。

—除肿瘤发展的结果外，预计会大大缩短动物寿命的毒性表现。

—与对照组动物相比，体重增长延迟10%或更大。

- MTEL（最大可耐受接触剂量）：有机体可以接触到物质的最大量或最大浓度，而在长时间接触后不会产生不良影响。
- NOAEL（无可见有害作用剂量）：通过实验或观察发现的一种物质的浓度或数量，它在特定的接触条件下不会对目标生物体的形态、功能能力、生长、发育或寿命造成任何不利的影响。
- NOEL（无可见效应剂量）：通过实验或观察发现的一种物质的浓度或数量，它不改变目标生物体的形态、功能能力、生长、发育或寿命，与在相同接触条件下观察到的相同物种和品系的正常（对照）生物没有区别。
- NRL（无反应水平）：在规定的人群中和在规定的接触条件下未观察到特定反应的物质的最大剂量。
- 毒性剂量：产生中毒的物质的量，不一定会造成致命的后果。

2.监管框架　法规与如何计划试验策略关系密切。一方面，有一些法律规定，如德国的Arzneimittelgesetz（药品法）和Chemikaliengesetz（化学品法）或欧洲指令和条例。另一方面，有一些指南，如ICH指南或欧洲的专利药品委员会（CPMP）或人用药品委员会（CHMP）发布的指南，不具有法律约束力。但是，遵守这些准则是主管当局接受安全试验结果的先决条件。这是可以理解的，这些准则被视为当局对各种法律要求的解读。换句话说，它们为药物开发行业如何满足这些要求提供了帮助。尽管如此，这些指导方针并不是在每一种情况下都作为必须严格遵循的非临床蓝图，但新药或新疗法的安全评价过程中，始终应遵循在科学合理判断基础上的个案处理、循序渐进的原则。

ICH指南：ICH的任务是提出建议，以便在其成员（欧盟、美国和日本）之间在药品注册技术准则和要求的解释及应用方面实现更大的协调。ICH指南建立了国际公认的非临床安全试验框架，但没有给出试验的具体设计/性能细节。原始的指南可以在ICH网站（www.ich.org）上免费查阅，也可在其三个成员的主管当局的网站上免费查阅：欧盟欧洲药品管理局（EMA）（www.ema.europa.eu）、美国食品药品监督管理局（FDA）（www.fda.gov）、日本制药和医疗器械局（PMDA）（www.pmda.go.jp）。

OECD指南：经济合作与发展组织（OECD，简称经合组织）化学品试验指南是用于非临床安全研究的详细"烹饪方法"。它们是政府、工业界和独立实验室为确定化学品和化学制剂（包括农药和工业化学品）的安全性而采用的最相关的国际商定试验方法的集合。该指南涵盖了化学品的物理化学性质、人类健康影响、环境影响及环境中的降解和蓄积测试。但是，它们是为化学品的测试而开发的，因此必须始终牢记，它们不能满足药物开发的所有要求。指南已经在40多个指南中确定了毒理学试验研究设计的最低标准，这些指南在所有OECD成员国中都有效。OECD指南可在OECD iLibrary免费查阅（http://www.oecd-ilibrary.org/content/package/chem_guide_pkg-en）。对非临床毒理学极为重要的是OECD GLP和合规监测原则系列。GLP原则已经通过相应的立法，强制监管毒理学研究。它们对下列事项提出了精确的要求：

- 试验设施组织和人员职责。
- 质量保证计划和质量责任保证人员。
- 设施（试验设施、档案、废物处理）。
- 仪器、材料和试剂。
- 试验系统。
- 试验和参考品（接收、处理、取样、储存、描述）。
- 标准操作规程（SOP）。
- 研究执行和报告（研究计划、研究执行、研究结果、最终报告）。
- 储存和保留记录和材料。

除ICH和OECD指南外，还有具体的区域性和国家指导原则、法规和法律规范各自的安全性评价。可以在各主管当局的网站找到最新版本特定法规和指南。

二、安全/毒性测试的一些基本要求

正如已经指出的，药物开发过程中的安全/毒理学试验是一个相当规范的过程。其在官方规定的限制范围内，符合策略和经费要求下，在时间和预算压力下进行。在研发过程中，随时都可能因意外结果而停止。在开始这一复杂过程之前，应采取一切合理的努力，使所有需要的信息和预试工作到位。

启动新化学实体（NCE）毒性研究的基本要求清单如下[2]：
- 是否有剂量和药代动力学（PK）信息？
- 是否有与试验物种相关的信息？
- 是否有足够数量的试验项目（如药物或载体）可用且质量达到要求？
- 是否有适当的配方？
- 是否确定计划用于临床试验的受试品不含有干扰实验的杂质？
- 是否计划和测试关键节点的受试品和载体的处理、储存和运输环节？
- 是否提供有关临床前和临床试验材料信息？需要特殊材料吗？
- 是否确定了可供应的合理包装单位？
- 是否有合理浓度的原料药确保最小和最大应用体积？
- 是否建立了验证的配方和稀释分析方法？
- 生物分析的分析方法可用于不同基质中吗？该方法的验证状态是什么？
- 试验项目储存的受试物在配方、血清/血浆稳定性数据（包括冻融循环）可用吗？

对于新生物实体（NBE），必须考虑的一些额外因素如下[3]：
- 理想情况下，药物以（几乎）最终配方方式用于临床试验；制剂在调节免疫原性方面是中性的。
- 是否需要活性分析？如果是，是否建立和验证？
- 材料应来自为临床测试材料开发的生产过程。它应该来自GMP或前GMP批次（通常称为"毒批"），材料和工艺都必须充分地加以描述。
- 是否建立和验证了生物活性试验（批量释放试验）？

在第一步详细介绍安全试验策略和研究之前，我们将了解符合GLP的研究方案、研究报告及存档的基础知识。当然，方案的详细内容必须适应具体的试验。

（一）研究方案（符合GLP）

符合GLP的研究方案必须包含以下所有信息：
- 受试物。
- 试验所依据的监管程序。
- 进行试验的环境（设施、参与者）。
- 所有计划的活动。
- 要记录和报告的数据。
- 存档（归档内容和位置）。

以下示例总结了毒理学的体内研究方案要点[4]：

一般性陈述		
责任		
方案批准		
1.0	研究目标	
2.0	法规指南和试验方法	
3.0	质量保证	
	3.1	GLP合规性
	3.2	修正程序
	3.3	偏差程序/干扰因素
	3.4	质量保证评估
	3.5	存档
4.0	受试物	
	4.1	受试物特征
	4.2	接收、储存和处理
	4.3	受试物的准备
5.0	选择物种和给药途径的原因	
6.0	动物和饲养	
	6.1	动物规格
	6.2	动物健康
	6.3	动物识别
	6.4	处置
	6.5	食物和饲料
	6.6	供水
	6.7	水控制
	6.8	饮食和水中可接受的污染物含量
	6.9	垫料
7.0	实验设计	
	7.1	实验组和剂量
	7.2	选择剂量的理由
	7.3	受试物溶液和载体给药
	7.4	治疗和恢复（无治疗观察）期
	7.5	死亡率

续表

	7.6	临床观察
	7.7	体重
	7.8	实验室检查
	7.9	尸检和组织准备
	7.10	组织病理学检查
	7.11	统计分析
8.0		记录数据
9.0		维护记录
10.0		报告
11.0		内部方案分发
附录Ⅰ		受试物特性和处理
附录Ⅱ		饮食和水中污染物的可接受水平
附录Ⅲ		饲料构成

(二)研究报告(符合GLP)

研究报告必须清楚地描述所有结果。但不描述数据的科学解释,也没有任何将测试结果用于人体用药含义的陈述。类似于研究方案,报告包含以下有关方面的详尽信息:

- 使用的受试物。
- 试验所依据的监管程序。
- 进行试验的环境(设施、参与者)。
- 所有已执行的活动。
- 所有观察到的发现和记录的终点。
- 毒性试验结果(总结和详细说明附录)及其评估。
- 存档。

以下示例总结了毒理学动物研究报告的要点[5]:

技术部分的内容
一般性陈述
研究时间表
责任
项目人员签名

续表

		法规指南和试验方法	
		GLP合规性	
		存档	
		符合性声明	
		质量保证部门的声明	
1.0		总结和结论	
2.0		研究目标	
3.0		选择物种和给药途径的理由	
4.0		受试物和载体	
	4.1	受试物特性	
	4.2	受试物的接收、储存和处理	
	4.3	受试物溶液的准备	
5.0		动物和饲养	
	5.1	动物规格	
	5.2	组和组大小	
	5.3	动物健康	
	5.4	随机化	
	5.5	动物识别	
	5.6	饲养	
	5.7	饲料和饲养	
	5.8	供水	
	5.9	垫料	
6.0		实验设计	
	6.1	实验组和剂量	
	6.2	受试物溶液和载体给药	
	6.3	治疗持续时间	
	6.4	选择剂量的理由	
	6.5	临床观察	
		6.5.1	临床观察和检眼镜检查
		6.5.2	死亡率
		6.5.3	体重、食物消耗和食物转化率
	6.6	实验室检查	
		6.6.1	血液采集和采样时间表

续表

		6.6.2	血液学
		6.6.3	临床生物化学
		6.6.4	尿液分析
	6.7		毒代动力学
	6.8		终点调查
		6.8.1	尸检程序和肉眼检查
		6.8.2	器官称重
		6.8.3	器官固定和组织准备
		6.8.4	组织病理学检查
	6.9		统计分析
	6.10		研究期间的环境条件
7.0	结果		
	7.1		临床观察
		7.1.1	一般条件、行为和死亡率
		7.1.2	检眼镜检查
		7.1.3	体重、食物消耗和食物转化率
	7.2		实验室检查
		7.2.1	血液学检查
		7.2.2	临床生化检查
		7.2.3	尿液分析
	7.3		毒代动力学
	7.4		终点检查
		7.4.1	器官重量
		7.4.2	宏观发现
		7.4.3	组织病理学发现
8.0	结论		
9.0	附录		
附录1			受试物特性
附录2			毒代动力学分析报告
附录3			特别报告
		3.1	临床发现
		3.2	眼科学
附录4		图片	

续表

	4.1		体重
	4.2		食物消耗
附录5	表格		
	5.1		体重
	5.2		食物消耗
		5.2.1	食物消耗
		5.2.2	食物转化率
	5.3		血液学检查
	5.4		临床生化检查
	5.5		尿液分析
	5.6		器官重量
		5.6.1	绝对器官重量
		5.6.2	相对器官重量
附录6	个体数据		
	6.1		体重
	6.2		食物消耗
	6.3		血液学检查
	6.4		临床生化检查
	6.5		尿液分析
	6.6		器官重量
附录7	病理学：总结报告		
	7.1		大体检查结果（发病率表）
	7.2		组织学发现（发病率表）
附录8	大体和组织学发现		
附录9	研究计划偏差		
附录10	样品发放表格交付配方		
附录			
	A		饮食构成
	B		动物健康证书
	C		GLP证书
	D		报告：毒代动力学

（三）存档

在OECD"GLP和合规监测原则系列"中找到关于必须归档的内容和归档期的详细说明。

三、方法

一般来说，新药的安全性评价是高度规范的。世界卫生组织根据广泛的国际咨询程序制定了疫苗安全试验的建议和准则。管理机构，如EMA、生物制品评价和研究中心（CBER）制定了监管要求，还制定了药典规定。对于新开发的产品，如RNA疫苗，可能没有具体的监管要求。在缺乏具体指导的情况下，必须根据具体情况制定安全试验策略和研究设计。它将受到适用于医药产品、疫苗、佐剂、DNA疫苗和联合疫苗、基因治疗产品及风险评估的科学依据的普遍原则的启发。

第一步可能希望确定与要试验的受试物相关的预期风险。

（一）预期疫苗或佐剂的主要安全问题是什么？

人们可能会出现局部反应（如疼痛、红肿、肿胀、肉芽肿、脓肿、坏死和区域淋巴结病）和典型的全身反应，如过敏反应、热原性、器官特异性毒性、恶心/腹泻/不适、免疫介导的毒性（如细胞因子释放、免疫抑制、自身免疫性疾病）、致畸性和致癌性。为了评估这些项目并涵盖意外毒性问题，建议遵循世界卫生组织关于疫苗非临床评估的准则中概述的基本毒性评估。在某些情况下，可能需要进行额外的毒性评估。

（二）预期核酸/RNA疫苗的主要安全隐患是什么？

它们可能导致免疫刺激/炎症激活，并可能对宿主产生不必要的影响，如引起发热或流感样症状和自身抗原表达增加。

总之，RNA疫苗的非临床毒性试验应在人体临床试验前评估疫苗的安全性，确定潜在的毒性和靶器官，理想情况下确定安全的疫苗剂量，并在需要时确定NOAL。

（三）先决条件

在开始对RNA疫苗的非临床评估之前，应掌握以下有关疫苗配方的信息。
- 质量。
- 特性。
- 纯度。
- 无菌。

- 稳定性。
- 效力。

非临床研究的目的是支持疫苗的预期临床使用，因此有必要知道：
- 预期的临床用途（临床指征）和患者人群。
- 预期的临床给药途径/给药装置。
- 配方。
- 估计的剂量水平。
- 免疫计划。

试验的样本最好是 GMP 批次，与临床相当的前 GMP（验证）批次也是可以接受的，以确保非临床数据与临床数据的可比性。应提供用于治疗对照组的对照制剂。在较小的动物身上使用达到人体所用的全人体剂量（full human dose，FHD）具有很大的挑战性，可以通过给动物多位点给药来部分解决这个问题。

（四）选择适当的动物模型

一般来说，对于疫苗，在一个单一的相关物种中进行安全试验即可。理想的情况是，所选择的物种应满足一系列标准：在免疫后，所选择的物种应对疫苗和佐剂产生类似于人类预期反应的免疫反应，以便能够识别与疫苗药效学作用有关的毒性。如果疫苗是针对病原体的，所选择的物种应该对该病原体敏感。

此外，以前对特定的模型的实验，是使用该模型进行安全研究的很好的依据。也必须考虑到该模型的实用性，即给药途径和给药体积、用于分析目的生物样本的体积，以及该动物物种的血清学试剂盒和试剂的可得性。

常用的物种有小鼠、兔子，有时还有小型猪或非人类灵长类动物。较不常见的物种可能有雪貂、仓鼠或棉鼠。

（五）安全评估的试验策略

为了用世界卫生组织关于疫苗非临床评估的指导方针来概述这一问题，关于研究设计，最基本的要求如下。

临床前毒性研究应足以确定和描述疫苗的潜在毒性效应，以便得出结论：用该疫苗进行临床研究是合理安全的。动物毒理学研究设计中应考虑的参数有相关动物种类和毒株、疫苗的给药时间表和给药方法，以及终点评价的时机（如临床化学取样、抗体评价和尸检）。给药途径应与临床试验中使用的方法相对应。当疫苗在人体临床试验中使用某一特定装置时，应在可行的情况下在动物研究中使用同样的装置（如猴子模型中的麻疹气溶胶疫苗）。应根据目标器官、剂量、接触途径、接触时间和频率及潜在可逆性来评估该产品的潜在毒性效应。疫苗配方的毒性评估可以在专门的非重叠毒性研究中进行，也可以与具有毒性终点的安全性和活性研究结合在一起进行。这项研究还应包括局部耐受性的评估[6]。

关于RNA疫苗,除了世界卫生组织制定的要求外,第一次临床使用基因治疗药物产品前必需的非临床研究指南EMEA/CHMP/GTWP/125459/2006指出,应设计和开展旨在确定以下方面的研究:

- 非临床模型中的药效学"概念证明"。
- GTMP的生物分布。
- 用于拟议的临床试验中关于初始剂量和剂量递增计划的建议。
- 确定潜在的毒性靶器官。
- 鉴定潜在的生物活性靶器官。
- 确定拟议临床试验中要监测的指标。
- 确定具体的患者资格标准[7]。

总体来说,监管机构强烈建议并鼓励与他们协商、讨论拟议的特定RNA疫苗试验策略是否适当。根据在会议上提出的议题,可以最后确定并启动一个试验项目。

RNA疫苗的非临床安全性评估程序示例可能如下所示:

- 单剂量毒性。
- 重复剂量毒性(如果可行,应包括局部耐受性、免疫和安全药理学终点)。
- 生物分布包括组织吸附/机体消除。
- 安全药理学(如果可行,安全的药理学评估应包括在单次或重复剂量毒性研究中)。
- 局部耐受(急性和慢性炎症)。
- 免疫原性研究(诱导过敏、过敏反应、免疫抑制、自身免疫)。

疫苗通常不需要进行遗传毒性研究。然而,如果疫苗配方中有需要进行此类研究的成分,那么在首次人类暴露之前,应进行突变和染色体损伤的体外试验。疫苗通常不需要致癌性研究,但必须评估疫苗配方的成分是否需要这样的研究。

通常也不需要对儿童免疫疫苗进行发育毒性研究。如果将育龄妇女纳入预期的临床研究/目标人群,则应考虑进行发育和生殖毒理学研究(DART),除非有充分的论据表明不需要进行DART研究。

所有的研究设计都必须适应特定RNA疫苗的特点。

到目前为止,本章已经介绍了一些关于RNA疫苗的非临床安全性试验的基础知识。现在继续下一个更具体的步骤:非临床安全性研究。对于每种研究类型,都对应关于研究原则及其内容简短的评论,以及对研究目标、解读和评估的评论。请注意:除非另有说明,所有非临床安全性研究均需要以符合GLP的方式执行。

1.单剂量毒性　单剂量毒性研究为疫苗的急性作用提供了初步的安全性和耐受性数据。它们具有典型的啮齿动物急性毒性研究的设计,使用FHD或更高。在实践中，当这些数据已经从重复的剂量毒性研究中获得时，往往不进行单剂量毒性研究。无论如何，如果在开始重复剂量研究之前没有体内数据，或者第一次给药引起的免疫反应改成了重复给药，则必须考虑单剂量研究是绝对必要的。

2.重复剂量毒性　　重复剂量毒性试验的范围很广。其目标如下：
- 确定毒理学特征和毒理学目标，尽可能了解已确定毒性的机制（如果巧妙设计，也可以评估药理学参数和放大的药理作用）。
- 为人类临床试验的开始或继续提供支持。

对于疫苗，进行试验的剂量必须是FHD和临床试验的配方。如果FHD不可行，则应采用MFD。为了在确定临床剂量方面具有灵活性，可能需要包括较高（仅为FHD的小倍数，以避免任何无关的免疫效应）或较低的剂量（如果预期有不可接受的毒性，并需要确定NOAEL）剂量，还应该将适当的对照组（安慰剂、载体、佐剂或纯抗原等）纳入研究。

确定途径和剂量（如何，多少，管理的频率）是基于预期的临床疫苗用途。只要给药间隔与潜在的免疫学反应基本一致，就有可能压缩时间计划。特别是动物连续给药，应以足够的间隔隔开，以确保在连续的免疫反应之间没有干扰。一般认为可以在连续给药之间间隔2～3周[8]。毒性研究中的给药次数应该超过安全性研究中人体给药计划的次数（至少比建议的临床方案多出一次或更多）。

要了解安全试验研究的内容，请参阅按照重复剂量研究的样本案例研究，包括生物分布、CNS安全药理学和局部耐受性评估概述（图16-1）。

几个监测项目（如临床化学、出凝血、血液学、毒代动力学）都必须采集血液。在不损害动物的情况下采集多少血液，都有特定物种的限制。请注意，组织病理学需要检查的组织清单在世界卫生组织和环境医学指南中都有定义。

如果可行，临床观察应包括眼科评估，以观察可能作为自身免疫反应表征的葡萄膜炎是否发生。

试验、报告和存档必须按照GLP进行。

3.药理学方面安全性　　如果需要进行安全性药理学研究，则必须在特定产品的基础上进行评估。在药理学安全性研究中，当在治疗范围内剂量或更高剂量时，应监测试验物质对重要器官系统的急性影响。一组评估心血管、中枢神经系统和呼吸效应的标准测试被认为是核心组合研究。

在体心血管安全性研究通常是通过遥测非啮齿类动物进行的。动物依次服用低剂量、中剂量和高剂量的试验物质，并按洗脱期间隔。给药后记录和评估心血管参数（如动脉压、心率、心电图和体温）。延长QT间期的药物是通过调节心肌细胞上人hERG基因通道的活性来实现的。这可能会导致一种潜在的致命性快速性心律失常，也就是所谓的尖端扭转型室性心动过速。因此，还进行了QT延

动物种类：老鼠	检测： 死亡率
持续时间：28 d至4个月	体重
给药方法：重复，尽可能接近临床方法	临床观察
	食物摄入
供试品： RNA疫苗临床制剂，待溶解冻干品	局部反应
剂量水平：1	体温
分组： 6组：	FOB（mod. Irwin）
1.生理盐水对照组，主试验组	血液学
2.生理盐水对照组，恢复期	临床生化
3.剂量组，主试验组	尿液分析
4.剂量组，恢复期	骨髓涂片
5.盐水对照组，卫星试验组（satellite）尸检	凝血参数
	细胞因子：TNF-α，IFN-g，IL-6，IL-11等
6.剂量组，卫星试验组（satellite）	尸检和选定器官的称重；对所有动物进行全面的组织病理学评估，包括在卫星动物实验室的恢复期动物（给药部位、淋巴结、肝、肺、脾腺）中的RNA生物分布
每组数量：20（10 m + 11 f）	
动物总数：120	研究周期：研究计划制订到报告：6~9个月

图16-1 重复剂量毒性：样本案例研究

长的体外监测（hERG通道试验），如在稳定转染hERG克隆的细胞中进行电生理记录。

呼吸安全性是在给予试验物质后，在体内通过记录和评估呼吸参数监测的。

中枢神经系统（CNS）安全测试（如Irwin试验）既可以作为单独的试验进行（通常在啮齿类动物身上进行），也可以纳入一般毒性研究（如重复剂量研究；见案例研究）。它是基于一套标准的行为参数的评估，通常是在给予测试物质后确定的时间点进行。

4.免疫原性　免疫毒性的初步筛选来源于一般毒性研究，其中应特别注意血液学变化、免疫系统器官（体重和组织病理学）的变化、没有合理解释的血清白蛋白变化、感染发生率增加、体温升高、在没有合理遗传毒性的情况下肿瘤发生率增加、免疫生物标记值超出正常范围或对照组、肝酶诱导，或者激素效应。如果免疫毒性是由于先前的研究和物质性质的提示，或者是由于预期的临床用途（即免疫功能低下的患者），则必须进行进一步的免疫毒性测试。

由于RNA疫苗的免疫反应是药效学活性的主要部分，因此需要对不需要的免疫反应进行检测。一般来说，免疫毒性效应可能是：

- 意外免疫抑制（即免疫功能降低，导致感染或恶性肿瘤）。
- 非预期的免疫刺激（相当普遍的免疫系统失调导致流感样反应、自身免疫性疾病、药物代谢酶的抑制和对无关变应原的超敏反应）。
- 免疫原性（主要是药物致敏性和抗药物免疫应答能力，改变药物的药效学和药代动力学特征）。在这里重要的是要注意到动物测试对人体试验的预测

- 诱导过敏，导致过敏反应或假过敏反应（如迟发型超敏反应，DTH）。
- 诱导自身免疫（与疫苗或含有免疫反应调节剂如佐剂的制剂有关）。

事实上，GLP对免疫原性检测没有要求。尽管如此，由于免疫反应的复杂性，理想的情况下仍应使用一种功能性的、有效的免疫检测方法。

5.环境风险评估（ERA） 除了可能假设的情况外，毒性测试并不局限于研究对人类健康的影响，尤其是考虑使用、储存和处理许多医药产品时。因此，要求进行类似于化学品的环境风险评估是合理的。在欧盟，后者受REACH（化学品登记、评价、授权条例）管制；新药物的ERA必须按照经修正的第2001/83/EC号指令第8（3）（Ca）和（G）条进行。ERA是所有新的营销授权应用程序中的一个强制性部分。

对潜在环境风险的评估是分两阶段程序进行的。第一阶段评估药物环境暴露程度，然后在第二阶段分析环境归趋和环境效应。在EMA的人用医药产品环境风险评估指南中提供了更多详细信息。

致谢

感谢Helga Bleuel在编写本章期间所提的有益建议。

参 考 文 献

[1] ICH M3（R2）Guidance on nonclinical safety studies for the conduct of human clinical trials and marketing authorization for pharmaceuticals，p2. http://www.ich.org/products/guidelines/multidisciplinary/article/multidisciplinary-guidelines.html.Accessed 29 Oct 2015

[2] Hager GH（2011）A checklist of some general basic requirements for starting toxicity studies of a New Chemical Entity（NCE）. In：Company folder preclinical safety testing. Aurigon Life Science GmbH，Munchen

[3] Hager GH（2011）A checklist of some general basic requirements for starting toxicity studies for New Biological Entities（NBE）. In：Company folder preclinical safety testing. Aurigon Life Science GmbH，Munchen

[4] Aurigon Life Science GmbH（2010）Sample study plan. Aurigon Life Science GmbH，Munchen

[5] Aurigon Life Science GmbH（2010）Sample study report. Aurigon Life Science GmbH，Munchen

[6] World Health Organization：Annex 1 who guidelines on nonclinical evaluation of vaccines，p9. http://www.who.int/biologicals/publications/trs/areas/vaccines/nonclinical_evaluation/en/. Accessed 29 Oct 2015

[7] European Medicines Agency EMA：guideline on the non-clinical studies required before first

clinical use of gene therapy medicinal products (EMEA/ CHMP/GTWP/125459/2006). http://www.ema.europa.eu/ema/index.jsp?curl=pages/regulation/general/general_content_000410.jsp&mid=WC0b01ac058002958d.Accessed 29 Oct 2015

[8] World Health Organization: Annex 1 WHO guidelines on nonclinical evaluation of vaccines, pp 10-11. http://www.who.int/biologicals/publications/trs/areas/vaccines/nonclinical_evaluation/en/.Accessed 29 Oct 2015

第十七章
葡萄膜黑素瘤的免疫治疗：抗肿瘤疫苗接种

Mirko Kummer，Beatrice Schuler-Thurner

摘要

葡萄膜黑素瘤是成人眼内最常见的原发性肿瘤，每年的发病率约为5/10万，且发病率随着年龄的增长而升高（Lipski，Klin Monbl Augenheilkd 230：1005-1019，2013；Metz et al.，Klin Monbl Augenheilkd 230：686-691，2013；Singh et al.，Ophthalmology 110：956-961，2003）。葡萄膜黑素瘤因缺乏早期症状，被确诊时往往已经是晚期，是一种预后差的黑素瘤。约50%的患者会发生远处转移（Lipski，Klin Monbl Augenheilkd 230：1005-1019，2013；Metz et al.，Klin Monbl Augenheilkd 230：686-691，2013；Singh et al.，Ophthalmology 110：956-961，2003）。与皮肤黑素瘤形成鲜明的对比，葡萄膜黑素瘤表现出强的肝向性，并且仅通过血源途径扩散（有眼外扩张的肿瘤除外）（Heindl et al.，Arch Ophthalmol 128：1001-1008，2010）。这一现象最有可能的原因是脉络膜内缺少淋巴管和巩膜的溶栓屏障（Schlereth et al.，Exp Eye Res 125：203-209，2014；Schroedl et al.，Invest Ophthalmol Vis Sci 49：5222-5229，2008）。因为葡萄膜黑素瘤的生长部位为有免疫豁免的眼球，所以其能受到广泛的保护而免于受到人体免疫系统的攻击。因此，本章介绍的"个体化疫苗接种疗法"的目的在于帮助免疫系统对葡萄膜黑素瘤的识别和消灭。

关键词：葡萄膜黑素瘤，肿瘤，免疫系统

一、前言

无论用哪种治疗方式（手术切除、眼内切除术、块切除、近距离放射治疗、质子疗法等）治疗原发性肿瘤，预后都很差，且不受辅助治疗影响[1-3]，因此需要新的治疗方法。尤其是带有3号染色单体的葡萄膜黑素瘤，其预后极差[4]。葡萄膜黑素瘤有很强的肝向性，并且仅通过血源途径扩散，这一现象最可能的原因是脉络膜内缺少淋巴管和巩膜的溶栓屏障[5-7]。大多数患者会在肝转移后几个月内死亡。仅有极少数患者能够通过激酶抑制剂或免疫检查点的治疗延缓肿瘤进展[1-3]。总之，不论对于发生转移的还是处于辅助治疗阶段的葡萄膜黑素瘤患者，目前都缺乏有效的治疗方法[8-10]。特别是带有3号染色单体和葡萄膜黑素瘤的高

危患者，针对位于眼球内部的肿瘤进行个体化肿瘤疫苗接种将可能是一个很有希望的治疗方法。

二、树突状细胞疫苗接种

树突状细胞疫苗是肿瘤免疫治疗的一种，已经被应用于下列多种肿瘤实体治疗的Ⅲ期临床研究（表17-1），如肾细胞癌、前列腺癌、恶性胶质瘤、皮肤黑素瘤、结直肠癌和葡萄膜黑素瘤。在美国和欧洲有一种药物（Provenge®）已经被批准用于转移性前列腺癌的治疗。正在进行的针对葡萄膜黑素瘤患者的Ⅲ期临床研究是唯一一个不是由公司主持，而是在一所获得德国癌症援助支持的大学医院进行的研究（表17-2）。

表17-1 被批准用于利用树突细胞进行肿瘤免疫治疗的3期临床研究的产品

肿瘤	申办者	研究编号或批准产品
肾细胞癌	美国 Argos Therapeutics	NCT01582672
前列腺癌	美国丹伦 捷克共和国索蒂奥	Provenge® NCT02111577
胶质母细胞瘤	美国西北生物治疗学 美国免疫细胞治疗学 荷兰 Pharmacell	NCT00045968 Planned
皮肤黑素瘤	美国卡拉德里斯生物科学	NCT01875653
结肠癌	丹麦丹德里特生物技术公司	Planned
葡萄膜黑素瘤	德国埃尔兰根大学医院皮肤科	NCT01983748

表17-2 参与的研究中心

埃尔兰根（Erlangen）	Prof. Friedrich Kruse, Dr. Harald Knorr, Dr. Ralph Meiller	＋49-9131-8544141 ＋49-9131-8534478	Barbara.Stoll@uk-erlangen.de
埃森（Essen）	Prof. Norbert Bornfeld, Dr. Claudia Metz	＋49-201-72383471 ＋49-201-72383474	Claudia.Metz@uk-essen.de
汉堡埃彭多夫（Hamburg Eppendorf）	PD Lars Wagenknecht, Dr. Bettina Fuisting, Dr. Matthias Keserü	＋49-40-741052350	augenklinik@uke.de
霍姆堡/萨尔（Homburg/Saar Cologne）	PD R. Arne Viestenz, Prof. Berthold Seitz PD Dr. Ludwig M. Heindl, Prof. Claus Cursiefen	＋49-6841-1622302 ＋49-6841-1622387 ＋49-221-4784308	Arne.Viestenz@uks.eu Augenklinik-Studien@uk-koeln.de

续表

吕贝克（Lübeck）	Prof. Salvatore Grisanti, Dr. Schulz-Wagenbarth	+49-451-5002217	Salvatore.Grisanti@uk-sh.de
图宾根（Tübingen）	PD Dr. Daniela Süsskind, Prof. Dr. Karl-Ulrich Bartz-Schmidt	+49-7071-2983730	Daniela.Suesskind@med.uni-tuebingen.de
维尔茨堡（Würzburg）	Dr. Thomas Ach, Dr. Felix Guggenmoos-Schreyer	+49-931-20120458 +49-931-20120614	AK_Studien@ukw.de

  树突状细胞是一类有调节免疫系统功能的免疫调节细胞。它们通过诱导特异性抗原的免疫或免疫耐受来发挥功能。在治疗中，树突状细胞经体外培养扩增，成熟后转到"刺激模式"，最终负荷特异性的抗原（如肿瘤抗原）。一旦进入患者体内，这些细胞能够通过诱导细胞毒性$CD8^+$细胞和CD4辅助淋巴细胞，来诱导针对其携带的肿瘤抗原的免疫反应。这最终会通过患者自身的免疫系统来消除肿瘤。由于免疫反应是针对接种的肿瘤抗原，因此该反应是抗原特异性的。

  在这项研究中，从患者肿瘤组织中分离出带有RNA的树突状细胞并进行聚合酶链反应（PCR），这些RNA代表肿瘤细胞的转录表达谱，包括递呈的抗原。如果疫苗诱导出针对肿瘤抗原的特异性免疫细胞，体内剩余的肿瘤细胞就能被自身免疫系统识别和消除。

  如果从皮肤黑素瘤、前列腺癌、肾细胞癌、恶性胶质瘤和其他能够转移发展为葡萄膜黑素瘤的肿瘤治疗中能获得有希望的结果，则可预期通过阻止癌细胞转移而使患者的生存期得以延长。最好的情况是，通过诱导对肿瘤抗原有特异性的细胞毒性T淋巴细胞，使肿瘤的进展被完全阻止。

三、葡萄膜黑素瘤的Ⅲ期疫苗接种研究

  埃朗根大学医院的眼科诊所的Essen、Hamburg-Eppendorf、Homburg/Saar、Cologne、Lübeck、Tübingen，和Würzburg正在开展一个多中心的Ⅲ期临床研究，为近期诊断为大葡萄膜黑素瘤（T2～4，AJCC TNM分级2009版）的患者提供个体化免疫治疗。这一研究的目的是通过诱导细胞毒性T淋巴细胞来阻止癌细胞的转移。

  名为ATMP（先进治疗药物）的试验用药是一种个体化疫苗。它包含携带肿瘤RNA的自体树突状细胞。已经从患者肿瘤组织中提取出的RNA被扩增后导入到树突状细胞中。这一方法的基本原理是，为树突状细胞配备肿瘤细胞特异性的抗原库，将这类树突状细胞重新接种到人体内后，激活肿瘤抗原特异性的杀伤细胞。

为此，在原发肿物手术期间（优先考虑摘除术），摘除的肿瘤大小最小要达到豌豆大小。在洁净室内，将从肿瘤组织中提取的RNA，用电转法转移到自体树突状细胞中。最后产品被冻结并分给各个实验中心，用于实验中心患者疫苗接种[11, 12]（图17-1）。

对入组的葡萄膜黑素瘤患者，在治疗原发肿瘤之前，必须在参与该项目的分中心进行确诊，且必须在研究中心和标准化条件下获取肿瘤组织，然后将其送往疫苗制造商（试验性免疫治疗方法，Hautklinik，埃朗根大学医院）。在埃朗根大学医院（试验性免疫治疗方法，Hautklinik）内洁净的实验室提取肿物RNA并对其扩增之前，肿物必须在含有RNase抑制剂的缓冲液中保存以避免RNA降解。从少量肿物中提取RNA的复杂实验过程是埃朗根大学附属医院皮肤医学科与眼科合作研发的。

自体树突状细胞来自患者的前体细胞（单核细胞）。加入细胞因子（GM-CSF和IL-4）并刺激成熟后，7 d内单核细胞会分化为成熟的树突状细胞。为获得这些单核细胞，患者需要接受白细胞去除术，进行白细胞去除术的患者只能去埃朗根

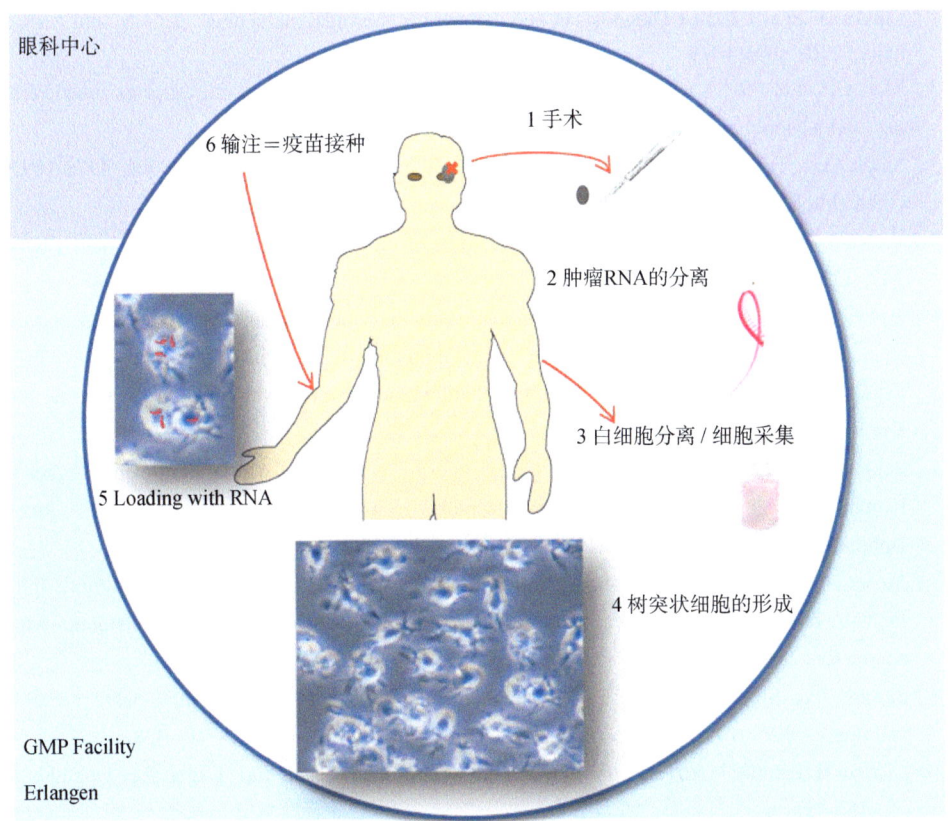

图17-1 葡萄膜黑素瘤疫苗接种过程示意图

大学附属医院一次。将肿瘤RNA负荷到树突状细胞后，这些细胞会被分装冻存（图17-1）。所有的生产步骤都在埃朗根大学医院的洁净室内完成，并符合欧盟现行GMP标准。

据第十三章AMG，埃朗根大学医院皮肤科拥有生产许可证。因此其生产受到当地政府的监管，生产区域符合最严格的无菌生产要求。遵守的准则包括对生产环境的监测（气压、颗粒指数、微生物实时监测），仪器和场所鉴定，生产和分析方法的验证且遵循严格的生产程序，以及包括无菌测试、内毒素和支原体测试、细胞表型鉴定、细胞活力、细胞数量评估等大量的质量控制。

疫苗的接种方案是在2年内，以递增的时间间隔（2周、4周、6周，3个月，然后是每6个月）完成8次静脉注射。接种患者的生活质量几乎完全没有受到接种的影响。副作用一般仅是接种后短时间内出现发热和流感样症状。极少会出现皮疹或白癜风症状。

参 考 文 献

[1] Lipski AC et al（2013）Diagnosis of and therapy for choroidal melanoma. Klin Monbl Augenheilkd 230：1005-1019

[2] Metz CH et al（2013）Uveal melanoma：current insights into clinical relevance of genetic testing. Klin Monbl Augenheilkd 230：686-691

[3] Singh AD，Topham A（2003）Incidence of uveal melanoma in the United States：1973-1997. Ophthalmology 110：956-961

[4] Prescher G et al（1996）Prognostic implications of monosomy 3 in uveal melanoma. Lancet 347：1222-1225

[5] Heindl LM et al（2010）Intraocular lymphatics in ciliary body melanomas with extraocular extension：functional for lymphatic spread? Arch Ophthalmol 128：1001-1008

[6] Schlereth SL et al（2014）Absence of lymphatic vessels in the developing human sclera. Exp Eye Res 125：203-209

[7] Schroedl F et al（2008）The normal human choroid is endowed with a significant number of lymphatic vessel endothelial hyaluronate receptor 1（LYVE-1）-positive macrophages. Invest Ophthalmol Vis Sci 49：5222-5229

[8] Moser JC et al（2015）The Mayo Clinic experience with the use of kinase inhibitors，ipilimumab，bevacizumab，and local therapies in the treatment of metastatic uveal melanoma. Melanoma Res 25：59-63

[9] Shields JA，Shields CL（2015）Management of posterior uveal melanoma：past，present，and future：the 2014 Charles L. Schepens lecture. Ophthalmology 122：414-428

[10] Tarlan B，Kiratli H（2012）Current treatment of choroidal melanoma. Expert Rev Ophthalmol 7：189-195

[11] Schuler G，Schuler-Thurner B，Steinman RM（2003）The use of dendritic cells in cancer

immunotherapy. Curr Opin Immunol 15: 138-147
[12] Wilgenhof S et al (2015) Long-term clinical outcome of melanoma patients treated with messenger RNA-electroporated dendritic cell therapy following complete resection of metastases. Cancer Immunol Immunother 64: 381-388